四川护理职业学院新型数字化创新教材
供药学、药品经营与管理专业使用

药学综合知识与技能

主　　编　姚永萍　况　涛
副主编　王建鹏　王贵年　蒋　博　周晓莉
秘　　书　黄　鑫
编　　者　（按姓氏汉语拼音排列）
　　　　　谌　茜　程　绪　邓　静　黄　鑫
　　　　　蒋　博　况　涛　李梦琪　廖晓琳
　　　　　马兴博　施　蕊　苏　岚　王贵年
　　　　　王建鹏　王艳君　姚永萍　游宗辉
　　　　　周佳敏　周晓莉

科学出版社
北　京

内 容 简 介

　　本教材正文理论部分涵盖了各级医疗机构药学服务中药品调剂、用药咨询与用药安全、药品的管理、常用药学检验指标解读、临床疾病用药等多方面内容，结合药学专业及高职学生开展社区药学服务的特色，编写了用药咨询与临床用药安全，增设了案例导入、案例讨论、人文素质应用能力教育等模块，加强用药服务综合职业能力培养。正文实践部分在介绍药品及药学等综合知识与技能的基础上，增加了临床常见疾病的用药指导与管理，体现贴近工作过程、培养临床思维和工作方法的特点。体现了理论与实践相结合的编排特色。本教材制作了全部教学内容的配套课件以及重点内容扩展的数字资源。

　　本教材适用于高等卫生职业教育药学、药品经营与管理专业使用。

图书在版编目（CIP）数据

药学综合知识与技能/姚永萍，况涛主编．—北京：科学出版社，2020.9

四川护理职业学院新型数字化创新教材

ISBN 978-7-03-065456-4

Ⅰ．药…　Ⅱ．①姚…　②况…　Ⅲ．药物学－高等职业教育－教材

Ⅳ．R9

中国版本图书馆CIP数据核字（2020）第 099142 号

责任编辑：丁海燕　池　静/责任校对：杨　赛
责任印制：李　彤/封面设计：图阅盛世

科 学 出 版 社 出版

北京东黄城根北街 16 号
邮政编码：100717
http://www.sciencep.com

北京凌奇印刷有限责任公司 印刷

科学出版社发行　各地新华书店经销

*

2020 年 9 月第 一 版　开本：787×1092　1/16
2023 年 8 月第四次印刷　印张：15 1/4
字数：358 000

定价：59.80 元

（如有印装质量问题，我社负责调换）

前　言

党的二十大报告指出："人民健康是民族昌盛和国家强盛的重要标志。把保障人民健康放在优先发展的战略位置，完善人民健康促进政策。"贯彻落实党的二十大决策部署，积极推动健康事业发展，离不开人才队伍建设。党的二十大报告指出："培养造就大批德才兼备的高素质人才，是国家和民族长远发展大计。"教材是教学内容的重要载体，是教学的重要依据、培养人才的重要保障。本次教材修订旨在贯彻党的二十大报告精神和党的教育方针，落实立德树人根本任务，坚持为党育人、为国育才。

为了全面落实《国家中长期教育改革和发展规划纲要（2010—2020年）》，适应中国老龄化社会的现状，满足新时代中国药学事业发展对药学专业人才的知识和技能综合要求，为了进一步适应高等职业教育药学类专业教育教学改革与发展需要，编者启动了《药学综合知识与技能》的编写工作。本教材以《药学综合知识与技能》（第七版·2019）（国家执业药师考试指南）为基础，以社区药学服务为导向，以社区药师职业技能的培养为根本，遵循技术技能型人才成长规律，探索推进"教、学、做"一体化的教学模式改革。

教材内容分为正文和网络增值服务两部分。正文理论部分共有七章，不仅涵盖了社区药学服务中药品调剂、用药咨询与用药安全、药品的管理、常用医学检验指标解读、临床疾病用药等多方面内容，同时还结合药学专业及社区药学服务特色，编写了用药指导，增设了案例导入案例讨论、人文素质应用能力教育等模块，加强用药服务综合职业能力培养。强调理论与实践的综合应用，设置了十六个实训任务，在强化处方/医嘱综合分析能力培养的基础上，增加了"以患者为中心"的具有临床人文关怀特色的常见疾病药学服务，以贴近工作过程的方式，培养药学工作者的临床思维和工作方法。本教材制作了全部教学内容的配套课件以及重点内容扩展的数字资源。整个教材课程资源丰富、体例格式新颖、版面活泼，实用性、可读性强。

本教材由四川护理职业学院药学系和检验系，以及附属医院"双师型"教师团队参与，共同完成编写，适用于高等卫生职业教育药学、药品经营与管理专业教学或社区药师培训使用，也可供其他相关专业和临床工作人员学习参考。教材编写得到了院校各级领导的高度重视和大力支持，在此一并表示衷心的感谢。全体编委本着精益求精的态度，数度易稿，竭力打磨一本实用价值高、可读性强的高质量精品教材，因学识有限，书中可能有疏漏之处，期待各院校师生及广大药学工作者给予批评指正。

编　者
2023年8月

第 7 章　临床常见中毒的急救用药　　190

实训部分　　201

药学服务和药师

第1节 药学服务

一、药学服务的概念

药学服务系指在整个医疗过程中，在任何场所，在预防疾病、药物治疗之前和治疗过程中以及治愈后恢复等任何时期，药学工作者应用药学专业知识、专业技能和相关工具，向社会公众（包括医护人员、患者及家属、其他关心用药的群体等）提供直接的、负责任的、与药物使用相关的各类服务（包括药物选择、药物使用等知识和信息），以期提高药物治疗的安全性、经济性和有效性，实现提高与改善人类生活质量的理想目标。在药学服务中，药师利用专业知识和技能，向社会公众提供药学信息；与医务人员开展合作，和患者充分沟通，制订药物治疗计划；监测用药对象的治疗效果，及时调整用药方案；关注患者的心理、行为、经济、生活环境等可能影响药物治疗的各种因素，并给予及时疏导，确保患者能够安全、有效地使用药物，提高与改善患者的生命质量。

二、药学服务的内涵和工作任务

药学服务包含传统药学工作、临床药学工作的各项工作，服务对象从患者到医务人员、普通民众，服务的重点人群从医疗机构逐步扩大到广大社区的慢性疾病患者，尤其是重型疾病患者。他们的用药指导与健康管理服务是药学服务未来发展的方向。

在我国，药师是面向社会公众提供药学服务的主体，主要分布在医疗机构和社会药店。

药师的工作按工作性质和服务区域划分，分为住院药师、临床药师、社区药师。本教材重点围绕社区药师岗位要求进行介绍，加强实践能力的培养、培训，具有实践性强的鲜明特色。在疾病治疗过程中，药师主要工作任务如下。

（一）处方审核与调剂

处方调剂是药师最为基础的工作内涵，主要分为门急诊药房处方和住院病区医嘱的审核与调剂，社区药店处方外买调配用药，静脉用药集中调配中心医嘱的审核与调配、互联网＋医院处方流转定点药店审核与调配等。针对不同区域的不同岗位将知识、技能融合到具体工作职责。

（二）直接参与临床药物治疗

药学服务旨在提高生命质量，必定以药师在临床治疗活动中的工作作为基础。药师通过在临床一线查房、会诊、病案讨论等工作，积极利用治疗药物监测、药物基因组学等工具，加入多学科治疗团队，参与制订药物治疗方案，建立药历，对患者进行全程药学监护和及时处置，专科层次的学生以及社区药店工作者的工作重点是培养处方点评能力，促进临床用药的合理性。

（三）药品不良反应监测、处置和报告

医疗机构、社区是药品不良反应出现的主要场所，培养学生识别常见药品不良反应的临床表现、分类方法、影响因素，以及对患者的不良反应进行研判并采取适宜措施进行正确处置，并通过国家药品不良反应远程报告平台或是在无平台情况下使用正确方式主动上报药品不良反应情况。

（四）慢性疾病的药学照护

药学服务诞生于医院，但时至今日，药学服务的场所已经远远超出了医院的范畴，有延伸到社区，延伸到家庭的趋势。药学专业技术人员可以通过上门服务、远程医疗、互联网＋、平台推送等多种形式对患者进行一对一的用药指导、健康宣教，协助社区医护人员，及时纠正其错误的用药方式，通过社区卫生服务中心对门诊特殊疾病的建档情况分析和追踪机体逐年变化情况，提供专业、精准的合理用药方法。

此外，药学服务还包括药物利用研究与评价、药学信息技术服务等多种形式和内容。

第2节　药　师

一、药师的定义

药师指具有药学专业学历、具有从事药学专业工作知识和能力的技术人员。广义的药师指在医疗机构、社区卫生服务中心、社会药店、制药企业、药学教育与科研等部门工作的药学专业技术人员。

二、药师的分类

药师按照专业分有中药师和西药师，按职称级别来分可以分为药师（初级）、主管药师（中级）、副主任药师（副高）、主任药师（正高），按工作区域不同来分有住院药师、临床药师和社区药师。执业药师是经全国统一考核合格，取得执业药师资格证书，是一种从业资格，按照国家规定的要求，主要在社会药店担任驻店药师。

三、药师的培训体系

（一）药师培训

"规范化培训"简称"规培"，起源自美国，上世纪末由华西医院麻醉科教授刘进引入。在此后20余年中，规培始终是医药卫生类专业师生热烈讨论的话题之一。目前，规培已经成为学生毕业后教育重要的组成部分。1999年卫生部科教司下发《卫生部科教司关于实施医院药师规范化培训大纲的通知》。该通知以附件形式印发了《医院药师规范化培训大纲》，大纲中培训方法一项中明确规定：

1. 培训分为两个阶段：第一阶段为三年，第二阶段为两年；

2. 第一阶段在医院药学部（药剂科）下属二级科（室）轮转为主，是基础专业培训；第二阶段进行定向专业培训；

3. 第一阶段实施二级科（室）领导负责与上级药师指导相结合的培训方法；第二阶段实行科室领导和专人指导相结合的培训方法；

4. 完成第一阶段培训项目和内容后，进行考试和考核，成绩合格者进入第二阶段培训。

第一阶段即为药师的培训，第二阶段即为专科临床药师的培训。

（二）临床药师培训

在医疗机构药师参加的培训之外，对于从事临床药学工作的药师，还有进一步的培训。中国医院协会药事管理专业委员会和中华医学会临床药学分会分别推出了自己的临床药师培训体系。其他还有四川大学华西医院和湖南省医学会创建的培训体系。以上均为国内认可度较高的培训，从事临床药学工作的药师必须经该培训和认证才能更好地为患者提供药学服务。

第 3 节　药学服务与药师的发展

一、药学服务的发展

从建国之初至今，我国药学工作经历了 70 余年的发展，可以概括为三个阶段：①以药品生产供应和处方调配为主的传统药学服务时期；②以药物合理使用为主题的临床药学时期；③以提升与改善病人生命质量为中心的药学服务时期。随着医疗改革的不断深化和社会公众对药学服务需求的增加，近年来，我国药学工作取得了较快发展，目前我国药学呈现三个阶段并存的局面。在传统医疗中，药学工作主要以药物制剂和处方调配为主，医师处于主导地位，药学部门长期处于辅助科室的地位。经过多年的发展，2002 年，国家卫生部门颁布的《医疗机构药事管理暂行规定》明确规定：药学部门要建立以病人为中心的药学管理工作模式，开展以合理用药为核心的临床药学工作，参与临床疾病诊断、治疗，提供药学技术服务，提高医疗质量，并要求医疗机构要逐步建立临床药师制；2005 年，《优良药房工作规范》（GPP）在我国全面实施，为零售药店面向社会公众提供药学服务确立指导原则和评价依据；2005 年，国家卫生部颁布了《医院管理评价指南（试行）》，其对临床药学的工作模式和工作内容提出了更为具体的要求；2007 年，《处方管理办法》颁布实施，这标志着以合理用药为中心的临床药学工作逐步开始制度化。

随着信息时代的发展和社会公众运用信息服务平台能力的普及，药学服务的发展已经不再受空间的局限，信息的传递除了传统平面媒体（纸质媒体）文字和图片以外，逐渐开发出声音、视频、网络等多种途径，使服务对象利用计算机、手机等工具，登录微信公众号、微博、药品网站、药品应用软件等药品信息系统即可获得相关药品信息，药学服务已开始体现出多维性的特征。

（一）基本药学服务

基本药学服务主要是指将合格的药品提供给药物的使用者。药学服务最核心、最基本的层次是保障药品供应，药师接收医师的处方后，对处方进行严格的审核、调配，然后将质量合格的药品发给病人，并向其交待药品的用法用量、注意事项等内容；此外，药师也应对用药主体有一定的了解，为病人的自主选药提出合理的意见和建议。

（二）中级药学服务

中级药学服务是指在保障药品供应的前提下，药师以合理用药为中心，利用专业知识和工具对用药主体进行指导，确保用药安全、有效、经济，并尽量避免和消除因药物不合理使用而产生的负面效应。药师设置药事咨询台，及时准确地向社会公众传递用药方面的信息；药师向社会公众提供科学的用药指导，旨在保障患者用药的安全、有效，并尽量避免患者在用药过程中可能会发生的副作用、不良反应等，降低患者的治疗成本；药师应对患者建立药历，将患者的病情、用药史、过敏史、联系方式等方面的信息进行登记，以便在对患者进行用药指导时，可以对患者的个体情况，如肝肾功能、既往药敏反应等信息有充分的了解，避免因疏忽而造成药物损害事件，同时，也方便与患者建立联系。

（三）高级药学服务

高级药学服务不仅注重药学服务本身，也对药学服务的提供者，如药师的服务意识、沟通能力、言谈举止等有一定的要求。药师的工作应紧紧围绕"以患者为中心"来展开，此外，药师应注重拓展日常服务以外的其他药学服务内容，如开展药物利用方面的研究，为指导合理用药、降低医疗费用提供证据支持；发放安全用药资料、进行健康知识教育讲座、开展合理用药宣传等，使社会公众从思想上高度重视药物的合理使用。

随着医疗改革的不断深入，全国大部分二级以上医疗机构设有专职的临床药师，一些发达地区的零售药店也开展了不同程度的药学服务工作，药学服务逐步由大型城市向中小型城市扩展，但是，由于药师的技术能力、药学服务的发展参差不齐，药学服务呈现明显的地域差异，目前，我国仍处于药学服务的初期阶段。

二、药师的发展情况

目前，我国各级医疗机构配备的药师在数量上严重不足，在《卫生部关于印发二、三级综合医院药学部门基本标准（试行）的通知》中明确要求药学专业技术人员的数量不得低于医院卫生专业技术人员总人数的8%。目前医疗机构无论是药师的数量还是高级人才的比例，都难以满足医疗机构开展药学服务工作的要求。社会药店药学技术人员的缺乏更是严重，尽管我国已经实施了执业药师资格制度，但是，很大一部分通过执业药师资格考试的药学专业人员分布在医疗机构，药品零售行业的执业药师数量根本无法满足平均每个药店一名执业药师的需求，执业药师不能有效配备，挂靠现象严重，药店难以真实有效地开展药学服务工作。从医疗机构与社会药店的需求角度出发，药师队伍还需要不断壮大。

三、高等职业教育的药学人才培养

长期以来，我国药学的高等职业教育过度注重药品调剂型人才的培养，课程设置以化学为主，学员缺乏临床医学、临床药物治疗学等基础知识培训；在药学实践方面，大多数学生培养偏向药品生产流通领域，缺乏临床实践经验。

近年来，我国药学的高等职业教育进入探索阶段，部分高职院校对药学专业人才培养进行了一系列改革，从适应社会发展和岗位（群）对人才需求等问题入手，以岗位（群）工作任务为出发点，以职业能力为主线，以岗位需求为依据，开设临床药物治疗学、临床医学概论等相关课程，增加医疗机构与医药企业的课外实践，不仅为学生迈向成功的职业生涯打下坚实基础，而且也符合高职教育健康、可持续发展的理念，对培养学生的职业能力，提高学生职业岗位适应能力，同时为基层医疗机构和医药企业大批量地输送优秀的药学服务人才，突出高职院校办学特色具有重要意义。

此外，在加强现行高等教育改革的同时，推进药师继续教育是优化药学服务发展的又一项长远工作。目前，由于医疗机构、社会药店等缺乏开展药学服务的积极性，对药学服务工作的支持力度不够，致使药师在经验和业务方面的交流缺乏，药师的业务素质不能很好地得到提高。药学专业的学生在新的就医环境中该如何提升专业能力？高职院校开设了对基层医疗机构药师和执业药师的继续教育和培训，加强在基础医学、临床药物治疗、患者服务水平等方面的知识与技能培训，促进基层药师的职能转变，药师变被动为主动，走进社区，走入家庭，为社会公众提供不受时间、空间限制，服务内容囊括于预防、保健、治疗及康复等全方位的药学服务。

（姚永萍 黄 鑫）

第 **2** 章

药 品 调 剂

📖 **学习目标**

1. 掌握处方的概念、处方审核调配及发药的操作流程。
2. 熟悉处方审核的内容。
3. 了解处方调配差错的防范及处理。
4. 能够规范进行处方点评。

第1节 处 方

一、处方的概念和种类

（一）处方的概念

2007 年卫生部颁布的《处方管理办法》中明确提出："本办法所称处方，是指由注册的执业医师和执业助理医师在诊疗活动中为患者开具的、由取得药学专业技术职务任职资格的药学专业技术人员审核、调配、核对，并作为患者用药凭证的医疗文书。处方包括医疗机构病区用药医嘱单。"

（二）处方的种类

1. **按性质分类** 处方按性质可分为三类，即法定处方、医师处方和协定处方。

（1）法定处方：主要是指药典、局颁标准收载的处方，具有法律约束力。

（2）医师处方：是医师为患者诊断、治疗和预防用药所开具的处方。

（3）协定处方：是医院药剂科与临床医师根据日常用药的需要共同协商制订的处方。它适于大量配置和储备，便于控制药品的品种和质量，提高工作效率，减少患者取药等候时间。医院的协定处方仅限于在本单位使用。

2. **按用途分类** 《处方管理办法》将处方分为麻醉药品处方、急诊处方、儿科处方、普通处方等。印刷用纸根据实际需要用颜色区分，并在处方右上角以文字说明。

（1）普通处方：印刷用纸为白色，右上角标注"普通"。

（2）急诊处方：印刷用纸为淡黄色，右上角标注"急诊"。

（3）儿科处方：印刷用纸为淡绿色，右上角标注"儿科"。

（4）麻醉药品和第一类精神药品处方：印刷用纸为淡红色，右上角标注"麻、精一"。

（5）第二类精神药品处方：印刷用纸为白色，右上角标注"精二"。

二、处 方 结 构

处方由三部分组成：处方前记、处方正文和处方后记。

（一）处方前记

处方前记包括医院全称、就诊科室、门诊病历号、住院病历号，患者姓名、性别、年龄，日期等。可添列特殊要求的项目。麻醉药品和第一类精神药品处方还应当包括患者身份证明编号，代办人姓名、身份证明编号。

（二）处方正文

处方以"R"或"Rp"起头，意为"请取"下列药品。正文包括药品的名称、剂型、规格、数量、用法用量等。

（三）处方后记

处方后记包括医师、调配人、审核人及发药人的签名和发药日期等。所有签名必须签全名。

第2节 处方审核

处方审核是一项技术性要求很高的工作，要求药师有较全面的药学知识，对所用药品的理化性质、药理毒理、药物代谢与药物动力学、适应证、用法、用量、不良反应、禁忌证、药物相互作用、注意事项等法定药品使用说明书的内容全面熟悉和掌握，为用药的安全性、有效性、合理性、经济性把好第一关。处方审核主要包括两方面，即合法性审核和适宜性审核。

药师对处方审核后，认为存在用药不适宜时，应当告知医师，请其确认或者重新开具处方。药师发现严重不合理用药或者用药错误，应当拒绝调剂，及时告知开具处方医师，请其确认或重新开取处方，并应当记录，按照有关规定报告。

一、合法性审核

（一）处方规则

处方标准由原卫生部统一规定，处方格式由省级卫生行政部门统一制定，医师书写处方应当符合下列规则。

1. 记载患者一般情况，临床诊断应清晰、完整，并与病历记载相一致。

2. 每张处方限于一名患者的用药。

3. 字迹清楚，不得涂改；如需修改，应当在修改处签名并注明修改日期。

4. 处方一律使用药品通用名、复方制剂药品名。医疗机构或者医师、药师不得自行编制药品缩写名称或者使用代号。药品剂量、规格、用法、用量要准确规范；药品用法可用规范的中文、英文、拉丁文或者缩写体书写，不得使用"遵医嘱""自用"等含糊不清的字句。

5. 患者年龄应当填写实足年龄，新生儿写日龄，婴幼儿写月龄，必要时要注明体重；不得将成年人年龄填写为"成年"等。

6. 西药和中成药可以分别开具处方，也可以开具一张处方，中药饮片应当单独开具处方。

7. 无论西药、中成药处方，每一种药品应当另起一行，每张处方不得超过5种药品。

8. 中药饮片处方的书写，一般应当按照"君、臣、佐、使"的顺序排列；调剂、煎煮的特殊要求（如布包、先煎、后下）要注明在药品右上方，并加括号；对饮片的产地、炮制有特殊要求的，应当在药品名称之前写明。

9. 药品用法、用量应当按照药品说明书规定的常规用法用量使用，特殊情况需要超剂量使用时，应当注明原因并再次签名。

10．除特殊情况外，应当注明临床诊断，诊断疾病用药应与所开具处方上的用药内容相一致。

11．开具处方后的空白处画一斜线以示处方书写完毕。

12．处方医师的签名式样和专用签章应当与院内药学部门留样备查的式样一致，不得任意改动，否则应当重新登记留样备查。

13．药品剂量与数量用阿拉伯数字书写。剂量应当使用法定剂量单位：用量以克（g）、毫克（mg）、微克（μg）、纳克（ng）、国际单位（IU）、单位（U）为单位；容量以升（L）、毫升（ml）为单位；片剂、丸剂、胶囊剂、颗粒剂分别以片、丸、粒、袋为单位；溶液剂以支、瓶为单位；软膏及乳膏剂以支、盒为单位；注射剂以支、瓶为单位，应当注明含量；中药饮片以剂为单位。

14．处方一般不超过7日用量；急诊处方一般不超过3日用量；对于某些慢性病、老年病或特殊情况，处方用量可适当延长，但医师必须注明理由。

（二）药品的通用名

药品的通用名指中国药品通用名称（CADN），其具有强制性和约束性。每一种药品只有一个通用名称，使用通用名可以避免重复给药。

二、用药适宜性审核

（一）处方用药与临床诊断的相符性

药师在审查处方时需注意用药与临床诊断的相符性，处方用药须同临床诊断相符，加强合理用药的监控。

处方用药与临床诊断不符主要有以下情况。

1．无适应性用药　如患者咳嗽可能是由于寒冷刺激、花粉过敏、空气污染或气道堵塞所致，属于非细菌感染，临床上常给予抗菌药物，这是滥用抗生素的典型表现。

2．超适应证用药　用药范围超过说明书的适应证范围，临床应尽量避免超药品说明书范围用药，如出现特殊情况超适应性用药，应按规定程序上报。申请备案批准。

3．撒网式用药　指疾病诊断明确后，多给予2种或以上相同疗效的药物同时治疗。如轻度感染使用广谱或新型抗菌药物，或者是联合2～3个抗菌药物。

4．盲目联合用药　如肿瘤辅助药物的无效果使用；病因未明用药，对药品通用名不熟悉而导致同一药品活性成分，使用多种不同商品名而引起重复用药。

（二）对规定必须做皮试的药品，处方医师需注明皮试及结果

由于青霉素、链霉素，碘造影剂、局部麻醉药、生物制品（酶、抗毒素、类毒素、疫苗）等药品在给药后极易引起过敏反应，甚至出现过敏性休克。为安全起见，在注射给药前要对患者进行皮肤过敏试验，皮试后观察15～20分钟，以确定阳性或阴性反应。药师在审核处方时要注意处方医师是否注明了皮试及结果的判定，如未注明皮试（阴性）或皮试（免）或续用，绝对不允许发药。

（三）剂量、用法和疗程的正确性

药师在审核处方时要注意核对剂量和剂量单位，同时注意单位时间内进入机体的药量，特别是静脉注射或静脉滴注时的速度，过快会造成单位时间内进入体内药量过大而引起毒性反应。

药师要掌握药品说明书的推荐剂量和用法，正确审核处方。对特殊人群中的老年人、儿童、孕妇，哺乳期妇女，肝、肾功能不全患者应重点关注，酌情使用。不同疾病用药疗程不同，药师要判断处方合理性，鼓励患者按疗程合理用药。

（四）选用剂型与给药途径的合理性

药物剂型选择与临床疗效密切相关，药物剂型的选择与给药途径也关系密切。不同的剂型，对机体的作用特点不一样。不同的给药途径，药物作用也不相同。给药途径选择的原则是能口服不肌内注射，能肌内注射不输液。重症、急救治疗时，适宜选择静脉注射、静脉滴注、肌内注射、吸入及舌下给药方式，要求药物迅速起效。

轻症、慢性疾病治疗时，适宜选用口服给药途径。皮肤疾病适宜选择外用溶液剂、酊剂、软膏剂、涂膜剂等剂型。腔道疾病治疗时宜选择局部用栓剂等，尽量避免超药品说明书规定的给药途径用药。

知识链接

临床常见剂型不合理使用情况

1. 注射剂用于口服　不合理原因：剂量小，作用完全不同；注射剂配方中的某些辅料甚至药品本身刺激胃肠道；口服不吸收或吸收很少或被胃酸及胃肠道的消化酶破坏；注射剂一般成本高，不经济，浪费卫生资源。

2. 缓释、控释制剂（片、胶囊、双层片）咀嚼、研碎或掰开或溶于水后服　不合理原因：缓释、控释制剂一般药物含量较大，药物突然大量释放，易造成毒副作用；破坏药物的长效目的。

3. 口含片或口颊片吞服或溶于水后服用　不合理原因：大多数口含片或口颊片在胃肠道吸收缓慢或不吸收；首过效应造成血药浓度下降；病变部位药物浓度下降，疗效降低。

4. 糖衣片、肠溶片等研碎服、分割服或溶于水后服　不合理原因：造成包衣破坏，达不到包衣目的；有些肠溶药物在胃中释放遭破坏，疗效降低（如胰酶）；有些肠溶药物在胃中释放，对胃黏膜有刺激性（如阿司匹林）。

5. 小儿患者分剂量服用或将胶囊壳去掉服用药物　不合理原因：小儿剂量难以准确使用。

6. 含服非口含片或口颊片　不合理原因：起效慢；某些药物可被口腔和胃中的酶破坏；某些药物有特殊刺激性味道，使人不适。

7. 阴道用普通片　如阴道给予甲硝唑片、制霉菌素片（非泡腾片）。不合理原因：普通片不含泡腾崩解剂，崩解困难，疗效低；某些普通片中含有的辅料刺激阴道。

8. 注射剂用于滴眼　不合理原因：滴眼液有其特殊的质量标准和要求，有些标准如 pH、渗透压等甚至高于注射剂；注射剂中的玻璃屑可能对眼睛造成伤害。

9. 肌内注射剂用于静脉注射或滴注　不合理原因：肌内注射与静脉注射注射剂的生产处方组成不一样，《中华人民共和国药典》规定静脉给药不得含抑菌剂等；肌内注射与静脉注射所用溶媒不同，制剂工艺和质量标准要求不同，错误使用可引起不良反应，甚至危及生命；同是注射剂，不同规格、不同给药途径的注射剂不能随意替代。

（五）是否有重复给药现象

1. 一药多名　即同一通用名药品常有多种不同的商品名，易导致重复用药、用药过量或中毒。

2. 中成药中含有化学药成分易导致超剂量用药　常用的中成药中常含有非甾体解热镇痛药、降血糖药、抗组胺药、中枢兴奋药、中枢镇静药、抗病毒药等，在与化学药联合应用时，一定要先了解清楚药物成分，避免滥用，避免与化学药联合应用造成拮抗作用或累加作用，以防出现不良反应甚至中毒。

（六）是否有潜在临床意义的药物相互作用和配伍禁忌

药物相互作用是指同时或在一定时间内先后服用两种或两种以上的药物所发生的药效反应，可能产生药效增强的效应或药效降低，毒性、副作用增强的效应。审核药物的相互作用，需结合病情、患者个体健康状况、药物三者之间的关系考虑处方用药的适宜性。

三、处方分析

处方分析即处方点评，是根据国家有关处方管理的法律、法规和相应的技术规范对处方的规范性，以及用药适应证、药物选择、给药途径、用法用量、药物相互作用、配伍禁忌等进行综合评价，以提高处方质量，促进合理用药。实施处方点评制度，能够了解医师所开处方的用药种类、特点，便于及时发现不合理用药和采取干预措施，实现用药监测管理的目的，保障患者用药安全、经济、有效。

处方分析结果分为合理处方和不合理处方。不合理处方分为不规范处方、不适宜处方和超常处方。

（一）不规范处方

1. 处方的前记、正文、后记内容缺项，书写不规范或者字迹难以辨认。前记书写完整，正文内容以 Rp 或 R 标示，分列药品名称、剂型、规格、数量、用法用量，画一斜线以示处方完毕；书写不规范或者字迹难以辨认指书写位置与格式不对应，字迹经两位经办人辨认不能准确识别。

2. 医师签名、签章不规范或者与签名、签章的留样不一致。医师应当在注册的医疗机构签名留样或者专用签章备案后，方可开具处方，签名或签章式样改变应重新备案。

3. 药师未对处方进行适宜性审核，处方后记的审核、调配、核对、发药栏目无审核调配药师及核对发药药师签名，或者单人值班调剂未执行双签名规定。

4. 新生儿、婴幼儿处方未写明日龄、月龄。从出生到 1 个月用日龄表示；大于 1 个月、小于 12 个月用月龄表示；大于 1 岁、小于 3 岁用年龄加月龄表示；体质弱、体重轻的要求写明体重。新生儿期：出生后至 28 天；婴儿期：出生后至 1 周岁，包括新生儿期；幼儿期：1～3 岁。

5. 西药、中成药与中药饮片未分别开具处方。西药和中成药可以分别开具处方，也可开具一张处方；中药饮片应该单独开具处方。

6. 未使用药品规范名称开具处方。药品名称应当使用规范的中文名称书写，即药品通用名称、新活性化合物的专利药品名称和复方制剂药品名称；可以使用由原卫生部公布的药品习惯名称；没有中文名称的可以使用规范的英文名称书写；不准使用自行编制的药品中、英文缩写或者代号；医疗机构制剂的名称必须与批准的名称一致。

7. 药品的剂量、规格、数量、单位等书写不规范或不清楚。药品剂量与数量用阿拉伯数字书写，剂量应当使用法定剂量单位；重量单位以克为单位时，单位可以省略，其他单位必须注明；小数点后不应出现拖尾的 0（如 5.0g），片剂、丸剂、胶囊剂、颗粒剂等药物剂型分别以片、丸、粒袋为单位，液体制剂以瓶为单位，中药饮片以剂为单位。

8. 用法、用量不应使用"遵医嘱""自用"等含糊不清字句。

9. 处方修改未签名并注明修改日期，或药品超剂量使用未注明原因和再次签名。

10. 开具处方未写临床诊断或临床诊断书写不全　除特殊情况外，应当注明诊断，特殊情况是指注明临床诊断对个别患者治疗造成不利情况或涉及患者隐私。

11. 单张门急诊处方超过 5 种药品。开具西药、中成药处方，每一种药品应当另起一行，每张处方不得超过 5 种药品；输液溶媒及药品应分别计数，中药饮片不受此限制；一般门诊处方应避免不合理使用大处方；对于少数需超过 5 种药品处方，医师应当注明原因并再次签名。

12. 延长处方用量 无特殊情况，门诊处方不超过 7 日用量，急诊处方不超过 3 日用量，慢性病、老年病或特殊情况下需要适当延长处方用量需注明理由；行动不便者、肿瘤患者的辅助用药，外地患者当地无此药等，一般以 30 日用量为限。必须充分评估病情稳定性及所用药品的适宜性，抗菌药物（抗结核药除外）及特殊管理药品不宜延长处方量。

13. 开具麻醉药品、精神药品、医疗用毒性药品、放射性药品等特殊管理药品处方未执行国家有关规定。医师必须通过相应级别医疗机构考核，正式下文后才有资格开具麻醉药品处方。

14. 医师未按照抗菌药物临床应用管理规定开具抗菌药物处方。

15. 未按要求标注药物调剂、使用等特殊要求。有配伍禁忌和超剂量使用时，应当在药品上方再次签名；饮片处方用法用量紧随剂数之后，包括每日剂量、采用剂型（水煎煮、酒泡、打粉、制丸、装胶囊等）、每剂分几次服用、用药方法（内服、外用等）、服用要求（温服、凉服、顿服、慢服、饭前服、饭后服、空腹服）等内容。

（二）不适宜处方

1. 适应证不适宜 适应证是指药物根据其用途，采用准确的表述方式，明确用于预防、治疗、诊断、缓解或者辅助治疗某种疾病或者症状。在制订治疗方案和开具处方时，药物的适应证应与患者病理、病因、病情、临床诊断相符；处方开具药品的适应证、功能主治、作用及用途与临床诊断或病情不符。

2. 选用的药品不适宜 指患者有使用某类药物的指征，但选用的药物相对于老年人、儿童、孕妇等特殊人群，以及肝、肾功能不全的某些患者，有潜在的不良反应或安全隐患等情况。

3. 药品剂型或给药途径不适宜

（1）药品剂型不适宜：例如鼻炎用喷鼻剂开成哮喘用粉吸入剂，妇科用栓剂开成皮肤用软膏剂，滴眼剂开成滴耳剂，鼻饲患者开成缓控释制剂等。

（2）给药途径不适宜：例如只能静脉注射的药物开成肌内注射；外用药品用法写为口服；肌内注射药品开成静脉注射；注射药物作为外用冲洗药，但给药途径写成注射等。

4. 无正当理由不首选国家基本药物 无正当理由指缺乏最新的治疗指南推荐、缺乏相应的药物治疗学基础及循证医学证据等情况。基本药物是适应基本医疗卫生需求，剂型适宜，价格合理，能够保障供应，公众可公平获得的药品。国家基本药物目录包括两部分：基层医疗卫生机构配备使用部分和其他医疗机构配备使用部分。

5. 用法和用量不适宜 处方开具药品的用法、用量与药品监督管理部门批准的该药品说明书不符，如疗程过长或过短，给药次数过多或过少，用药剂量过大或不足，不同适应证用法用量不适宜，手术预防用药时机不适宜，特殊原因需要调整用量而未调整用量等。

6. 联合用药不适宜 一般而言，联合用药是指同时或一定时间内先后应用两种或两种以上药物。不适宜情况包括药物联合使用后产生拮抗作用、联合用药后加重药物不良反应、联合用药后减弱药物治疗作用、不需联合用药而采用联合用药等情况。

7. 重复给药 常见情况有：同一种药物重复使用，如成分相同但商品名或剂型不同的药物合用，单一成分及其含有该成分的复方制剂合用；药理作用相同的药物重复使用，如非甾体抗炎药的联合使用；同类药物，相同作用机制的药物合用。

8. 有配伍禁忌或者不良相互作用　配伍禁忌是指两种或两种以上药物联合使用时发生的可见或不可见的物理或化学变化，如出现沉淀或变色，导致药物疗效降低；不良相互作用是借助于机体的因素，包括药物的吸收、分布、代谢和排泄相关的酶、转运蛋白，以及受体等因素，导致药效减弱或毒副作用增强，常以药物不良反应的形式表现出来。常见情况有：药物配伍使用时，能发生浑浊、沉淀、产生气体及变色等外观异常的现象等理化反应的；药品配伍使副作用或毒性增强，引起严重不良反应；药品配伍使治疗作用过度增强，超出了机体所耐受的能力，也可引起不良反应，乃至危害患者等；药品配伍使治疗作用减弱或药品的稳定性降低。

9. 其他用药不适宜情况　上述分析细则以外的其他不适宜用药情况。

（三）超常处方

1. 无适应证用药　即无用药指征而开具处方使用药物的现象，其实质是滥用药物。

2. 无正当理由开具高价药　无正当理由指缺乏最新的治疗指南推荐、缺乏相应的药物治疗学基础及循证医学证据等情况。高价药品指使用药品的价格相对基本医疗用药价格而言昂贵的药品，特别是药物经济学评价中效益/风险比值差的药品。处方用药应优先使用国家基本药物，并考虑经济性。

3. 无正当理由超说明书用药　超说明书用药是指适应证、给药方法或剂量在国家药品监督管理局（NMPA）批准的药品说明书之外的用法。应建立专门管理制度，履行管理程序。

4. 无正当理由为同一患者同时开具2种以上药理作用相同的药物　包括同一处方开具药理作用相同的药物，如非甾体抗炎药、同类抗菌药物，以及不同就诊科室为同一患者开具2种以上药理作用相同的药物等情况。

5. 其他超常处方。

案例导入　　　患者，男，23岁，卡车司机。近两天咳嗽、痰多，临床诊断为上呼吸道感染，医师开具处方如下：

阿莫西林/克拉维酸钾0.375g，po，2次/日

复方氨酚烷胺2粒，po，3次/日

复方磷酸可待因溶液10ml，po，3次/日

判断该处方是否合理，请结合处方分析标准进行分析。

第3节　处方调配操作流程

一、处方审核的操作流程

（一）人员要求

处方审核人员要由具有药师或药师以上专业技术职称人员担任。

（二）收取处方

药师在接待患者时，应先将处方交予处方审核人员，审核合格后再进行调配。

（三）审核内容

处方审核人员接到处方后对处方进行审核，首先逐项检查处方前记、正文、后记书写是否

清晰、完整，确认处方的合法性。其次要审核处方用药与临床诊断的相符性，剂量、用法的正确性，选用剂型与给药途径的合理性，是否有重复给药现象，是否有潜在临床意义的药物相互作用和配伍禁忌，以及其他用药不适宜情况。

（四）对处方审核结果的处理

药师在审核处方过程中发现处方对于患者不利之处或有疑问时，需及时与医生进行沟通、进行必要的干预，经医师改正并签字确认后，才可调配。在这个工作过程中，要注意与患者进行有效的沟通，避免患者产生过多疑问，影响依从性。

二、处方调配的人员、方法和住院医嘱调配

（一）处方调配人员要求

处方调配人员必须取得药学专业技术职务任职资格。非药学专业技术人员不得从事处方调配工作。

（二）处方调配

处方审核合格后，处方审核人员在处方上签名，并将处方交调配人员进行调配。调配人员依照审核人员签名的处方内容逐项调配，调配过程中如有疑问，调配人员立即向处方审核人员咨询。调配处方时应认真、细致、准确，同时要做到"四查十对"，即查处方，对科别、姓名、年龄；查药品，对药名、剂型、规格、数量；查配伍禁忌，对药品性状、用法用量；查用药合理性，对临床诊断。调配人员调配处方后应当在处方上签字或盖章。

（三）住院医嘱调配

通常采用每天调配的方式执行长期医嘱药品，临时医嘱需急配急发。住院患者口服药通常采用单次包装，需特殊用法和注意事项的药品，应由药师加专门的说明向护士特别强调。

三、发药及用药指导的操作流程

（一）人员要求

处方发药人员要由具有药师或药师以上专业技术职称人员担任。

（二）处方复核

调配人员调配完成后，将处方与药品交由处方发药人员复核。处方发药人员按处方对照药品逐一进行复核。如有调配错误或数量不符，处方发药人员应立即告知调配人员予以更正。复核无误的，处方发药人员在处方上签字并发药。

（三）发药及用药指导

发药人员发药前核对患者姓名，以确认患者。发药的同时，向患者交代清楚每种药品的用法、用量、禁忌、注意事项等，并将处方留存，按月进行装订并记录。

四、特殊药品的处方管理与使用

特殊管理药品是指麻醉药品、精神药品、医疗用毒性药品和放射性药品。依照《中华人民共和国药品管理法》及相应管理条例，实行特殊管理。

（一）特殊药品的管理

1. 医疗机构需要使用麻醉药品和第一类精神药品的，应当经所在地设区的市级人民政府卫生主管部门批准，取得麻醉药品、第一类精神药品购用印鉴卡（以下称印鉴卡）。医疗机构

应当凭印鉴卡向本省、自治区、直辖市行政区域内的定点批发企业购买麻醉药品和第一类精神药品。

2. 麻醉药品和第一类精神药品应存放在安装有防盗门窗的专门仓库的保险柜内，严防丢失。实行"三级管理""五专管理"和"批号管理"，药库、药房、使用部门，药房和临床科室急救备用的少量基数药品要实行"五专管理"：专人负责、专柜加锁、专用账册、专用处方、专册登记。医疗用毒性药品及药品类易制毒化学品要划定仓库或仓位，专柜加锁并由专人保管，严禁与其他药品混杂。

3. 特殊药品仅限本院医疗和科研使用，不得转让、借出或移作他用。严格按规定控制使用范围和用量。

4. 麻醉药品应使用专用处方，处方保存 3 年备查；精神药品和医疗用毒性药品处方保存 2 年备查，并做好逐日消耗记录和空安瓿等容器回收记录。

（二）麻醉药品、精神药品的使用

1. 医师的处方权管理　经注册后具有执业医师资格的医师经过有关麻醉药品和精神药品使用知识的培训和考核合格后，取得麻醉药品和第一类精神药品的处方权。并建立"麻醉药品、第一类精神药品处方医师签名（签章）式样备案表"，留样备案表一式二份，分别由药剂科与医务科备案保存。

2. 门（急）诊癌症疼痛患者和中、重度慢性疼痛患者需长期使用麻醉药品和第一类精神药品的，首诊医师应当亲自诊查患者，建立相应的病历，病历中应当留存二级以上医院开具的诊断证明、患者户籍簿、身份证或者其他相关有效身份证明文件及为患者代办人员身份证明文件等材料的复印件，同时要求其签署知情同意书。

3. 处方用量管理

（1）为门（急）诊患者开具的麻醉药品注射剂，每张处方为一次常用量；控缓释制剂，每张处方不得超过 7 日常用量；其他剂型，每张处方不得超过 3 日常用量。第一类精神药品注射剂，每张处方为一次常用量；控缓释制剂，每张处方不得超过 7 日常用量；其他剂型，每张处方不得超过 3 日常用量。哌甲酯用于治疗儿童多动症时，每张处方不得超过 15 日常用量。

（2）第二类精神药品每张处方不得超过 7 日常用量；对于慢性病或某些特殊情况的患者，处方用量可以适当延长，医师应当注明理由。

（3）具有专用病历的门（急）诊癌痛、慢性中重度非癌痛患者开具的麻醉药品、第一类精神药品注射剂处方不得超过 3 日用量；其他剂型处方不得超过 7 日用量；控缓释制剂，每张处方不得超过 15 日常用量。

（4）住院患者的麻醉药品及第一类精神药品处方应当逐日开具，每张处方为 1 日常用量。

4. 药师调剂权的管理　药师经过有关麻醉药品和精神药品使用知识和规范化管理的培训，考核合格后取得麻醉药品和第一类精神药品调剂资格，方可在本机构调剂麻醉药品和第一类精神药品。

5. 药品、处方及账册保存管理

（1）麻醉药品、精神药品的管理：负责人必须每天按处方核对登记册，核查药品库存和有效期，做到日日账物相符。

（2）门诊、住院药房配备保险柜，调配窗口配备必要的防盗设施。

（3）麻醉药品、第一类精神药品处方保存 3 年，第二类精神药品处方保存 2 年。处方登记专册保存期限为 3 年。

（4）麻醉药品、第一类精神药品专用账册的保存应当在药品有效期满后不少于 2 年。

6. 麻醉药品、精神药品调配管理

（1）门诊及住院药房应配备专人负责麻醉药品和第一类精神药品调配管理。

（2）各药房向药库领用麻醉药品和第一类精神药品时，应按需要领用，实行基数管理。

（3）麻醉药品和第一类精神药品应每日由专人负责清点统计工作，确保正确无误，认真做好药房麻醉药品、第一类精神药品逐日消耗专用账册及麻醉药品、第一类精神药品处方登记专册的登记工作。

（4）药师调配处方时首先应核查处方是否为麻醉药品、精神药品专用处方，处方各项内容是否完整，处方医师是否有麻醉药品、精神药品处方权，处方用法用量是否符合要求。

（5）调配麻醉药品和精神药品，调配人员必须认真核对药品名称、规格、数量、有效期，在药袋或标签上注明患者姓名、病历号、药品名称、用法用量，并在处方上签全名。

（6）发药人员必须严格核对患者姓名、药品名称、规格、数量、有效期，认真交代用药方法及注意事项。

（7）药房不得办理麻醉药品和精神药品的退药手续。患者停药后，患者（或患者家属）无偿交回剩余的麻醉药品和精神药品。药房登记患者剩余麻醉药品、第一类精神药品的详细情况，医院按照规定销毁处理，并填写"麻醉药品、精神药品销毁记录表"。

7. 使用麻醉药品和第一类精神药品后，应对患者进行严密观察，了解治疗效果及反应情况，并及时记录在案。当患者发生除治疗目的以外的不良反应时，应采取积极的治疗措施，同时执行药品不良反应处理制度。

（三）医疗用毒性药品的处方与使用管理

1. 医疗用毒性药品（以下简称毒性药品）系指毒性剧烈、治疗剂量与中毒剂量相近、使用不当会致人中毒或死亡的药品。

2. 毒性药品须设毒性药柜，实行专人、专柜、专账，贴明显标签加锁保管。

3. 医疗单位供应和调配毒性药品，凭医师签名的正式处方购买；国营药店供应和调配毒性药品，凭盖有医师所在医疗单位公章的正式处方购买。每次处方剂量不得超过 2 日极量。

4. 调配处方时，必须认真负责，剂量准确，按医嘱注明要求，并由配方人员及具有药师以上技术职称的复核人员签名盖章后方可发出。对处方未注明"生用"的毒性中药，应当付炮制品。如发现处方有疑问时，须经原处方医师重新审定后再行调配。处方一次有效，取药后处方保存 2 年备查。

（四）放射性药品的使用管理

放射性药品是指用于临床诊断或者治疗的放射性核素制剂或者其标记药物。

医疗单位设置核医学科、室（同位素室），必须配备与其医疗任务相适应的经核医学技术培训的技术人员。非核医学专业技术人员未经培训，不得从事放射性药品使用工作。

医疗单位使用放射性药品，必须符合国家放射性核素卫生防护管理的有关规定。所在地的省、自治区、直辖市的公安、环保和卫生行政部门，应当根据医疗单位核医疗技术人员的水平、设备条件，核发相应等级的放射性药品使用许可证，无许可证的医疗单位不得临床使用放射性药品。

放射性药品使用许可证有效期为 5 年，期满前 6 个月，医疗单位应当向原发证的行政部门重新提出申请，经审核批准后，换发新证。

放射性药品使用后的废物（包括患者排出物），必须按国家有关规定妥善处置。

五、药 学 计 算

（一）给药剂量的计算

1. 药品规格与计量单位换算

（1）重量（单位五级）：千克（kg）、克（g）、毫克（mg）、微克（μg）和纳克（ng）。

（2）容量（单位三级）：升（L）、毫升（ml）、微升（μl）。

（3）在服药前宜教会患者如何计算剂量。

例1：红霉素肠溶胶囊1次口服0.25g或0.5g，标志的每粒规格是250mg。按计量单位之间的关系换算即：250mg＝0.25g、500mg＝0.5g，因此可服1片或2片。

例2：维生素B_{12}注射剂每次肌内注射50～200μg，每支规格标志为0.1mg。即：0.1mg＝100μg，因此可给予0.05～0.20mg，即注射1/2～2支。

（4）由药物的总量计算其某一组分的量

例3：1500ml生理盐水中含Na^+多少克？

1500ml生理盐水中含氯化钠的量＝0.9%×1500＝13.5g，氯化钠的分子量＝58.45，钠的原子量＝23，Na^+的含量＝13.5g×23/58.45≈5.31g。

例4：多少毫克的重酒石酸去甲肾上腺素与1mg的去甲肾上腺素相当？

去甲肾上腺素分子量169.18，重酒石酸去甲肾上腺素分子量337.28。

重酒石酸去甲肾上腺素的量＝1mg×337.28/169.18≈1.99mg

2. 滴速的计算

滴系数：每毫升溶液所需要的滴数。

滴系数一般记录在输液器外包装上。常用的输液器滴系数有10、15、20三种型号。即1ml有10、15、20滴。

输液时间（分钟）＝要输入的液体总量（ml）×滴系数/每分钟的滴数

例5：万古霉素0.5g溶解至100ml生理盐水中，输注于某患者，已知每毫升相当滴数为15滴，要求滴注时间不得少于1小时，请问每分钟滴数最多为多少？

输液时间（分钟）＝要输入液体总量（ml）×滴系数/每分钟的滴数

每分钟的滴数＝100×15/60＝25（滴）

（二）浓度的计算

1. 百分浓度计算

重量比重量百分浓度：系指100g溶液中所含溶质的克数，以符号%（g/g）表示。

重量比重量百分浓度＝溶质重量（g）/溶液重量（g）×100%

重量比体积百分浓度：系指100ml溶液中所含溶质的克数，以符号%（g/ml）表示。

重量比体积百分浓度＝溶质重量（g）/溶液体积（ml）×100%

体积比体积百分浓度：系指100ml溶液中所含溶质的毫升数，以符号%（ml/ml）表示。

体积比体积百分浓度＝溶质体积（ml）/溶液体积（ml）×100%

2. 高浓度向低浓度稀释

$$C_浓×V_浓＝C_稀×V_稀$$

例6：若需用70%乙醇1000ml，现有95%乙醇，应如何配制？

需用 95% 乙醇的体积＝70%×1000/95%≈736.28（ml）。即：配制 70% 乙醇 1000ml，需取 95% 乙醇 736.28ml，加水稀释至 1000ml。

3．两种浓度混合的换算

交叉法：

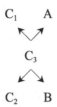

C_1 为浓溶液浓度；C_2 为稀溶液浓度；C_3 为混合溶液浓度；A 为浓溶液体积；B 为稀溶液体积。（交叉公式法表示：浓度 C_1、体积 A 的浓溶液与浓度 C_2、体积 B 的稀溶液混合后，可得浓度为 C_3 的溶液，其体积为 A＋B。）

例 7：治疗需用 10% 葡萄糖注射液 1000ml，现仅有浓度 50% 和 5% 的葡萄糖注射液，问如何配制？

第一种计算方法（交叉法）：A＝10−5＝5。则 B＝50−10＝40；表示 50% 葡萄糖注射液 5ml 加 5% 葡萄糖注射液 40ml 可得 10% 葡萄糖注射液 45ml。设配制 10% 葡萄糖注射液 1000ml 需 50% 葡萄糖注射液 X（ml），则 5：45＝X：1000，X＝111ml；需要 5% 葡萄糖注射液（1000−111）ml＝889ml。

第二种计算方法：设需 50% 葡萄糖注射液 Xml，则需 5% 葡萄糖注射液（1000−X）ml。

得公式：50%X＋5%×（1000−X）＝10%×1000

计算得：X＝111ml

（1000−111）ml＝889ml，即配制 10% 葡萄糖注射液 1000ml 需 50% 葡萄糖注射液 111ml，5% 葡萄糖注射液 889ml。

4．摩尔浓度换算

（1）不用密度进行换算的公式

百分浓度［%（g/ml）］和摩尔浓度（mol/L）

$$摩尔浓度（mol/L）＝%（g/ml）×1000/摩尔质量 ×100$$

百分浓度［%（g/ml）］与比例浓度（1：X）间的换算：

$$1：X＝1：100/%（g/ml）$$

（2）需用密度进行换算的公式

各种百分浓度之间的换算

$$%（g/ml）＝%（g/g）×d_{溶液}（溶液密度）$$

$$%（g/ml）＝%（ml/ml）×d_{溶液}（纯溶质密度）$$

$$%（g/g）×d_{溶液}＝%（ml/ml）×d_{溶质}$$

重量百分浓度［%（g/g）］和摩尔浓度（mol/L）

$$摩尔浓度（mol/L）＝1000×d_{溶液}×%（g/g）/摩尔质量 ×100$$

5．等渗浓度的计算

（1）调节等渗溶液的计算方法：一般情况下，血浆和泪液的冰点值为 −0.52℃，根据物理化学原理，任何溶液冰点降到 −0.52℃，即与血浆或泪液等渗。当某药的 1% 溶液的冰点下降值已知时，配制等渗溶液所需的药量可按下式计算：$W＝0.52×V/（100×b）$。

其中，V 为需配制等渗溶液的体积，b 为该药的 1% 冰点下降值，W 为所需加入的药量。

当某药溶液是低渗时，需加入其他药物调节为等渗，可按以下公式计算：$W=（0.52-b\times C）\times V/（100\times b'）$。

其中 W 为需添加的其他药物的量，b 为主药的 1% 冰点下降值，C 为主药百分浓度（注意：C 若为 5%，则代入 5 即可），V 为所配制溶液的体积，b' 为所添加药物的 1% 冰点下降值。

（2）氯化钠等渗当量法

配制等渗溶液所需的药物计算：$W=0.9\%\times V/E$

W 为配制等渗溶液所需加入的药量，V 为所配制溶液的体积，E 为 1g 药物的氯化钠等渗当量。

当某药溶液是低渗时，需要加入氯化钠调节等渗，需要加入的氯化钠质量为：$W=（0.9-C\times E）\times V/100$

W 为配制等渗溶液需加入的氯化钠的量（g），V 为溶液的体积（ml），E 为 1g 药物的氯化钠等渗当量，C 为溶液中药物的百分浓度（若浓度为 1%，则代入 $C=1$ 即可）。

例 8：配置 1% 盐酸丁卡因注射液 500ml 等渗溶液，需要加入多少氯化钠？已知盐酸丁卡因的氯化钠等渗当量为 $E=0.21$。（注：氯化钠的冰点下降值为 0.578）

解：加入氯化钠的量为

$$W=（0.9-C\times E）\times（V/100）$$
$$=（0.9-1\times 0.21）\times（500/100）=3.45g$$

（三）抗生素及维生素计量单位的换算

1. 抗生素效价及质量的换算

（1）理论效价指抗生素纯品的质量与效价单位的折算比率，多以其有效部分的 1μg 作为 1U，如链霉素、土霉素、红霉素等以纯游离碱 1μg 作为 1U。少数抗生素则以其某一特定的盐 1μg 或一定重量作为 1U，如青霉素 G 钠盐以 0.6μg 为 1U；青霉素 G 钾盐以 0.6329μg 为 1U；盐酸四环素和硫酸依替米星以 1μg 为 1U。

（2）原料含量的标示：抗生素原料在实际生产中混有极少的但质量标准许可的杂质，不可能为纯品。如乳糖酸红霉素的理论效价是 1mg 为 672U，但《中华人民共和国药典》规定 1mg 效价不得少于 610U，所以产品的效价为 610～672U，具体效价需在标签上注明，并在调配中进行换算。

2. 维生素类药物常用单位与质量的换算　维生素 A 的计量常以视黄醇当量（RE）表示。世界卫生组织（WHO）于 1960 年规定，每 1U 维生素 A 相当于 RE 0.344μg。《中华人民共和国药典临床用药须知》（2015 年版）规定，食物中的维生素 A 含量用视黄醇当量（RE）表示，1U 维生素 A＝0.3μg 维生素 A＝0.3RE。

维生素 D 每 40 000U＝1mg。即每 400U＝10μg。

维生素 E 的计量也可以生育酚当量表示，每 3～6mg 维生素 E 相当于生育酚当量 5～10U。《中华人民共和国药典临床用药须知》（2015 年版）规定，维生素 E 现多以生育酚当量替代单位（U），维生素 E 1U 相当于 1mg dl-α 生育酚醋酸，相当于 0.7mg dl-α 生育酚，相当于 0.8mg dl-α 生育酚醋酸。

（四）肠外营养的能量配比计算

1. 葡萄糖、脂肪、氨基酸与热量　1g 葡萄糖提供 4kcal 热量，1g 脂肪提供 9kcal 热量，1g 氮提供 4kcal 热量，但是氨基酸转化成蛋白质时不提供能量。

2. 糖、脂肪、氨基酸的配比

（1）热氮比：热量和氮之比，一般为 150kcal∶1gN，当创伤应激严重时，应增加氮的供给，甚至可将热氮比调整为 100kcal∶1gN，以满足代谢支持的需要。

（2）糖脂比：葡萄糖和脂肪作为提供能量的主要物质。一般情况下，70% 的非蛋白质热量（NPC）由葡萄糖提供，而 30% 由脂肪乳剂提供。当创伤等应激时，血糖浓度增高，机体对糖利用下降，而脂肪廓清加快，可适当增加脂肪乳剂的供给而相对减少葡萄糖的用量，两者可提供能量各占 50%。

第 4 节　处方调配差错的防范与处理

一、处方调配差错的防范

（一）处方差错的表现

1. 处方差错的内容　包括药品名称出现差错、药品调剂或剂量差错、药品与其适应证不符、剂型或给药途径差错、给药时间差错、疗程差错、药物配伍有禁忌、药品标识差错如贴错瓶签、错写药袋及其他。

2. 处方差错的类别　包括客观环境或条件可能引起的差错（差错未发生）、发生差错但未发给患者（内部核对控制）、发给患者但未造成伤害；需要监测差错对患者的后果，并根据后果判断是否需要采取预防或减少伤害、差错造成患者暂时性伤害、差错对患者的伤害可导致患者住院或延长患者住院时间、差错导致患者永久性伤害、差错导致患者生命垂危、差错导致患者死亡等层次。

（二）出现差错的原因

引起处方差错的因素有调配工作时精神不集中或业务不熟练、选择药品错误、处方辨认不清、缩写不规范、药品名称相似、药品外观相似、分装、稀释、标签及其他。

（三）差错的防范和处理

药师在调配药品全程的各环节中，必须增强责任心和集中注意力，做到将正确的药品和准确的数量发给相应的患者。每个环节的工作人员必须掌握必要的预防措施以减少和预防调配错误的发生；同时指导和提示患者正确应用药品，提高疗效，减少药品不良反应的发生。

1. 在调配处方过程中严格遵守《中华人民共和国药品管理法》《药品经营质量管理规范》《医疗机构药事管理规定》《药品不良反应报告和监测管理办法》等有关法律、法规以及医疗单位有关医疗行为的各项规定。还需要重视药物警戒工作，高警示药品（也称高危药品），及药理作用显著而起效快的药品，一旦使用不当会给人体造成不可估量的严重伤害，甚至死亡。通常按照《中国高警示药品推荐目录（2019 版）》进行管理。

2. 严格执行有关处方调配各项管理及工作制度，熟知工作程序及工作职责，保障患者用药安全。

3. 建立"差错、行为过失或事故"登记制度，明确登记时间、地点、差错或事故内容与性质、原因、后果、处理结果及责任人等，对差错及时处理，严重者及时报告，并承担自己相应的责任。

4. 建立首问负责制。无论所发生的差错是否与己有关，第一个接到患者及家属询问或投诉的药师必须负责接待，就有关问题进行耐心细致地解答，立即处理或向上级药师报告。不得推诿和逃避患者及其家属的询问和投诉，避免事态进一步扩大。

5. 为减少和预防差错的发生，需遵守下列规则

（1）药品存储：药品的码放应该有利于药品的调配，药品可按一定的规律进行分类，如按照药理作用或剂型。确保药品与货架上的标签严格对应。易混淆的药品应分开摆放，例如相同品种但规格不同的药品，读音或包装相似的药品。在易发生差错的药品位置上加贴醒目的警示标志，提醒药师配方时注意。

（2）调配处方：调配处方前应先读懂处方内容，对有疑问的地方绝对不可猜测，可咨询上级药师或处方医师。处方应逐张调配，调配好一张后再调配下一张，以免发生混淆。张贴标签时再次同处方进行核对。双人核对，如核对人发现调配错误，应将药品和处方退回配方人员，并提示配方人员注意改正。

（3）发药：确认患者身份，确保药品发给相应的患者。对照处方逐一向患者交代每种药品的使用方法，可帮助发现并纠正配方和发药中的差错。对理解服药标签有困难的患者或老年人，需耐心、仔细解释药品的用法并辅以更详细明确的服药标签，或是短信、微信温馨提示，提高患者服药依从性。

（4）制订明确的防范措施：制订标准操作规程，提醒工作人员注意工作中操作要点。合理安排人员，减少因疲劳或工作量过大而导致的调配差错。及时让工作人员掌握药房中新药的信息。发生差错后，及时召开讨论会，分析检查出现差错的原因、后果和杜绝措施，及时让所有工作人员了解如何避免类似差错的产生。

二、调配差错的应对与报告

（一）报告制度

所有调配差错必须及时向部门负责人报告，并进行登记，明确责任，及时按正确方式纠正。如发生严重不良反应或事故，应及时通报医院主管领导并采取相应措施。部门负责人应调查差错发生的经过、原因、责任人，分析差错危害程度和处理结果。

（二）差错的处理步骤

1. 建立本单位的调配差错处理预案。

2. 当患者或护士反映药品差错时，必须立即核对相关的处方和药品，如果是发错了药品或发错患者等，药师应立即按照本单位的差错预案迅速处理，并上报部门负责人。

3. 根据差错后果的严重程度，分别采取救助措施，如请相关的医师帮助救治或治疗，到病房或患者家中更换药品，致歉，随访，取得谅解。

4. 若遇到患者自己用药不当、请求帮助，应积极提供救助指导，并提供用药教育。

（三）调配差错的调查

进行彻底的调查并向药房主任或药店经理提交一份"药品调配差错报告"，报告应涵盖差错的事实、发现差错的经过、确认差错发生的过程细节、经调查确认导致差错发生的原因、事后对患者的安抚与差错处理、保存处方的复印件等内容。

（四）改进措施

1. 对杜绝再次发生类似差错提出建议。

2．药房主任或药店经理应修订处方调配工作流程，以利于防止或减少类似差错的发生。

3．药房主任或药店经理应将发生的重大差错向医疗机构、药政管理部门报告，由医疗机构管理部门协同相关科室，共同杜绝重大差错的发生。

4．填写"药品调配差错报告表"。

复习思考题

1．阐述处方点评的标准。
2．阐述处方审核、调配及发药的操作流程。

3．阐述处方审核的内容。

（姚永萍　程　绪）

第 3 章

用药咨询与用药安全

1. 掌握药品不良反应评价、药源性疾病诱因及防治、抗菌药物分级管理。

2. 熟悉药师咨询服务方法，疾病管理和健康教育知识，特殊人群用药的原则、抗菌药物预防及应用的基本原则。

3. 了解用药相关临床常用资料、药物警戒的工作内容。

4. 学会制订和评价特殊人群的药物治疗方案，能正确开展用药咨询服务活动。

第1节 用 药 咨 询

用药咨询服务是药学服务中的一项重要内容，是药师在工作中必备的基本技能。其核心是以循证药学的理念为临床提供高质量、高效率的用药相关信息，帮助患者解决实际问题。药物信息按照其最初来源通常分为3级，即以期刊发表的原创性论著为主的一级信息源、引文，以摘要服务为主的二级信息源，以参考书和数据库为主的三级信息源。

一、用药咨询概述

（一）用药相关临床常用资料

1. 药品说明书　药品说明书包含药品安全性、有效性的重要科学数据、结论和信息，以指导安全、合理使用药品。药品说明书是载明药品重要信息的法定文件，具有重要的法律意义和技术意义，其具体格式、内容和书写要求由国家药品监督管理局制定并发布，具体内容应该包含最新的药物有效性和安全性信息。

2. 常用中外文药学专著及期刊

（1）药物综合信息：常用药物综合信息包括《中国国家处方集》《国家基本药物处方集》（2012年版）《中华人民共和国药典临床用药须知》（2015年版）等，其具体内容见表3-1。

表 3-1　药物综合信息

序号	书名	主要内容
1	《中国国家处方集》	针对临床上20个治疗系统中常见、多发和以药物治疗为主的199种疾病提出了具体药物治疗方案和用药原则
2	《国家基本药物处方集》（2012年版）	注重与临床常见病、多发病、慢性病特别是重大疾病防治的衔接，覆盖了19大类疾病、254个病种，同时有针对性地增加了适用于老年、妇女、儿童科学诊疗、合理用药的专项内容
3	《中华人民共和国药典临床用药须知》（2015年版）	分为化学药和生物制品卷，中药饮片卷，中药成方制剂卷

续表

序号	书名	主要内容
4	《新编药物学》（第 18 版）	对国内外常用药品的性状、药理及应用、用法、注意事项、制剂均有简略的介绍，书中的引论和附录部分有助于解决药学实践中遇到的问题
5	《马丁代尔药物大典（第 37 版）》	收录 5930 种药物专论、161700 种制剂、54500 余篇参考文献，涉及 675 疾病和多个国家生产商的信息
6	《美国医院处方集服务处：药物信息》	包括 4 万多个药物，10 万多个制剂；美国食品药品监督管理局（FDA）批准的适应证、超适应证用药内容；药物相互作用、注意事项、特殊人群的剂量及给药方法、注射剂的配伍及稳定性、对检验结果的干扰、药理学及药动学等信息及 70 多万条参考文献
7	《药物事实与比较》	书中有 22 000 多种处方药和 6000 多种非处方药药物的最新信息，按药物分类进行详细讨论。通过对同类药物之间的比较，了解药物之间的差别，为临床治疗药物的选择提供帮助
8	《医师案头参考》	书中所列药物的适应证和给药剂量都是 FDA 批准的，附有各种药品制剂的等比例彩图，以便医师按图索骥，了解患者用什么药物
9	《美国药典药物信息》	按照药物的非专有名称编写，每个药物的内容均包括适应证、药理学、药物代谢动力学，安全使用问题和患者咨询要点
10	《英国国家处方集》	提供临床专家的最新治疗意见，指导药物的正确使用
11	《药物信息手册》	简要说明每个药品的临床使用、安全性及药物的血药浓度监测等内容，手册的附录部分有同类药物比较，有助于治疗药物的选择

（2）药品不良反应：《药品不良反应》包括临床常用药品所致药品不良反应（ADR）、药品不良事件（ADE）和药源性疾病的临床表现和防治。

《梅氏药物副作用》按照药物分类编写，提供对各国药品不良事件文献的汇总和分析性评论。

（3）配伍禁忌和稳定性：《最新 450 种中西药物注射剂配伍禁忌应用检索表》以简洁明了的图表形式，采用不同的色彩标记和特有的表格及标号形式，为医师、药师、护师提供更加便捷、清晰的检索方式。

《注射药物手册》提供各种药物配伍、稳定性资料、给药途径及药物规格等内容，主要以表格形式列出，便于迅速查阅。

（4）药物相互作用：《药物相互作用的分析与处理》讲述已被确认有临床意义的药物相互作用的机制和处理意见，还提供相互作用的严重程度以及可能对患者的影响等内容。

《Stockley 药物相互作用》对药物相互作用提供简要的说明并提供原始文献参考引文。

（5）妊娠期和哺乳期用药：《妊娠期和哺乳期用药》（第 7 版）涉及妊娠期与哺乳期使用的药物 1000 余种，并对收录的每个药物都明确给出妊娠期的危险等级和相关临床文献。

ER3-1 扫一扫测一测

（6）药品标准：《中华人民共和国药典》（2015 年版），分四部出版，第一部为中药，第二部为化学药，第三部为生物制品，第四部为总则。内容主要包括凡例、标准、正文等。《美国药典》（USP）/《美国药典 - 国家处方集》（USP-NF）是唯一由美国食品药品监督管理局强制执行的法定标准，它包含药物、剂型、原料药、辅料、医疗器械和食物补充剂的标准。此外常用的药典还有《英国药典》（BP）、《欧洲药典》（EP）、《日本药典》（JP）等。

（7）常用中文药学期刊：主要有《中国药学杂志》《中国医院药学杂志》《药物不良反应杂

志》等，还有新媒体药学应用软件和在线数据库，如《临床药物咨询系统》《处方审核与点评系统》《抗菌药物使用分析及控制系统》等一系列用药查询、管理、监控软件。

（二）药师咨询服务方法

药师在回答患者或医务人员提出问题时遵循的系统方法由以下步骤组成。

1. 了解问询人的一般资料和问询问题的背景信息　准确获取问询人的一般资料和背景信息，包括：问询者的姓名；住址与联系方式；如果是医务人员，应了解问询人工作背景（专业或部门）、职业、职称和职务；已经查询过哪些信息资源；问题是针对具体疾病还是患病原因；患者的诊断和其他用药等。

2. 对问题进行确定并归类　常见的咨询问题有：特殊剂型用法，漏服药品补服问题，药品不良反应，用药剂量，适应证与禁忌证，药物相互作用，哺乳期及妊娠期用药，血药浓度监测与剂量调整，注射药物的配伍，药动学，药物鉴别，替代治疗。

3. 确定检索方法，查阅文献　药师应该建立一套有效的检索方法，既可以节省查询时间，又能够提高寻找答案的准确性。

4. 文献的评价、分析和整理　对文献进行评价、分析和整理工作对药师的文献评价能力和技能提出了要求，如果缺少这一步，对问题的解答只能算是对药物信息的简单转抄。

5. 形成答案并告知问询者　答案可以文字或口头形式提供，这一步是药物信息服务的重点。

6. 随访并建立档案　通过随访，可以了解自己的工作效果。建立档案则是为了今后的总结和完善。

（三）药物信息管理

药物信息的处理一般经历5个阶段：信息寻找阶段、信息收集阶段、信息整理阶段、信息再生阶段和再生信息传递阶段，这5个阶段循环往复，还需要对收集的信息进行真伪和可靠性的鉴别，并进行组织编排，形成自己的文档，以便随时查用。

1. 传统的药物信息资料管理　传统的药物信息资料管理方法是建立在摘录基础上，通常费时费力并占用较大的空间。主要有以下几种方式。

（1）卡片式摘录：它有以下几种类别，目录卡——记录书名、篇名；资料卡——记录简单资料，如摘要、提要、概述等。

（2）笔记本式摘录：笔记本式摘录的容量较大，一篇文章的完整提纲、一整段内容的摘录、篇幅稍短的文章，都可以记录在笔记本上。

（3）剪辑式摘录：剪辑式摘录是将图书、报刊中有用的资料，通过剪裁、复印等将资料粘贴在卡片或专门本子上的一种方法。

2. 药物信息资料的计算机管理　随着计算机的普遍使用，也有利用如 Word、Excel、Access 等电脑软件来登记、处理期刊目次信息和文献目录信息。

3. 信息管理软件　文献信息管理系统可以帮助用户处理所汇集的各种杂志、工具书等书目信息，主要功能包括建立并维护个人文献资料库，使用者在输入文献信息后，可以按记录中有内容的字段进行检索。

二、不同人群的用药咨询服务

（一）患者用药咨询服务

患者用药咨询服务是用药咨询的主要内容。多数患者不具有药品的相关专业知识，对药品使用方法不太清楚，错误使用药物易导致治疗失败甚至不良反应的发生。药师作为药学专业技术人员，应利用专业知识指导患者用药，最大限度地提高患者的治疗效果，提高用药依从性，保证用药安全、有效。

1．咨询环境

（1）位置：紧邻门诊药房或药店大堂，标志明确。使患者清楚地看到咨询药师，便于向药师咨询与用药相关的问题。

（2）环境：环境舒适干净，适当隐蔽。创造一个让患者感觉信任和舒适的咨询环境。

（3）配置：咨询台应准备药学、医学的参考资料、书籍以及面对患者发放的医药科普宣传资料。可以配备装有数据库的计算机及打印机，以便打印患者所需文件。

2．咨询方式

（1）主动方式：药师主动向患者讲授安全用药知识，向患者发放一些合理用药宣传材料或通过微信公众号向大众推送用药相关知识等。

知识链接

药师应主动向患者提供咨询的情况

当出现患者同时使用 2 种或 2 种以上含同一成分的药品时；或合并用药较多时；当患者用药后出现不良反应时；或既往不良反应史；当患者依从性不好时；或患者认为疗效不理想时或剂量不足以有效时；病情需要，处方中药品超适应证、剂量超过规定剂量时（需医师双签字确认）；当处方中用法用量与说明书不一致时；当患者正在使用的药物中有配伍禁忌或配伍不当时（如有明显配伍禁忌时应第一时间联系该医师，以避免纠纷的发生）；使用需要进行血药浓度监测（TDM）的药品；当近期药品说明书有修改（如商品名、适应证、禁忌证、剂量、有效期、贮存条件、药品不良反应）；当患者所用的药品近期发现严重或罕见的不良反应；当使用麻醉药品、精神药品时；或应用特殊药物（抗菌药、抗凝血药、抗肿瘤药、双膦酸盐、镇静催眠药、抗精神病药等）、特殊剂型（缓控释制剂、透皮制剂、吸入剂）；当同一种药品有多种适应证或用法用量复杂时；当药品被重新分装，而包装的标识不清晰时；当使用需特殊贮存条件的药品时，或使用临近有效期药品时，药师应主动向患者提供咨询。

（2）被动方式：药师日常承接的咨询内容以被动咨询居多，往往采用面对面的方式和借助其他通信工具，比如电话、网络或来信询问等。药师在接受咨询时需要问清患者希望咨询的问题，可通过开放式提问的方式了解患者背景，尽量了解全面的信息，以便从中判断患者既往用药是否正确，存在哪些问题，然后告知正确的用药信息。

3．咨询内容

（1）药品名称：包括通用名、商品名、别名。

（2）适应证：药品适应证与患者病情相对应。

（3）用药方法：包括口服药品的正确服用方法、服用时间和用药前的特殊提示，栓剂、滴眼剂、气雾剂等外用剂型的正确使用方法，缓释制剂、控释制剂、肠溶制剂等特殊剂型的用法，避免漏服药物及漏服后的补救方法。

（4）用药剂量：包括首次剂量、维持剂量，每日用药次数、间隔、疗程。

（5）服药后预计疗效及起效时间、维持时间。

（6）药品的不良反应与药物相互作用。

（7）是否有替代药物或其他疗法。

（8）药品的鉴定辨识、贮存和有效期。

（9）药品价格、报销，是否进入医疗保险报销目录等。

4. 需要特别关注的问题

（1）对特殊人群需注意的问题：老年人由于认知能力下降，向他们做解释时语速宜慢，可适当使用图片形式以方便他们理解和记忆。对于女性患者，要注意问询是否已经怀孕或有无怀孕的打算、是否正在哺乳等。同时，患者的疾病状况也不能忽视，比如患者有肝功能、肾功能不全，会影响药物的代谢和排泄，易导致药品不良反应的发生和药物中毒。

（2）解释的技巧：对于一般患者的咨询，要以容易理解的医学术语来解释，应尽量使用描述性语言以便患者能正确理解。还可以口头与书面解释方式并用，尽量不用带数字的术语来表示。

（3）书面材料的使用：针对用药注意事项较多的情况及首次用药者、老年患者，使用地高辛、茶碱等治疗窗窄药物、用药依从性不好等情况的患者，尽量提供书面材料。

（4）尊重患者的意愿：在药学实践工作中，一定要尊重患者的意愿，保护患者的隐私，尤其不得将咨询档案等患者的信息资料用于商业目的。

（5）及时回答不拖延：对于患者咨询的问题，能够当场给予解答的就当场解答，不能当场答复的，或者不十分清楚的问题，不要冒失地回答，要问清对方何时需要答复，留下患者的联系方式，待进一步查询相关资料后尽快给予正确的答复。

（二）医师用药咨询服务

医师的咨询侧重于用药方案选择、药品不良反应、药品的用法用量、同类药物的比较、特殊人群用药、药物资讯等。药师可着重从以下几个方面向医师提供用药咨询服务。

1. 药物资讯　随着新药信息迅猛增加，新药和新剂型不断涌现，这些在带给医师更多治疗选择的同时也带给他们更多的困惑。例如大量仿制药和"一药多名"现象，使得医师在处方时无所适从。此时需要给予医师以信息支持，了解新药作用机制、作用靶位、药效学／药动学指标、临床评价等信息，为临床合理使用提供依据。

2. 合理用药信息　特别是提供合理使用抗菌药物方面的信息。例如患者急性上呼吸道感染，高热不退，白细胞计数升高，有青霉素过敏史，痰培养结果对头孢哌酮、头孢曲松钠均高度敏感。医师开始选用头孢哌酮，皮试结果呈阳性，后改用左氧氟沙星等治疗皆效果不佳，遂咨询药师的用药意见，药师详细了解了患者情况之后，建议试用与头孢哌酮侧链化学结构差异较大的头孢曲松钠配成浓度为 $500\mu g/ml$ 的稀释液进行皮试，结果呈阴性。在医护人员密切监护下缓慢静脉滴注，未发现患者有过敏反应，用药 3 天后热退，头孢曲松钠说明书中明确注明"对头孢菌素类抗生素过敏者禁用"，该患者应用头孢曲松钠治疗尚存在一定的风险，但由于患者对其他抗菌药物均不敏感，且通过药师查阅相关文献和药敏试验发现，头孢曲松钠与头孢哌酮的侧链结构差异较大，单凭头孢哌酮皮试阳性结果就简单地停止应用所有头孢菌素类抗生素，将使患者失去合理用药和及时治疗的机会。特殊人群如肝、肾损伤患者用药要调整剂量。对不同年龄段的小儿用药限制及剂量要关注说明书的警示，并结合患儿年龄和体质调整剂量。

3. 治疗药物监测（TDM）　TDM 是临床药学工作的一项重要内容。目前，治疗药物监测工作已从最初的对地高辛、氨基糖苷类抗生素、抗癫痫药的血药浓度监测扩展到对器官移植者应用免疫抑制剂（环孢素、吗替麦考酚酯）的监测等。通过监测，及时了解每位患者的个体血浆药物水平，规避中毒风险，保证了治疗药物的安全有效。

4. 药品不良反应（ADR）　药师要承接医师有关 ADR 的咨询，在及时发现、整理和上报 ADR 的同时，还要搜寻国内外有关 ADR 的最新进展和报道，以便提供给临床医师参考。例如抗病毒药阿昔洛韦可致急性肾衰竭、肾功能异常及肾小管损害；利巴韦林可致畸、胎儿异常、肿瘤和溶血性贫血等。此外，药师应关注药品不良事件（ADE），或新药上市后被召回或撤市的案例，例如抗震颤麻痹药培高利特导致心脏瓣膜病，含钆造影剂（钆双胺、钆贝葡胺等）应用于肾功能不全者所引起的肾源性纤维化和皮肤纤维化等，因此对 ADR 和 ADE 的防范不能松懈。

5. 禁忌证　药师有责任提醒医师防范有用药禁忌证的患者，尤其是医师在使用本专业（科室）以外的药物时。例如糖尿病患者使用加替沙星可能增加出现低血糖或高血糖症状的隐患，可能影响肾功能，故糖尿病患者禁用。

6. 药物相互作用　氟喹诺酮类药物培氟沙星等可致跟腱炎症，约 50% 为双侧，如联合应用糖皮质激素更为危险，严重者可致跟腱断裂。羟甲基戊二酰辅酶 A 还原酶抑制剂（他汀类）可抑制胆固醇的合成，降低血浆总胆固醇、低密度脂蛋白胆固醇和甘油三酯的水平。但在治疗剂量下与对细胞色素 P450 3A4 酶（CYP3A4）有抑制作用的药物如环孢素、伊曲康唑、酮康唑、克拉霉素、罗红霉素等合用能显著增高本类药物的血浆水平。尤其不宜与吉非贝齐、烟酸合用，否则可能出现肌无力和致死性横纹肌溶解症。因此，初始剂量宜小，需要将肌病的危险性告知患者，叮嘱他们及时报告所发生的肌痛、触压痛或肌无力，并每隔 4～6 周监测肝酶［谷草转氨酶（GOT）、谷丙转氨酶（GPT）］和肌酸激酶、肌红蛋白水平。

（三）护士的用药咨询服务

鉴于护理的工作在于执行医嘱、实施药物治疗，主要咨询内容为有关口服药的剂量、用法、注射剂配制溶剂、稀释容积与浓度、静脉滴注速度、输液药物的稳定性和配伍禁忌等信息。

1. 药物的不适宜溶剂

（1）不宜选用氯化钠注射液作溶剂的药物

1）普拉睾酮：不用氯化钠注射液溶解，以免出现浑浊。

2）洛铂：用氯化钠注射液溶解可促进其降解。

3）两性霉素 B：应用氯化钠注射液溶解可析出沉淀。

4）哌库溴铵：与氯化钾、氯化钙等合用疗效降低。

5）红霉素：用氯化钠注射液溶解，可形成溶解度较小的红霉素盐酸盐，产生胶状不溶物，使溶液出现白色浑浊或块状沉淀。应先溶于注射用水 6～12ml，再稀释于葡萄糖注射液中；另外在酸性溶剂中破坏降低疗效，宜在葡萄糖注射液中添加维生素 C 注射液（抗坏血酸钠 1g 或 5% 碳酸氢钠溶液 0.5ml，使 pH 在 5.0 以上，有助于稳定）。

（2）不宜选用葡萄糖注射液作溶剂的药物

1）青霉素：结构中含 β 内酰胺环，极易裂解，与酸性较强的葡萄糖注射液配伍可促进青霉素裂解为青霉酸和青霉噻唑酸。宜将一次剂量溶于 50～100ml 氯化钠注射液中，于 30 分钟内滴毕，既可在短时间内形成较高血药浓度，又可减少因药物分解导致的过敏反应。

2）头孢菌素：多数属于弱酸强碱盐，葡萄糖注射液在制备中加入盐酸，两者可发生反应产生游离头孢菌素，若超过溶解度，会产生沉淀或浑浊，应用氯化钠注射液或加入 5% 碳酸氢钠注射液（3ml/1000ml）。

3）苯妥英钠：属于弱酸强碱盐，与酸性葡萄糖液配伍可析出苯妥英沉淀。

4）阿昔洛韦：属于弱酸强碱盐，与酸性葡萄糖液直接配伍可析出沉淀，宜先用注射用水溶解。

5）瑞替普酶：与葡萄糖注射液配伍可使效价降低，溶解时宜用少量注射用水溶解，不宜用葡萄糖液稀释。

6）铂类抗肿瘤药：替尼泊苷、奈达铂、依托泊苷在葡萄糖注射液中不稳定，可析出微沉淀，宜用氯化钠或注射用水等稀释，稀释后浓度越低，稳定性越大。

2. 药物的溶解或稀释容积　药物的溶解或溶解后稀释的容积十分重要，不仅直接关系到药物的稳定性，且与疗效和不良反应密切相关。例如前列腺素 E_2 静脉滴注 2mg 与碳酸钠 1mg 溶解于 0.9% 氯化钠注射液 10ml 中，摇匀后稀释于 5% 葡萄糖注射液 500ml 中，静脉滴注速度因适应证而不同，中期引产滴速为 4～8μg/min，足月引产滴速为 1μg/min。

ER3-2 扫一扫测一测

3. 药物的滴注速度　滴速不仅关系到患者心脏负荷，且与药物的疗效、药物的稳定性、致敏和毒性有关。例如万古霉素不宜肌内或直接静脉注射，滴速过快可致由组胺介导的非免疫性的、与剂量相关反应（红人综合征），滴速宜慢，每 1g 至少加入 200ml 液体，静脉滴注 2 小时以上。两性霉素 B 静脉滴注速度过快有引起心室颤动和心搏骤停的可能，静脉滴注时间控制在 6 小时以上。抑酸药雷尼替丁静脉注射速度过快可引起心动过缓，必须控制速度。血管松弛药罂粟碱静脉注射过快可引起呼吸抑制，并可导致房室传导阻滞、心室颤动，甚至死亡。维生素 K 静脉注射速度过快，可见面部潮红、出汗、胸闷、血压下降，甚至休克等，提示应予注意，并尽量选择皮下或肌内注射。

ER3-3 扫一扫　滴速控制在 1 小时内的药物、滴速控制在 1 小时以上的药物

4. 药物的配伍禁忌　呋塞米注射液呈碱性，与盐酸多巴胺配伍后溶液呈碱性，使多巴胺氧化而形成黑色聚合物。为保证用药安全，建议临床应用盐酸多巴胺时，不要与呋塞米配伍使用。强心药毛花苷 C 与氯霉素、氨茶碱、促皮质激素、氢化可的松、辅酶 A、葡萄糖酸钙、水解蛋白、天冬酰胺酶配伍可出现浑浊、沉淀、变色和活性降低；与肝素钠、卡巴克洛、硝普钠配伍可降低效价；与两性霉素 B、氯化琥珀胆碱、肾上腺素、普萘洛尔、依地酸钙钠、利血平、呋塞米、谷氨酸钠配伍时发生不良反应的危险性增大，合用时需要注意。与钙剂配伍时需谨慎。

（四）公众的用药咨询服务

随着社会的高速发展，国民文化程度的不断提高和医学知识的普及，公众的自我保健意识也不断加强，人们更加注重日常保健和疾病预防。药师需要承担起新的责任，主动承接人们自我保健的咨询，积极提供健康教育，增强人们健康意识，减少影响健康的危险因素。尤其是在慢性病用药指导、减肥、补钙、补充营养素等方面给予科学的用药指导。同时还要不断提高人们鉴别真伪药品和虚假保健品宣传的能力，提高人们的安全用药意识。

三、门诊、社区药店药物咨询

（一）门诊药物咨询流程

随着国家深化医疗改革，药学服务模式正逐渐转变为以患者为中心，指导临床合理用药，为患者提供优质、安全、人性化的临床药物治疗的模式。部分医院纷纷开设门诊药物咨询室，甚至还发展到专科用药咨询室为患者提供用药指导、用药教育等一系列专业化服务。门诊药物咨询室为专门设立的接诊室，配备有相关办公硬件及软件。参与咨询的药师为各专科的一线临

床药师或高年资药学专业技术人员，以满足不同疾病患者的咨询需求。通常咨询流程如表 3-2。

表 3-2　门诊药物咨询流程

步骤	操作要点
第一步登记	对每一位咨询患者进行登记，填写药物咨询日志
第二步询问患者基本情况	主要内容包括患者姓名、年龄、性别、居住地、疾病史、过敏史等
第三步询问患者药物治疗情况	充分与患者沟通，详细询问患者的疾病情况及就诊情况。认真查阅患者提供的用药记录，并对用药方案进行评估
第四步患者主要咨询问题	对用药治疗方案无异议，指导患者继续服用；对治疗方案或用法用量存在异议，提出建议方案
第五步分析并阐明观点	认真分析患者的病情和用药情况，用通俗易懂的语言向患者阐述自己的观点
第六步填写药师咨询单	对自己所阐述的观点进行总结，给出明确建议，并填写药师咨询单，便于患者自行查阅和建立用药档案

注意：在咨询过程中，自己对答案模棱两可或需要其他专业药师共同讨论的问题，不要轻易回答患者或给出建议，可以待查证、讨论后再回复患者

> ER3-4 扫一扫　药物咨询日志、药师咨询单

（二）社区药店药物咨询

随着国家医药体制改革的深入，社区药店规模逐步扩大，人们自行购药的行为日趋增长，社区药师对口化的药物指导教育比例逐年提高，社区药店开展药物咨询服务尤为重要。社区医院、社区药店设立专门的药物咨询台，由执业药师承担药物咨询服务成为社会发展的必然需求。通常社区药物咨询多以口头形式为主，流程如图 3-1。

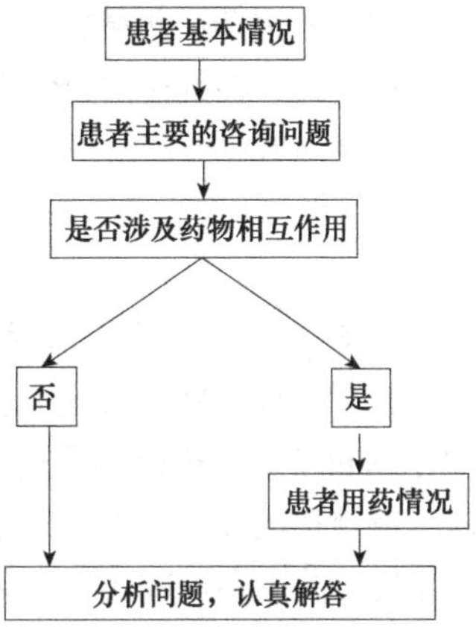

四、药品的正确使用及特殊提示

（一）用药依从性

1. 依从性的含义　依从性也称顺从性、顺应性，指患者按医师规定进行治疗、与医嘱一致的行为，惯称患者"合作"。依从性可分为完全依从、部分依从和完全不依从。依从性并不限于药物治疗，还包括对饮食、吸烟、运动及家庭生活等多方面指导的顺从。

图 3-1　社区药店药物咨询流程

2. 影响用药依从性的因素

（1）药物因素

1）多药物联合：多种药物联合治疗时，患者容易混淆各类药物的服用时间、用法用量等，导致患者依从性降低。

2）剂型：不同剂型药物，患者的依从性也不同。例如内服剂型的依从性高于外用剂型，内服剂型中大多患者喜欢片剂，其他依次为胶囊剂、糖浆剂、冲剂、丸剂。

3）服用时间：药物的服用次数越多、剂量越大、用药时间越长，患者的依从性越差。

4）不良反应：药物不良反应越大，患者依从性越差。甚至因药物的不良反应大而停止用药。

（2）患者因素

1）年龄因素：一般而言，老年人、未成年人的依从性较差，而中青年依从性较好。

2）心理因素：患者的焦虑心理，对医务人员缺乏信任，听信或与其他患者互相介绍，盲目追求新药、高价药的心理均导致依从性降低。

3）经济因素：某些患者为了省钱，自行换用价格低廉的药品或擅自停药，导致治疗无效。

（3）疾病因素：所患疾病类型不同对患者用药依从性影响比较大。一般而言，上呼吸道感染等疾病，患者的依从性比较高，而一些需要长期用药的抑郁症、帕金森病等慢性病者，患者的用药依从性比较低。

3. 提高患者用药依从性的方法

（1）简化治疗方案，进行药物优选：医师应根据病情提供尽量简化的治疗方案，将临床联合用药的复杂性降低到最低程度。根据药物特点、患者身体情况和经济条件等综合情况选择合适的药物，减少不良反应的发生。

ER3-5 扫一扫测一测

（2）加强用药指导，提高安全用药意识：药师应加强对患者进行用药依从性的教育，对依从性较差的人群，采用书面形式告知患者用药时间、用法用量等信息。预先告知患者所用药物的不良反应及应对措施。同时争取患者家属配合，共同帮助提高患者用药依从性。

（3）改进药品包装，便于患者识别与服用：改进药品包装为解决患者依从性问题提供了一条简捷途径，在发达国家已经实行了单配方制，例如单剂量的普通包装及1日用量的特殊包装，能够方便患者在服药时进行自我监督，减少差错。

ER3-6 扫一扫测一测

（二）药品的正确使用方法

1. 部分药品服用的适宜时间　因给药时间不同，同一种药物给予相同剂量可能会产生不同的作用和疗效。选择最适宜的服用药品时间，能使用药更加安全、有效、经济、适合，顺应人体生物节律的变化，充分调动人体积极的免疫和抗病因素，增强药物疗效，或提高药物的生物利用度，减少和规避药品不良反应，降低给药剂量、节约医药资源及提高用药依从性。

ER3-7 扫一扫　一般药品适宜的服用时间

2. 各种剂型的正确使用方法

（1）滴丸：滴丸主要供口服用，有速释制剂、缓释制剂和控释制剂。服用滴丸时，应仔细阅读药物的服用方法，有的宜以少量温开水送服；有的可直接放于舌下含服，如速效救心丸。滴丸保存中不宜受热，否则基质易软化。

ER3-8 扫一扫测一测

（2）泡腾片：供口服的泡腾片宜用100～150ml凉开水或温水浸泡，待完全溶解或气泡消失后再饮用；不应让幼儿自行服用；严禁直接服用或口含；药液中有不溶物、沉淀、絮状物时不宜服用。

（3）舌下片：迅速把药片放于舌下含服，时间一般控制在5分钟左右，以保证药物充分吸收；不能用舌在口中移动舌下片以加速其溶解，不要咀嚼或吞咽药片；含服后30分钟内不宜进食或饮水。

（4）咀嚼片：服用时在口腔内咀嚼药片的时间宜充分；咀嚼后可用少量温开水送服；用于中和胃酸的咀嚼片，宜在餐后 1～2 小时服用。

（5）软膏剂和乳膏剂：应用软膏剂和乳膏剂时宜注意以下事项。①涂敷前将皮肤清洗干净。②对有破损、溃烂、渗出的部位一般不要涂敷。对不同病变时期的皮肤疾病，即使同一机体不同部位也要使用不同的软膏剂、乳膏剂进行涂敷。如急性湿疹，在渗出期采用湿敷方法，若用软膏剂反可使炎症加剧、渗出增加。对急性无渗出性糜烂则宜用粉剂或软膏剂。每次涂抹前对皮肤溃烂处要先用碘伏消毒后用药。③涂布部位有烧灼感或瘙痒、发红、肿胀、出疹等反应，应立即停药，并将局部药物洗净。④部分药物，如尿素，涂敷后采用塑料膜、胶布包裹皮肤可显著提高角质层的含水量，封包条件下的角质层含水量可由 15% 增至 50%，增加药物的吸收，提高疗效。⑤涂敷后轻轻按摩可提高疗效。⑥不宜涂敷于口腔、眼结膜。

（6）含漱剂：多为水溶液，成分多为消毒防腐药，在口腔内要保留 5 分钟左右，不宜咽下或吞下；对幼儿，恶心、呕吐者暂时不宜含漱；按说明书的要求稀释浓溶液；含漱后不宜马上饮水和进食，以保持口腔内药物浓度。

（7）滴眼剂：使用时应注意的事项。①若同时使用两种滴眼剂，宜间隔 5～10 分钟；若使用阿托品、毒扁豆碱、毛果芸香碱等有毒性的药液，滴后应用棉球压迫泪囊区 2～3 分钟，以免药液经泪道流入泪囊和鼻腔，经黏膜吸收后引起中毒，儿童用药时尤应注意。②一般先滴右眼、后滴左眼，以免用错药；根据病情轻重，确定先轻后重侧滴眼，以免交叉感染。③角膜有溃疡或眼部有外伤、眼球手术后，滴药后不可压迫眼球，也不可拉高上眼睑，最好使用一次性滴眼剂，或 1 天后应用新的滴眼剂。如眼内分泌物过多，应先清理分泌物，再滴入或涂敷药液，否则会影响疗效。④滴眼剂不宜多次打开使用，连续应用 1 个月后不应再用，如药液出现浑浊或变色时，切勿再用。⑤白天宜用滴眼剂滴眼，反复多次，临睡前应用眼膏剂涂敷，这样黏附眼球壁时间长，利于保持夜间的局部药物浓度。具体使用方法见表 3-3。

表 3-3　滴眼剂的使用方法

步骤	操作要点
第一步	清洁双手，将头部后仰，眼向上望，用示指轻轻将下眼睑拉开成钩袋状
第二步	将药液从眼角侧滴入眼袋内，一次 1～2 滴。滴药时应距眼睑 2～3cm，勿使滴管口触及眼睑或睫毛，以免污染
第三步	滴药后轻轻闭眼 1～2 分钟，用药棉或纸巾擦拭流溢在眼外的药液，用手指轻轻按压内眦，以防药液分流降低眼内局部药物浓度及药液经鼻泪管流入口腔而引起不适

（8）眼膏剂：具体使用方法见表 3-4。

表 3-4　眼膏剂的使用方法

步骤	操作要点
第一步	清洁双手，打开眼膏管口
第二步	头后仰，眼向上望，用示指轻轻将下眼睑拉开呈一钩袋状
第三步	挤压眼膏剂尾部，使眼膏呈线状溢出。将约 1cm 长的眼膏挤进下眼睑内（如眼膏为盒装，将药膏抹在玻璃棒上涂敷于下眼睑内），轻轻按摩 2～3 分钟以增加疗效，但注意眼膏管口不要直接接触眼球或眼睑
第四步	眨眼数次，尽量使眼膏分布均匀，然后闭眼休息 2 分钟
第五步	用脱脂棉擦去眼外多余药膏，盖好管帽
第六步	多次开管和连续使用超过 1 个月的眼膏不要再用

（9）滴耳剂：主要用于耳道感染等疾病。如果耳聋或耳道不通，不宜应用。耳膜穿孔者也不要使用滴耳剂。注意观察滴耳后是否有刺痛或烧灼感，连续用药 3 天后，患耳仍然疼痛，应停止用药，并及时去医院就诊。具体使用方法见表 3-5。

表 3-5   滴耳剂的使用方法

步骤	操作要点
第一步	将滴耳剂用手捂热以使其接近体温
第二步	头部微偏向一侧，患耳朝上，抓住耳垂轻轻拉向后上方使耳道变直，一般一次滴入 5~10 滴，一日 2 次，或参阅药品说明书的剂量
第三步	滴入后休息 5 分钟，更换另侧耳道用药
第四步	滴耳后用少许药棉塞住耳道

（10）滴鼻剂：因鼻腔解剖结构深、窄，滴鼻时应头往后仰，适当吸气，使药液尽量达到较深部位。另外，鼻腔黏膜比较娇嫩，滴鼻剂必须对黏膜没有或仅有较小的刺激。如滴鼻液流入口腔，可将其吐出。过度频繁使用或延长使用时间可引起鼻塞症状的反复。连续用药 3 天以上，症状未缓解应向医师咨询。同时使用几种滴鼻剂时，首先滴用鼻腔黏膜血管收缩剂，再滴入抗菌药物。含剧毒药的滴鼻剂尤应注意不得过量使用，以免引起中毒。具体使用方法见表 3-6。

表 3-6   滴鼻剂的使用方法

步骤	操作要点
第一步	滴鼻前先呼气
第二步	头向后仰倚靠椅背，或仰卧于床上，肩下放一枕头，使头后仰
第三步	对准鼻孔，瓶壁不要接触到鼻腔黏膜，滴 1~2 滴，一日 3~4 次或间隔 4~6 小时给药 1 次
第四步	滴后保持仰位 1 分钟，然后坐直

ER3-9 扫一扫测一测

（11）鼻用喷雾剂：是专供鼻腔使用的气雾剂，其包装带有阀门，使用时挤压阀门，药液以雾状喷射出来，供鼻腔外用。具体使用方法见表 3-7。

表 3-7   鼻用喷雾剂的使用方法

步骤	操作要点
第一步	喷鼻前先呼气
第二步	头部稍向前倾斜，保持坐位
第三步	用力振摇气雾剂并将尖端塞入一个鼻孔，同时用手堵住另一个鼻孔并闭上嘴
第四步	挤压气雾剂的阀门喷药，一次成人喷入 1~2 揿，儿童 1 揿，一日 3~4 次，或参阅说明书的剂量，同时慢慢地用鼻部吸气
第五步	喷药后将头尽力向前倾，置于两膝之间，10 秒后坐直，避免药液流入咽部，用口呼吸
第六步	更换另一个鼻孔重复前一过程，用毕后可用凉开水冲洗喷头

（12）栓剂：栓剂主要分为直肠栓、阴道栓。应低温保存，以防基质软化。使用阴道栓时，2 小时内尽量不排尿，以免影响药效。使用直肠栓时，用药前先排便，用药后 1~2 小时尽量不解大便（刺激性泻药除外），栓剂在体内保留时间越长，效果越好。

（13）透皮贴剂：贴于皮肤上，轻轻按压使之边缘与皮肤贴紧，不宜热敷。皮肤有破损、溃烂、渗出、红肿的部位，皮肤皱褶处不要贴敷。每日更换 1 次或遵医嘱。

（14）气雾剂：气雾剂的具体操作方法见表 3-8。

表 3-8　气雾剂的使用方法

步骤	操作要点
第一步	尽量将痰液咳出，口腔内的食物咽下
第二步	用前将气雾剂摇匀
第三步	将双唇紧贴近喷嘴，头稍微后倾，缓缓呼气尽量让肺部的气体排尽
第四步	深呼吸的同时揿下气雾剂阀门，使舌向下，准确掌握剂量，明确 1 次给药压几下
第五步	屏住呼吸 15 秒后用鼻呼气
第六步	用温水清洗口腔或用 0.9% 氯化钠溶液漱口，喷雾后及时擦洗喷嘴

ER3-10 扫一扫测一测

（15）缓控释制剂：一般应整片或整丸吞服，严禁嚼碎和击碎分次服用，每日仅用 1～2 次，服药时间宜固定。

（三）如何正确解读药品说明书

药品说明书是载明药品的重要信息的法定文件，是选用药品的法定指南。药品说明书是传递药品信息，指导医生用药和消费者购买使用药品，以及药师开展合理用药咨询的主要依据之一。在使用药物之前正确解读说明书是安全合理用药的前提。

ER3-11 扫一扫　xx 药物说明书

一个完整的药品说明书应包含以下内容：药品名称、成分、性状、适应证或功能主治、用法用量、不良反应、禁忌证、注意事项、规格、孕妇及哺乳期妇女用药、儿童用药、老年用药、药物相互作用、药物过量、临床试验、药理毒理、药动学、有效期、贮存要求、批准文号以及生产企业地址、电话等。

1．药品名称　通常包含通用名、商品名、英文名、化学名等。其中通用名与药典一致，一种药品只有一个通用名。商品名则因生产企业不同而不同。例如阿奇霉素（通用名），辉瑞制药生产的为希舒美（商品名），山东鲁抗辰欣药业生产的为西乐欣（商品名）。要防止重复用药。

2．成分　单方制剂列出活性成分的化学名称、化学结构式、分子式、分子量。复方制剂可表达为"本品为复方制剂，其组分为：×××"。注射剂和非处方药还应当列出所用的全部辅料名称。

3．适应证　也称作用与用途，中成药常用"功能与主治"表示。

4．用法用量　用法通常是指给药的次数、给药的时间间隔、给药的途径。用法中饭前是指用餐前 30 分钟服药，饭后是指用餐后 15～30 分钟服药，饭时是指用餐的同时服药。用量是指每一种疾病所需要服用的剂量，患者用药的用法用量应按照药品的说明书的要求，正确使用。

5．不良反应　通常药品生产企业会将已知或可能发生的不良反应详细地列出。列出的不良反应越多不代表该药越不安全，一份详细列出不良反应的说明书对患者是有利的，患者可通过仔细阅读不良反应，做好用药的自我监测，一旦发生不良反应可停药或咨询医师对症处理。

6. 注意事项　是对服药及服药期间的相关要求。常出现"慎用""忌用""禁用"等词语。"慎用"指谨慎用药，提醒服药的人服用本药时要小心谨慎。在服用之后，要密切注意有无不良反应出现，发现问题及时停药。"慎用"不代表不能使用，可以在医师的权衡利弊下使用。"忌用"比"慎用"进了一步，已达到不适宜使用或应避免使用的程度。标明"忌用"的药品，说明其不良反应比较明确，发生不良后果的可能性很大，存在个体差异。"禁用"是对用药的最严厉警告，是指绝对禁止使用。

7. 有效期　是指该药品被批准的使用期限。以月为单位描述，表达为××个月。例如：多酶片的有效期为 24 个月，生产日期 20170401，则该药品的有效期至 201903，或有效期至 20190331。也可以用失效期表示，该药品失效期为 20190401。常用字母"EXP"表示失效期。

8. 贮藏　为保证药品的质量，对药品的保存环境有一定的要求。通常药品需保存在密闭、干燥的环境下，生物制品往往需要低温或冷藏。需注意区分以下几种条件：阴凉处，指不超过20℃；凉暗处，指避光并不超过 20℃；冷处，指 2～10℃；常温，指 10～30℃。

9. 执行标准　是指目前生产该药品执行的国家药品标准。例如《中华人民共和国药典》（2015 年版）二部。

10. 批准文号　是药品监督管理部门对特定生产企业按法定标准、生产工艺和生产条件对某一药品的法律认可凭证，每一个生产企业的每一个品种都有一个特定的批准文号。通常 H 代表化学药品，Z 代表中药，S 代表生物制品，J 代表进口药品分包装。国产药品批准文号格式：国药准字 H（Z、S、J）＋8 位数字，例如国药准字 H10960167。

第 2 节　用 药 安 全

一、用药安全概述

20 世纪 60 年代，由于沙利度胺（反应停）等药害事件的发生，药物的安全性和有效性越来越受到重视，为保证患者用药的安全有效，各国政府对新药上市制定了严格的管理措施。但是许多药品上市后仍然出现严重的不良反应或无法达到预期的治疗效果，药源性疾病和与用药有关的死亡时有发生。因此，用药安全便成为医院药学的一项重要内容。

ER3-12 扫一扫　特殊人群用药指导

（一）药品的药物警戒

1. 药物警戒的定义　WHO 将药物警戒定义为：发现、评价、认识和预防药品不良作用或其他任何与药物相关问题的科学研究和活动。

与该学科密切相关的内容还包括：不合格药品，用药错误，缺少药物功效报告，在科学数据缺乏的情况下扩大适应证用药，急、慢性中毒病例报告，药品致死率估计，药物滥用与误用，其他药品与化学药品或食品合并使用时的不良相互作用。

2. 药物警戒的重要作用

（1）药品上市前风险评估：对未上市药品开展药物警戒可及时发现风险，避免了药品上市后带来的安全风险。

案例导入　　某公司申报的中药六类复方制剂"××健骨颗粒",由于其在Ⅲ期临床试验过程中连续发生严重不良事件,国家食品药品监督管理局于 2008 年及时发文暂停了该药临床试验,随后又组织人员对该事件进行了全面调查处理,最终临床试验被责令终止。

　　问题: 请判断药物警戒在该事件中发挥怎样的作用?

　　(2)药品上市后风险评估:据美国 FDA 统计,近 40 年有 121 种药品撤市,其中 33% 发生于上市后 2 年内;50% 发生于上市后 5 年内;10% 的药品增加了黑框警告。如发生在 2001 年的"拜斯亭(西立伐他汀)"撤市事件,2003 年的"万络(罗非昔布)"事件,也是由于上市后风险评估发现大剂量服用万络者患心肌梗死和心脏猝死的危险增加了 3 倍,导致全球撤市。

ER3-13 扫一扫测一测

　　(3)发现药品使用环节的问题:药品使用环节可能发生超适应证用药、超剂量用药、违反操作规程用药(给药间隔、给药速度、溶解顺序等)及不合理联合用药等,给患者和医师均带来一定风险。此外,由于音似形似等原因引起的用药错误也可能给患者带来严重伤害。2012 年的"阿糖胞苷儿科事件"就是典型的音似药品误发导致严重后果案例。

　　(4)发现和规避假、劣药品流入市场。

　　3. 药物警戒信号　国际医学科学组织委员会Ⅷ工作组 2010 年发表的《药物警戒信号检测实用方面》报告中,将信号定义为:"来自于某个或多个来源(包括观察性和试验性)的报告信息,提示干预措施与某个或某类、不良或有利事件之间存在一种新的潜在的因果关系或某已知关联的新的方面,这样的信息被认为值得进一步验证。"

　　(1)信号种类:药物警戒信号通过评价后,可将事前检出的信号归为以下种类。①确认的信号——有明确的风险,有必要采取措施以降低风险;②尚不确定的信号——有潜在的风险,需要继续密切监测;③驳倒的信号——并不存在风险,目前不需采取措施。

　　(2)药物警戒的工作内容:早期发现未知(新的)严重不良反应和药物相互作用,提出新信号;监测药品不良反应的动态和发生率;确定风险因素,探讨不良反应机制;对药物的风险/效益进行定量评估和分析;将全部信息进行反馈,改进相关监督管理、使用的法律法规。

(二)药品不良反应

　　1. 药品不良反应的预防原则　药品不良反应(ADR)是指合格药品在正常用法用量下出现的与用药目的无关的有害反应。用药时注意以下几点可预防或减少不良反应的发生。

　　(1)了解患者及其家族的用药史及过敏史:重点关注特异质及有 ADR 家族史的患者。

　　(2)注意特殊人群用药:对于老年人、小儿(尤其新生儿)、孕妇、哺乳期妇女及肝肾功能不全的患者,应根据其特点谨慎用药,这在后面章节有详细讲解。

　　(3)用药:品种应合理,避免不必要的重复或联合用药。重点关注患者的意愿和现阶段用药状况,以免发生严重的药品不良反应、相互作用。

　　(4)使用新药:必须掌握相关药物资料,慎重用药并进行严密观察。还要注意新的不良反应,应及时上报。

　　(5)注意定期监测器官功能:使用对器官功能有损害的药物时,需按规定检查器官功能,如应用利福平、异烟肼时检查肝功能,应用氨基糖苷类抗生素时检查听力、肾功能等,要起好督促作用。

（6）注意 ADR 症状：用药期间应注意观察 ADR 的症状，以便及时分析原因并采取对策。

（7）注意药物的迟发反应：这种反应常发生于用药数月或数年后，如药物的致癌、致畸作用。

2. 不良反应的诱发因素

（1）药物因素

1）药物本身的作用：由于某些药物缺乏高度的选择性，可产生与治疗目的无关的药理作用，导致不良反应的发生。如抗肿瘤药物在杀死肿瘤细胞的同时，也可杀伤宿主的正常细胞，导致不良反应的发生，也有副作用影响患者依从性，如抑郁症患者服用药物体重显著增加，会导致不愿继续长期用药。

2）药物不良相互作用：联合用药过程中，由于药物相互作用带来的不良反应经常发生，甚至造成严重后果，帕金森病患者在服用左旋多巴引起胃肠道不适，服用能改善胃肠道症状的维生素 B_6 时引起疗效下降。

（2）机体因素：种族差别、性别、年龄、个体差异、病理状态、血型及营养状态都会诱发不良反应。例如对水杨酸钠的不良反应就有个体差异。300 例男性患者用水杨酸钠治疗，约有 2/3 的患者在总量为 6.5～13.0g 时发生不良反应，但在总量仅为 3.25g 时，已有少数患者出现不良反应，引起不良反应的剂量在不同个体中相差可达 10 倍。

3. 药物不良反应的程度　一般将药物不良反应分为轻度、中度、重度 3 级。轻度指轻微的反应或疾病，症状不发展，一般无须治疗；中度指不良反应症状明显，重要器官或系统有中度损害；重度指重要器官或系统有严重损害，可致残、致畸、致癌，缩短或危及生命。

4. 因果关系评价原则

（1）评价标准

1）用药时间与不良反应出现的时间有无合理的先后关系。

2）可疑 ADR 是否符合药物已知的 ADR 类型。

3）所怀疑的 ADR 是否可用患者的病理状态、合并用药、并用疗法的影响来解释。

4）停药或减少剂量后，可疑 ADR 是否减轻或消失。

5）再次接触可疑药物是否再次出现同样反应。

（2）评价结果：根据上述 5 条标准，不良反应的评价结果有 6 级，即肯定、很可能、可能、可能无关、待评价、无法评价。

1）肯定：用药及反应发生时间顺序合理；停药以后反应停止，或迅速减轻或好转（根据机体免疫状态，某些 ADR 反应可出现在停药数天以后好转）；再次使用，反应再现，并可能明显加重（即激发试验阳性）；排除原发病等其他混杂因素影响。

2）很可能：无重复用药史，余同"肯定"；或虽然有合并用药，但基本可排除合并用药导致反应发生的可能性。

3）可能：用药与反应发生时间关系密切，同时有循证药学佐证；但引发 ADR 的药品不止 1 种，或原患疾病病情进展因素不能除外。

ER3-14 扫一扫测一测

4）可能无关：ADR 与用药时间相关性不密切，反应表现与已知该药 ADR 不相吻合，原患疾病发展同样可能有类似的临床表现。

5）待评价：报表内容填写不齐全，等待补充后再评价，或因果关系难以定论，缺乏文献资料佐证。

6）无法评价：报表缺项太多，因果关系难以定论，资料又无法补充。

（三）药源性疾病及防治

药源性疾病（DID）是由药物诱发的疾病，具体是指在预防、诊断、治疗或调节生理功能过程中出现与用药有关的人体功能异常或组织损伤所引起的一系列临床症状。

1. 引起药源性疾病的因素

（1）患者的因素：年龄、性别、遗传、基础疾病、过敏反应和不良生活方式均会引起药源性疾病。例如，新生儿灰婴综合征是由于新生儿肝酶发育不全，肾脏排泄功能较弱，氯霉素在体内蓄积所致。肾病患者由于清除减慢，服用呋喃妥因后，血药浓度升高，可引起周围神经炎。

（2）药物因素

1）药物本身的因素：不良反应、药物过量、毒性反应、继发反应、后遗效应、致癌作用、致畸作用、致突变作用均可能引起药源性疾病。

2）药物相互作用因素：药物配伍变化、药动学的相互作用、药物制剂因素和药物使用不当也可能引起药源性疾病。

3）同时，还有药物制剂以及药物使用不当等因素。如"如亮菌甲素"事件就是用二甘醇代替丙二醇所造成；庆大霉素的神经 - 肌肉阻滞作用与浓度相关，不得静脉注射，会导致呼吸抑制。

2. 药源性疾病的诊断方法

（1）追溯用药史：医师除应认真仔细询问病情外，也应仔细了解患者的用药史和过敏史。

（2）确定用药时间、用药剂量和临床症状发生的关系：药源性疾病出现的迟早因药而异。青霉素致过敏性休克用药后几秒钟出现；喹诺酮类药物使用数月后，出现儿童类关节病变。因此可根据发病的时间推断诱发药源性疾病的药物。某些药源性疾病症状轻重随剂量变化，剂量加大症状加重，剂量减少症状减轻。因此可根据症状随用药剂量增减而加重或减轻的规律判断致病药物。

（3）询问用药过敏史和家族史：特异体质的患者，可能对多种药物发生不良反应，甚至家族成员也曾发生过同样反应。

（4）排除药物以外的因素：只有注意排除可能引发出现的其他因素，如并发症、患者营养状况等，才能确诊药源性疾病。

（5）致病药物的确定：应根据用药顺序确定最可疑的致病药物，然后有意识地停用最可疑的药物或引起相互作用的药物。

（6）必要的实验室检查：依据药源性疾病的临床特征检查患者的嗜酸性粒细胞计数、皮试、致敏药的免疫学检查、监测血药浓度或 ADR 的激发试验等；根据病情检查患者受损器官系统及其受损程度，如体格检查、血液学和生化学检查、器官系统的功能检查、心电图、超声波、X线等理化检查。

（7）流行病学的调查：有些药源性疾病只能通过流行病学调查方能确诊。如老年人用药问题，由于年老而致脏器结构和功能的改变，尤其是中枢神经系统对一些体液因素和化学物质的敏感性增加，一旦处于应激状态，即便使用小剂量的中枢抗胆碱药，也极易引起精神错乱。

常见药源性疾病及其诱发药物见表3-9。

表 3-9 常见药源性疾病及其诱发药物

	疾病种类	诱发药物
1	药源性胃肠道疾病	非甾体抗炎药，如布洛芬、吲哚美辛、萘普生、吡罗昔康、酮咯酸、阿司匹林等可诱发胃出血、胃穿孔、十二指肠溃疡穿孔；呋塞米、利血平、吡喹酮、维生素 D 等诱发消化道溃疡及出血
2	药源性肝脏疾病	麻醉药：氟烷、异氟烷；抗菌药：异烟肼、利福平、酮康唑、磺胺类药物；抗癫痫/惊厥药：苯妥英钠、丙戊酸钠、卡马西平；非甾体抗炎药、解热镇痛药：对乙酰氨基酚、吡罗昔康等；咪唑类抗真菌药；他汀类；沙坦类抗高血压药；拉贝洛尔、烟酸、丙硫氧嘧啶、水杨酸类、乙醇等
3	药源性肾脏疾病	氨基糖苷类抗生素，高浓度快速滴注抗病毒药物阿昔洛韦，血管收缩药去甲肾上腺素、甲氧胺、苯肾上腺素等，顺铂，头孢菌素类，磺胺类，喹诺酮类，四环素类，两性霉素 B 等
4	药源性血液疾病	氯霉素、保泰松、吲哚美辛、阿司匹林、对乙酰氨基酚、环磷酰胺、甲氨蝶呤、羟基脲、氯喹、苯妥英钠、甲硫氧嘧啶、丙硫氧嘧啶、卡比马唑、磺胺异噁唑、复方磺胺甲噁唑等
5	药源性神经疾病	氯丙嗪及其衍生物、利血平、五氯利多、甲基多巴等可致锥体外系反应；中枢神经兴奋药：哌甲酯、茶碱、咖啡因等。抗精神病药，抗心律失常药如利多卡因，抗菌药如异烟肼等，抗疟药如氯喹等，抗组胺药、驱虫药、麻醉药、抗肿瘤药都可能引起癫痫发作
6	药源性高血压	单胺氧化酶、麻醉药、阿片受体拮抗药、乙醇及含乙醇制剂如左卡尼汀口服液、咖啡因及含咖啡因药物、哌甲酯、苯丙胺、含钠注射液、含钠抗感染药物、制酸剂、非甾体抗炎药、糖皮质激素、盐皮质激素、抗肿瘤药物、曲马多、芬太尼等均可引起药源性高血压

3. 药源性疾病的治疗

（1）停用致病药物：致病药物是药源性疾病的起因，首先要考虑立即停用致病药物。药源性疾病停药后多能自愈或缓解。有些药源性疾病所致的器质性损伤，停药后不一定能立即恢复，甚至是不可逆的。器质性损伤的治疗可按相应疾病的常规方法处理。

ER3-15 扫一扫测一测

（2）排出致病药物：停药终止了致病药物继续进入体内，但体内残留的致病药物，仍发挥作用。为了排出这部分药物，可以采用输液、利尿、导泻、洗胃、催吐、吸附、血液透析等方法，加速残留药物的排出，清除病因。

（3）拮抗致病药物：有些药物的作用可被另外一些药物抵消，例如，鱼精蛋白可使肝素失去抗凝活性。如果致病药物有拮抗剂存在，及时使用拮抗剂可治疗或缓解症状。

（4）调整治疗方案：根据患者具体情况，加强药学监护，评估治疗方案，及时调整方案，继续做好后续药学监护。

（5）对症治疗：症状严重时，应采用对症治疗，即根据症状用药治疗。对特殊的治疗量和中毒量较近的药物，应加强临床血药浓度监测。

（四）药物临床评价

药物的临床评价是对药物在治疗效果、不良反应、用药方案、贮存稳定性及药物经济学等方面进行实事求是的评估。药物的临床评价可分为两个阶段，即上市前评价、上市后药物临床再评价阶段。

1. 治疗药物评价

（1）治疗药物的有效性评价：具体包括新药临床评价和临床疗效评价两大部分。

1）新药临床评价的分期：①Ⅰ期临床试验。初步的临床药理学及人体安全性评价试验阶段，试验对象主要为健康志愿者，试验样本数一般为 20～30 例。②Ⅱ期临床试验。治疗作用的初步评价阶段，试验对象为目标适应证患者，试验样本数不少于 300 例。③Ⅲ期临床试验。新药得到批准试生产后进行扩大的临床试验阶段。④Ⅳ期临床试验。上市后药品临床再评价阶段，试验样本数常见病不少于 2000 例。

ER3-16 扫一扫测一测

2）上市后药品临床再评价：上市后再评价主要遵循循证医学的方法，注重实用性、对比性公正性及科学性。药师要随时留意收集、阅读和整理有关药品在使用中的各种信息；进行评价时不能单凭少数人和单位的临床经验，而是应该要求以多中心、大样本、随机、双盲、对照的方法，运用正确数据统计得出结论。

3）循证医学与药品再评价：循证医学强调任何医疗决策应建立在最佳科学研究证据基础上，其核心是在医疗决策中将临床证据、个人经验与患者的实际状况和意愿三者相结合。利用循证的方法充分评价药物在广泛人群中使用的安全性、有效性、长期使用效果、新的适应证及在临床实践中存在的可影响疗效的多种因素等，以促进临床合理用药。

（2）治疗药物的安全性评价：药物的安全性评价包括评价药品上市前及上市后的安全性两部分内容。

1）药物上市前的安全性信息：包括药物的毒理学、致癌、致畸和生殖毒性、不良反应、禁忌证等，新药临床试验期间，用药单一，用于特定目标人群和针对唯一的适应证，对于出现的不良事件较好归因。

2）药物上市后的安全性信息：可来自上市后大范围用药的研究，包括特殊人群（妊娠期及哺乳期妇女、儿童、老年人及肝肾功能损害患者等）用药、药物相互作用、药物过量及人种间安全性差异等。

（3）药物经济学评价

1）最小成本分析：用于两种或多种药物治疗方案的选择，可以为总体医疗费用的控制和医疗资源优化配置提供基本信息。

2）成本 - 效益分析：将药物治疗的成本与所产生的效益归化成以货币为单位的数字，用以评估药物治疗方案的经济性。

3）成本 - 效果分析：用其他量化的方法表达治疗目的，如延长患者生命时间等。

ER3-17 扫一扫测一测

4）成本 - 效用分析：效用指标是指患者对某种药物治疗后所带来的健康状况的偏好，主要分为质量调整生命年和质量调整预期寿命两种。它不仅关注药物治疗的直接效果，同时关注药物治疗对患者生活质量所产生的间接影响。

（4）质量评价：控制药品质量的标准一般包括法定标准（药典）、企业标准和研究用标准 3 类。药师在临床实践中，可从药品的贮存、调配、使用等角度开展药品的适用性评价，加强与医护及药厂的沟通，保证将合格的药品用于患者。

二、特殊人群用药指导

（一）儿童用药

1. 儿童机体特点　儿童机体处于发育阶段，基本特点表现为个体差异较大、恢复能力强、防御能力差。

2．儿童药效药动学特点

（1）药效学特点：血 - 脑屏障通透性较强，导致某些药物容易透过；内分泌系统不够稳定，容易受到激素和激素拮抗剂影响；骨髓造血功能活跃，容易受到外界因素影响；电解质调节及平衡较差，容易导致脱水和电解质紊乱；运动系统处于发育阶段，骨骼发育易受到药物影响。

（2）药动学特点：药物代谢快，高于成人；肾脏排泄能力增加，高于成人。

3．儿童用药原则

（1）用药安全严谨：明确诊断后选择疗效确切、不良反应较小的药物，慎用或禁用对系统发育有损害的药物，如喹诺酮类、四环素类、氨基糖苷类抗生素等。

（2）适宜的给药途径：口服给药安全方便，幼儿以糖浆剂为宜；注射给药起效较口服快，刺激大；透皮给药效果及耐受性均好；直肠给药常用于小儿退热。

（3）严格掌握用药剂量：儿童用药剂量的计算方法有根据儿童年龄、体重、体表面积折算，按成人剂量折算表计算等方法。

（4）密切监护儿童用药，防止不良反应：儿童体质较敏感，易产生不良反应，应严密监测。

4．剂量计算方法　由于小儿的体质、体重、身高、体表面积等均随年龄而变化，小儿药物剂量应个体化，较常用的计算方法有以下几种。

（1）按年龄计算：现应用较少。

（2）按体重计算：此为最常用的计算方法，药物已知每千克体重每日或每次剂量，可按下列公式计算：

$$每日（次）剂量＝每日（次）需药量/kg×体重（kg）$$

需要连续应用的药物计算每日剂量，分次应用，临床对症治疗药物计算每次剂量，体重以实测体重为准，年长儿用药最大剂量以成人量为上限。

（3）按体表面积计算：此法计算更准确、合理，但比较复杂，尚未推广使用。此法首先要计算小儿体表面积，可按下列公式计算：

如体重<30kg，小儿体表面积（m^2）＝0.035×体重（kg）＋0.1

如体重>30kg，小儿体表面积（m^2）＝［体重（kg）−30］×0.02＋1.05

得知小儿体表面积后，可以通过以下公式计算小儿剂量：

$$小儿剂量＝剂量/m^2×小儿体表面积（m^2）$$

（4）按成人剂量折算：按下列年龄折算比例表折算，所得结果的总体趋势是剂量偏小，然而比较安全，表 3-10 可供参考。

表 3-10　儿童剂量按成人剂量折算表

年龄	相当于成人剂量的比例	年龄	相当于成人剂量的比例
出生至 1 个月	1/18～1/14	4～6 岁	1/3～2/5
1～6 个月	1/14～1/7	6～9 岁	2/5～1/2
6 个月～1 岁	1/7～1/5	9～14 岁	1/2～2/3
1～2 岁	1/5～1/4	14～18 岁	2/3～全量
2～4 岁	1/4～1/3		

注：此表仅供参考，用时可根据儿童的体质、病情及药物性质等多方面因素酌情决定

（二）老年人用药

老年人一般指年龄超过 65 岁的人，其生理、生化功能通常会较成年人发生较大变化，同时

还存在多种慢性疾病，往往多药同服，用药周期长，极易产生药品不良反应。应根据老年人的药效学、药动学特点合理选择用药。

1．老年人的生理特点　老年人的机体功能下降及免疫力降低。

2．老年人的药动学和药效学的特点

（1）老年人的药动学特点

1）吸收：老年人胃肠道萎缩，对被动扩散方式的药物吸收几乎没有影响，对主动转运方式吸收的药物减少。

2）分布：老年人血浆蛋白含量降低，直接影响药物与血浆蛋白结合效率，使游离药物浓度增加，作用增强。

3）代谢：老年人代谢、分解与解毒能力明显降低，药物代谢速度减慢，血浆中半衰期延长，易中毒。

4）排泄：65 岁以上的老年人肾血流量为成年人的 40%～50%，药物的排泄能力下降，排泄速度减慢，半衰期延长，导致作用时间延长或增加毒性反应。

（2）老年人药效学特点

1）对多数药物的敏感性增加：如对中枢神经系统药物的敏感性增高，包括镇静催眠药、抗精神病药、抗抑郁药、镇痛药等；对抗凝血药的敏感性增高，易发生出血并发症；对利尿药、抗高血压药的敏感性增高。

2）对少数药物的敏感性降低：如对 β 受体激动药与阻滞药的敏感性降低。

3）用药依从性差而影响药效，应尽量简化用药方案。

3．老年人用药的基本原则

（1）优先治疗、用药简单原则：老年人常患有多种慢性疾病，用药时应当明确主要治疗目标，一般合用药物控制在 3～4 种，避免多重用药带来的用药风险。所以，用药品种最好控制在 5 种以下，治疗时按轻重缓急确定治疗方案。

（2）用药个体化原则：由于老年患者病情复杂多变，用药时最好根据患者的肾功能情况，合理选择药物，确定适当的用量，寻找最佳给药剂量。老年患者的用药剂量应由小逐渐加大，必要时进行血药浓度监测，以调整到合理剂量。

（3）合理选择药物：可参考老年人合理用药的辅助工具，如 Beers 标准。Beers 标准由美国老年医学会建立，用于判断老年人潜在不适当用药。

知识链接

老年人潜在不适当用药 Beers 标准（2015 新修订版）介绍

距 2012 年老年人潜在不适当用药 Beers 标准修订版发布后仅 3 年，美国老年医学会（American Geriatrics Society，AGS）于 2015 年 10 月 8 日再次发布对 Beers 标准的更新版。2012 年 Beers 标准修订版包括 5 个部分内容，分别为：老年患者潜在不适当用药，老年患者疾病状态相关的潜在不适当用药，老年患者慎用药物，在 2008 版 Beers 标准基础上增加和删减的药物。

以往 Beers 标准关注老年人不合理用药，主要在于潜在的药物不良反应风险，以及疾病和（或）老年综合征相关的用药风险，但并未特别提出药物相互作用内容。2015 版考虑到药物相互作用带来潜在的药物不良反应风险，增加了老年人应避免合用的药物。主要是警惕血管紧张素，转化酶抑制剂（ACEI）类药物引起高钾血症，以及抗抑郁药物、抗精神病药物苯二氮䓬类药物引起跌倒等高风险。同时考虑到肾功能不全老年患者因肾脏清除能力下降，药物蓄积可导致毒性增加，本次修订提出需要根据肾功能调整剂量的药物。另外推荐强度根据循证级别的高中低分为强、弱和证据不充分等级别。

（三）妊娠期和哺乳期妇女用药

1. 妊娠期妇女用药

（1）妊娠期药动学特点

1）吸收：妊娠时由于胃肠活动减弱和早孕呕吐的影响造成药物吸收减慢。

2）分布：药物分布容积明显增加，血药总浓度降低；由于血浆白蛋白浓度降低以致游离药物浓度增高。

3）代谢：因药而异，尚无定论。许多研究证实妊娠期需要适当增加苯妥英、苯巴比妥的给药剂量。

4）排泄：由于妊娠期肾血流量、肾小球滤过率均增加，经肾脏消除加快，需要增加给药剂量，如氨苄西林、红霉素。

（2）药物对妊娠的毒性分级

1）A级：在对照组的早期妊娠妇女中未显示对胎儿有危险（最安全），如各种水溶性维生素、维生素A、维生素D、氯化钾。

2）B级：动物实验未显示对胎儿有危害，但缺乏人体试验数据（相对安全），如青霉素、阿莫西林、美洛西林、红霉素、阿昔洛韦、阿卡波糖、二甲双胍、对乙酰氨基酚、法莫替丁。

3）C级：动物实验证明对胎儿有一定的致畸作用，但缺乏人体试验数据，如阿米卡星、氯霉素、咪康唑。

4）D级：对人类胎儿的危险有肯定的数据，仅在对孕妇肯定有利时，方予应用，如伏立康唑、妥布霉素、链霉素。

5）X级：药物对孕妇的危险明显大于益处，禁用于已妊娠或即将妊娠的妇女，如辛伐他汀、利巴韦林、炔诺酮、己烯雌酚、非那雄胺。

（3）妊娠期用药原则

1）有明确的用药指征和适应证，可用或可不用的药物尽量不用或少用，在医生指导下使用对胎儿无害的药物。

2）确定孕周，合理用药，及时停药，尤其是早期妊娠，要考虑不用或暂停使用药物。

3）能单独用药就避免联合用药。

4）已肯定的致畸药物禁止使用；禁止在孕期用试验性用药，包括妊娠试验用药。

2. 哺乳期妇女用药

（1）药物的乳汁分泌特点：分子小、脂溶性高、低蛋白结合率、弱碱性药物，易进入乳汁；可能会对乳儿产生不良影响。弱碱性药物如红霉素易于在乳汁中排泄，而弱酸性药物（如青霉素）较难排泄。

（2）哺乳期用药原则：尽量选用短效、单剂药物；服药时间应该在哺乳后30分钟至下一次哺乳前3～4小时；停止用药后恢复哺乳的时间应在5～6个半衰期后；乳母患泌尿道感染时，不用磺胺药，而用氨苄西林代替。

（四）肝肾功能不全患者用药

1. 肝功能不全患者用药

（1）肝功能不全时药动学特点：一般情况下药物清除减慢、半衰期延长，游离型药物浓度增高，药效增强，不良反应增加；但若是需代谢后才具有活性的前药，如可待因、依那普利、环磷酰胺等，生物转换减弱，药效降低。

（2）肝功能不全时药效学特点：药理效应表现为增强或减弱。

（3）肝功能不全患者给药原则：明确诊断，合理选药；避免或减少选用对肝脏毒性大的药物；初始剂量宜小，必要时进行 TDM，做到给药方案个体化；定期监测肝功能，及时调整治疗方案。

（4）肝功能不全患者给药方案调整：由肝脏清除，对肝脏无毒的药物须谨慎使用，必要时减量使用；避免用经肝脏或相当药量经肝脏清除对肝脏有毒的药物；减量用经肝、肾两条途径清除的药物；经肾排泄不经肝排泄的药物，一般无须调整剂量。

2. 肾功能不全患者用药

（1）肾功能不全时药动学特点

1）吸收：肾功能不全患者肾单位数量减少，肾血流量减少，肌酐清除率会下降，导致肾功能改变。

2）分布：肾功能损害将可能改变药物与血浆蛋白的结合率，药物的分布容积也将改变。表观分布容积增加，作用减弱；但地高辛例外，表观分布容积减少，作用增强。

3）代谢：由于肾功能受损影响药物代谢，可表现为药物的氧化反应加速，还原和水解反应减慢，对药物的结合反应影响不大。

4）排泄：因肾功能受损，经肾排泄的药物消除减慢，血浆半衰期延长，产生药物蓄积作用或毒性反应，具体机制如下。①肾小球滤过率降低，地高辛、普鲁卡因胺、氨基糖苷类抗生素主要经过肾小球滤过排出体外，排泄减慢；②肾小管分泌减少；③肾小管重吸收增加；④肾血流量减少，在肾功能不全时，抗生素不能及时排出，在血液和组织内发生蓄积，更易出现毒性反应。

（2）肾功能不全时药效学特点：电解质和酸碱平衡紊乱，低血钾，降低心脏传导性，因而增加洋地黄类、奎尼丁、普鲁卡因胺等药物的传导抑制作用。

（3）肾功能不全患者用药原则

1）明确诊断、合理选药。

2）避免和减少使用肾毒性大的药物，加强用药的受益／风险评价，在治疗好处大于风险情况下用药。有适应证而受益／风险小于 1，不可用药。或适用疗效确切，而毒副作用小的药物。

3）注意药物相互作用，特别应避免与有肾脏毒性的药物合用。

4）肾功能不全而肝功能正常者可选用经双通道（肝、肾）排泄的药物。

5）根据肾功能的情况调整用药剂量和给药间隔时间，必要时进行 TDM，设计个体化给药方案。

（4）肾功能不全患者慎用的药物

1）急性肾脏损害：氨基糖苷类、环孢素、多黏菌素 B，克林霉素、利福平、哌唑嗪。

2）肾结石：维生素 D、丙磺舒、甲氨蝶呤、磺胺类、非甾体抗炎药。

案例导入 　　73 岁张女士，有高血压病史 20 余年，既往肾功能较差，血尿素氮（BUN）7.14～10.71mmol/L。诊断为原发性高血压合并肺部感染。诊断后给予青霉素加庆大霉素肌内注射。2 天后，张女士出现肾功能衰竭，BUN 28.56～35.70mmol/L，5 天后尿闭，7 天后死亡，尸检发现多灶性肾近曲小管坏死。

问题：请结合老年患者及肝肾功能不全患者用药的知识，分析此案例。

（五）驾驶员、运动员用药

1. 可引起驾驶员、运动员嗜睡的药物包括抗感冒药、镇静催眠药、抗过敏药、抗偏头痛药（苯噻啶）、质子泵抑制剂（奥美拉唑、拉索拉唑、泮托拉唑）。

2. 可使驾驶员、运动员出现眩晕或幻觉的药物包括镇咳药（右美沙芬、喷托维林）、解热镇痛药（双氯芬酸）、抗病毒药（金刚烷胺）、抗血小板药（双嘧达莫）、降血糖药（磺脲类和格列奈类）。

3. 可使驾驶员、运动员视物模糊或辨色困难的药物包括解热镇痛药（布洛芬）、解除胃肠痉挛药（东莨菪碱）、扩张血管药（二氢麦角碱）、抗心绞痛药（硝酸甘油）、抗癫痫药（卡马西平、苯妥英钠、丙戊酸钠）。

4. 可使驾驶员、运动员出现定力障碍的药物包括镇痛药（哌替啶）、抑酸药（雷尼替丁）、避孕药。

ER3-18 扫一扫测一测

5. 可使驾驶员、运动员多尿或多汗的药物包括利尿药（阿米洛利）、抗高血压药（利血平、氨苯蝶啶片）。

（六）安宁疗护药物治疗使用

安宁疗护是一种临床方法，为面临威胁生命疾病的患者及其亲人的痛苦提供整体的关怀；通过各种临床措施进行早期识别，积极和整体评估，以预防和缓解身心的痛苦，包括躯体的、心理的、社会的和心灵的痛苦症状等，以改善患者和家属的生命质量。

1. 安宁疗护药物治疗使用基本原则

（1）以控制症状为目的，安全开具处方。

（2）保持药物治疗方案的简单化。

（3）清晰的书面指导。

（4）监测药物。

2. 安宁疗护常用药物

（1）镇痛药

1）非阿片类镇痛药物：对乙酰氨基酚（扑热息痛）、非甾体抗炎药（萘普生、布洛芬）。

2）弱阿片类药物：可待因、双氢可待因、曲马多。

3）强阿片类药物：吗啡、二乙酰吗啡、羟考酮、氢吗啡酮、芬太尼。

（2）抗抑郁药物常用阿米替林、去甲替林、舍曲林、西酞普兰。

（3）止泻药物常用洛哌丁胺。

（4）止吐药物常用甲氧氯普胺、氟哌啶醇、赛克力嗪、多潘立酮和左美丙嗪。

（5）抗癫痫类药物常用加巴喷丁、普瑞巴林和丙戊酸钠。

（6）抗毒蕈碱类药物常用阿托品、东莨菪碱、羟丁宁、托特罗定和格隆溴铵。

（7）抗精神病类药物包括氟哌啶醇、氯丙嗪、左美丙嗪、丙氯拉嗪、利培酮、奥氮平、喹硫平。

（8）苯二氮䓬类药物包括地西泮、咪达唑仑。

（9）双膦酸盐类包括帕米膦酸二钠、唑来膦酸。

（10）皮质骨醇类激素包括地塞米松、泼尼松、甲泼尼龙。

（11）轻泻药包括多库酯、乳果糖、聚乙二醇、比沙可啶。

（12）骨骼肌松弛药包括地西泮和巴氯芬。

第 3 节 抗菌药物的合理应用

由细菌、病毒、支原体、衣原体等多种病原微生物所致的感染性疾病遍布临床各科，其中细菌性感染最为常见，因此抗菌药物也就成为临床最广泛应用的药物之一。我国是抗菌药物使用大国，抗菌药物是临床最常见的药物种类之一，由于品种繁多，药物特征各异，加之部分临床医师在抗菌药物的使用中存在诸多问题，如无指征的预防用药，无指征的治疗用药，抗菌药物品种、剂量的选择错误，给药途径、给药次数及疗程不合理等误区，抗菌药物不合理应用问题较为严重。

抗菌药物滥用导致细菌耐药性快速增长，药源性疾病日益增多、不良反应增多、患者住院时间及住院费用增加，给患者健康乃至生命造成重大影响，同时还造成社会医药资源浪费等一系列问题。为促进抗菌药物合理使用，卫计委颁布《抗菌药物临床应用指导原则（2015 年版）》（简称《指导原则》），为我国在抗菌药物临床应用方面提供了基本原则。

一、抗菌药物的管理体系

（一）抗菌药物实行分级管理

各医疗机构应结合本机构实际，根据抗菌药物特点、临床疗效、细菌耐药性、不良反应，以及当地社会经济状况、药品价格等因素，将抗菌药物分为非限制使用、限制使用与特殊使用 3 类进行分级管理。

1. 分级原则

（1）非限制使用：经临床长期应用，证明安全、有效，对细菌耐药性影响较小，价格相对较低的抗菌药物。

（2）限制使用：与非限制使用抗菌药物相比较，这类药物在有效性、安全性、对细菌耐药性影响、药品价格等某方面存在局限性，不宜作为非限制药物使用。

（3）特殊使用：不良反应明显，不宜随意使用或临床需要倍加小心以免细菌过快产生耐药而导致严重后果的抗菌药物；新上市的抗菌药物；其疗效或安全性的临床资料尚较少，或并不优于现用药物者；价格昂贵的药物。

2. 分级管理办法

（1）临床选用抗菌药物应遵循本指导原则，根据感染部位、严重程度、致病菌种类以及细菌耐药情况、患者病理生理特点、药物价格等因素加以综合分析考虑，参照《指导原则》中"各类细菌性感染的治疗原则及病原治疗"，对轻度与局部感染患者应首先选用非限制使用抗菌药物进行治疗；严重感染、免疫功能低下者合并感染或病原菌只对限制使用抗菌药物敏感时，可选用限制使用抗菌药物治疗；应从严控制特殊使用抗菌药物的选用。

（2）临床医师可根据诊断和患者病情开具非限制使用抗菌药物处方；患者需要应用限制使用抗菌药物治疗时，应经具有主治医师以上专业技术职务任职资格的医师同意，并签名；患者病情需要应用特殊使用抗菌药物，应具有严格临床用药指征或确凿依据，经抗感染或有关专家会诊同意，处方需经具有高级专业技术职务任职资格医师签名。

紧急情况下临床医师可以越级使用高于权限的抗菌药物，但仅限于 1 日用量。

（二）病原微生物检测

各级医院应重视病原微生物检测工作，切实提高病原学诊断水平，逐步建立正确的病原微生物培养、分离、鉴定技术和规范的细菌药敏试验条件与方法，并及时报告细菌药敏试验结果，作为临床医师正确选用抗菌药物的依据。

三级医院必须建立符合标准的临床微生物实验室，配备相应设备及专业技术人员，开展病原微生物培养、分离、鉴定及细菌药敏试验工作；并建立室内质量控制标准，接受室间质量评价检查。

二级医院应创造和逐步完善条件，在具备相应的专业技术人员及设备后，也应建立临床微生物实验室，正确开展病原微生物的培养、分离、鉴定和规范的细菌药敏试验。目前不具备条件的医院，可成立地区微生物中心实验室或依托邻近医院的微生物实验室开展临床病原检测工作。

（三）管理与督查

1. 各级医疗机构必须加强抗菌药物临床应用的管理，根据《指导原则》结合本机构实际情况制订《抗菌药物临床应用实施细则》（简称《实施细则》）。建立、健全本机构促进、指导、监督抗菌药物临床合理应用的管理制度，并将抗菌药物合理使用纳入医疗质量和综合目标管理考核体系。

2. 各地医疗机构应按照《医疗机构药事管理规定》，建立和完善药事管理专业委员会，并履行其职责，开展合理用药培训与教育，督导本机构临床合理用药工作；依据《指导原则》和《实施细则》，定期与不定期地进行监督检查。内容包括：抗菌药物使用情况调查分析，医师、药师与护理人员抗菌药物知识调查以及本机构细菌耐药趋势分析等；对不合理用药情况提出纠正与改进意见。

3. 加强合理用药管理，杜绝不适当的经济激励。医疗机构不准以任何形式将开具处方者的药品处方与个人或科室经济利益挂钩。

二、抗菌药物应用的基本原则

抗菌药物的应用涉及临床各科，正确合理应用抗菌药物是提高疗效、降低不良反应发生率及减少或减缓细菌耐药性发生的关键。抗菌药物临床应用是否正确、合理，基于以下两方面：有无指征应用抗菌药物，选用的品种及给药方案是否正确、合理。

（一）诊断为细菌性感染者，方有指征应用抗菌药物

根据患者的症状、体征、实验室检查或放射、超声等影像学结果，诊断为细菌、真菌感染者，方有指征应用抗菌药物；由结核分枝杆菌、非结核分枝杆菌、支原体、衣原体、螺旋体、立克次体及部分原虫等病原微生物所致的感染亦有指征应用抗菌药物。缺乏细菌及上述病原微生物感染的临床或实验室证据，诊断不能成立者，以及病毒性感染者，均无应用抗菌药物指征。

（二）尽早查明感染病原，根据病原种类及药物敏感试验结果选用抗菌药物

抗菌药物品种的选用，原则上应根据病原菌种类及病原菌对抗菌药物敏感性，即细菌药物敏感试验（以下简称药敏试验）的结果而定。因此有条件的医疗机构，对临床诊断为细菌性感染的患者应在开始抗菌治疗前，及时留取相应合格标本（尤其血液等无菌部位标本）送病原学检测，以尽早明确病原菌和药敏结果，并据此调整抗菌药物治疗方案。

（三）抗菌药物的经验治疗

对于临床诊断为细菌性感染的患者，在未获知细菌培养及药敏结果前，或无法获取培养标

本时，可根据患者的感染部位、基础疾病、发病情况、发病场所、既往抗菌药物用药史及其治疗反应等推测可能的病原体，并结合当地细菌耐药性监测数据，先给予抗菌药物经验治疗。待获知病原学检测及药敏结果后，结合先前的治疗反应调整用药方案；对培养结果阴性的患者，应根据经验治疗的效果和患者情况采取进一步诊疗措施。

（四）按照药物的抗菌作用及其体内过程特点选择用药

各种抗菌药物的药效学和人体药动学特点不同，因此各有不同的临床适应证。临床医师应根据各种抗菌药物的药学特点，按临床适应证正确选用抗菌药物。

（五）综合患者病情、病原菌种类及抗菌药物特点制订抗菌治疗方案

根据病原菌、感染部位、感染严重程度，患者的生理、病理情况及抗菌药物药效学和药动学证据制订抗菌治疗方案，包括抗菌药物的选用品种、剂量、给药次数、给药途径、疗程及联合用药等。

在制订治疗方案时应遵循下列原则。

1. 品种选择　根据病原菌种类及药敏试验结果尽可能地选择针对性强、窄谱、安全、价格适当的抗菌药物。进行经验治疗者可根据可能的病原菌及当地耐药状况选用抗菌药物。

2. 给药剂量　一般按各种抗菌药物的治疗剂量范围给药。治疗重症感染（如败血症、感染性心内膜炎等）和抗菌药物不易达到的部位的感染（如中枢神经系统感染等），抗菌药物剂量宜较大（治疗剂量范围高限），而治疗单纯性下尿路感染时，由于多数药物尿药浓度远远高于血药浓度，则可应用较小剂量（治疗剂量范围低限）。

3. 给药途径　对于轻、中度感染的大多数患者，应予口服治疗。选取口服吸收良好的抗菌药物品种，不必采用静脉或肌内注射给药。仅在下列情况下可先予以注射给药：①不能口服或不能耐受口服给药的患者（如吞咽困难者）；②患者存在明显可能影响口服药物吸收的情况（如呕吐、严重腹泻、胃肠道病变或肠道吸收功能障碍等）；③所选药物有合适抗菌谱，但无口服剂型；④需在感染组织或体液中迅速达到高药物浓度以达杀菌作用者（如感染性心内膜炎、化脓性脑膜炎等）；⑤感染严重、病情进展迅速，需给予紧急治疗的情况（如血液感染、重症肺炎患者等）；⑥患者对口服治疗的依从性差。肌内注射给药时难以使用较大剂量，其吸收也受药动学等众多因素影响，因此只适用于不能口服给药的轻、中度感染者，不宜用于重症感染者。

接受注射用药的感染患者经初始注射治疗病情好转并能口服时，应及早转为口服给药。

抗菌药物的局部应用宜尽量避免：皮肤黏膜局部应用抗菌药物后，很少被吸收，在感染部位不能达到有效浓度，反而易导致耐药菌产生，因此治疗全身性感染或脏器感染时应避免局部应用抗菌药物。抗菌药物的局部应用只限于少数情况：①全身给药后，在感染部位难以达到有效治疗浓度时，加用局部给药作为辅助治疗（如治疗中枢神经系统感染时某些药物可同时鞘内给药，包裹性厚壁脓肿脓腔内注入抗菌药物等）；②眼部及耳部感染的局部用药等；③某些皮肤表层及口腔、阴道等黏膜表面的感染可采用抗菌药物局部应用或外用，但应避免将主要供全身应用的品种作为局部用药。局部用药宜采用刺激性小、不易吸收、不易导致耐药性和过敏反应的抗菌药物。β- 内酰胺类、头孢菌素类等较易产生过敏反应的药物不可局部应用。氨基糖苷类等耳毒性药不可局部滴耳。

4. 给药次数　为保证药物在体内能最大地发挥药效，杀灭感染灶病原菌，应根据药动学和药效学相结合的原则给药。青霉素、头孢菌素类和其他 β- 内酰胺类、红霉素、克林霉素等

消除半衰期短者，应一日多次给药。氟喹诺酮类、氨基糖苷类等可一日给药一次（重症感染者例外）。

5. 疗程　抗菌药物疗程因感染不同而异，一般宜用至体温正常、症状消退后72～96小时，特殊情况，妥善处理。但是，败血症、感染性心内膜炎、化脓性脑膜炎、伤寒、布鲁氏菌病、骨髓炎、溶血性链球菌咽炎和扁桃体炎、深部真菌病、结核病等需较长的疗程方能彻底治愈，并防止复发。

6. 抗菌药物的联合应用　单一药物可有效治疗的感染，不需联合用药，联合应用抗菌药物应具有明确指征，仅在下列情况时联合用药。

（1）病原菌尚未查明的严重感染，包括免疫缺陷者的严重感染。

（2）单一抗菌药物不能控制的需氧菌及厌氧菌混合感染，2种或2种以上病原菌感染。

（3）单一抗菌药物不能有效控制的感染性心内膜炎或败血症等重症感染。

（4）需长程治疗，但病原菌易对某些抗菌药物产生耐药性的感染，如结核病、深部真菌病。

联合用药时宜选用具有协同或相加作用的药物联合，如青霉素类、头孢菌素类或其他β-内酰胺类与氨基糖苷类联合。联合用药通常采用2种药物联合，3种及3种以上药物联合仅适用于个别情况，如结核病的治疗。此外，必须注意联合用药后药物不良反应亦可能增多。

三、抗菌药物的应用与医疗质量

抗菌药物治愈并挽救了许多患者生命的同时，也出现了由于抗菌药物不合理使用导致的不良后果。这些问题严重地影响了临床医疗质量和患者的安全。合理使用抗菌药物，特别是限制第三代头孢菌素的使用、合理使用碳青霉烯类药物对避免革兰氏阴性耐药菌的产生至关重要，抗菌药物的合理应用是当今医疗质量管理与控制的核心内容。由于医疗机构在抗菌药物合理使用中发挥着至关重要的作用，需要在抗菌药物应用的不同环节加强医疗质量控制与管理。其主要措施如下。

（一）建立健全管理组织和制度

1. 医疗机构负责人是本机构抗菌药物临床应用管理的第一责任人　二级以上医院应当在药事管理与治疗学委员会下设抗菌药物管理工作组，由医务、药学、感染性疾病、临床微生物、护理、医院感染管理等部门负责人和具有高级专业技术职务任职资格的人员组成。各临床科室也成立由科室主任、护士长和业务骨干组成的科室"抗菌药物临床应用指导小组"。此外，医院应成立药事管理委员会保证进药的质量，选择疗效可靠、有效、不良反应小、相对廉价的药物作为常规品种、暂停或淘汰临床应用无效或已产生严重耐药性的品种。

2. 明确各部门分工与职责

（1）医疗机构抗菌药物管理工作组定期召开会议评价医院抗菌药物合理应用现状。负责审定并向医院药事委员会提出推荐或取消某种抗菌药物的建议；负责定期检查全院各临床科室抗菌药物使用和监督管理情况；负责对违反《抗菌药物临床应用指导原则》的科室和个人提出处罚建议。

（2）各临床科室抗菌药物临床应用指导小组定期根据实际情况对合理用药基本原则进行更新，保证临床用药安全、有效。减少耐药性的出现，降低患者的住院费用。

3. 医疗机构要重视病原微生物检测、监督和反馈　二级及二级以上医院应当建立临床微生物室，开展微生物的培养、分离、鉴定和药敏试验等工作，为病原学诊断提供技术支持；负责本机构常见致病菌分布和耐药菌检测工作，参与本机构抗菌药物临床应用管理工作。检验科定期公布临床常见耐药菌株及药敏试验结果，提供抗菌药物使用参考意见，加强抗菌药物使用的监测、监督和反馈。

4. 药剂科定期公布抗菌药物使用金额比例、抗菌药物使用率、抗菌药物相关不良反应信息及总结用药方案的规范情况。

5. 医务科负责定期检查归档病历抗菌药物使用情况，负责汇总全院抗菌药物使用情况，加强合理用药的管理，杜绝不适当经济激励，探索有效管理对策。

（二）建立和完善各种规章制度

1. 建立抗菌药物检查制度　结合医院实际情况，制订具体实施措施。定期召开医院医疗机构抗菌药物管理工作会议，评价医院抗菌药物合理使用现状。

2. 建立抗菌药物使用制度　严格执行抗菌药物分级使用原则，"特殊使用级"抗菌药物须经医疗机构药事委员会认定、具有抗感染临床经验的感染或相关专业专家会诊同意，由具有高级专业技术职务任职资格的医师开具处方后方可使用。

医务科定期组织调查医疗机构中病历和门诊处方中抗菌药物的使用情况，将抗菌药物使用不合理情况在全院通报。督促临床各科室在病案质量检查、查房与考核中，将抗菌药物合理使用作为常规督促检查内容。

3. 抗菌药物合理应用的综合评价标准

（1）适应证明确：必须是细菌性感染，明确感染部位、感染性质和感染诊断。

（2）住院患者应用抗菌药物治疗或更换时应有病程记录、分析、数据。

（3）有细菌培养和药敏试验结果支持。

（4）用药剂量及使用方法正确、疗程适当。

（5）联合用药适应证准确。

（6）经验治疗：经验性用药 72 小时，临床有效时，可不管细菌培养和药敏试验结果，仍按原有方案继续治疗，用药时间根据相关指南决定。临床用药治疗 72 小时无效（危重患者 48 小时无效）应及时更换治疗方案。

（三）行政指导和管理

1. 提高各级主管领导和学科骨干的业务素质，加强职业道德培养。

2. 实施以教育为基础的抗菌药物管理计划，对医师进行合理应用抗菌药物教育是医疗质量管理的一项重要内容。

（四）建立抗菌药物临床应用预警机制

抗菌药物经验用药必须注意细菌耐药情况，当某一抗菌药物耐药率超过一定比例时，选择这类药物作为经验治疗的有效率会明显降低，为此一般采用抗菌药物预警的方法提醒临床医师。

对主要目标细菌耐药率超过 30% 的抗菌药物，应及时将预警信息通报本机构医务人员。对主要目标细菌耐药率超过 40% 的抗菌药物，应慎重进行经验选择使用。对主要目标细菌耐药率超过 50% 的抗菌药物，应参照药敏试验选用。对主要目标细菌耐药率超过 75% 的抗菌药物，应暂停该类抗菌药物的临床应用，根据追踪细菌耐药检测结果，再决定是否恢复其临床应用。

（五）以严格控制Ⅰ类手术切口预防用药为重点，进一步加强围手术期药物预防性使用的管理

Ⅰ类手术切口一般不预防使用抗菌药物，确需使用的，应严格掌握适应证、药物选择、用药起始与持续时间。给药方案要按照《抗菌药物临床应用指导原则》有关规定，术前 0.5～

2.0 小时或麻醉开始时首次给药；手术时间超过 3 小时的或失血量大于 1500ml，术中可给予第 2 剂；总预防用药时间一般不超过 24 小时，个别情况可以延长至 48 小时。

四、抗菌药物预防性应用的基本原则

（一）内科及儿科预防用药

1. 用于预防一种或两种特定病原菌入侵体内引起的感染，可能有效；若目的在于防止任何细菌入侵，则往往无效。

2. 预防在一段时间内发生的感染可能有效；长期预防用药，常不能达到目的。

3. 患者的原发疾病可以治愈或缓解者，预防用药可能有效。原发疾病不能治愈或缓解（如免疫缺陷患者），预防用药应尽可能不用或少用。对免疫缺陷患者，宜严密观察其病情，一旦出现感染征兆，在送检患者的标本做培养的同时，首先给予经验治疗。

4. 通常不宜常规预防性应用抗菌药物的情况：病毒性疾病（如上呼吸道感染、麻疹、水痘等）、昏迷、休克、中毒、心力衰竭、肿瘤、应用肾上腺皮质激素治疗的患者等。

（二）外科手术预防用药

1. 外科手术预防用药的目的是预防手术后切口感染，以及清洁-污染手术或污染手术后手术部位感染及术后可能发生的全身性感染。

2. 外科手术预防用药的基本原则是根据手术野是否有污染或污染可能，决定是否预防应用抗菌药物。

（1）清洁手术：手术野为人体无菌部位，局部无炎症、无损伤，不涉及呼吸道、消化道、泌尿生殖道等人体与外界相通的器官。手术野无污染，通常不需要预防用抗菌药物，仅在下列情况时考虑预防用药：①手术范围大、时间长、污染机会增加；②手术涉及重要脏器，一旦发生感染将造成严重后果者，如头颅手术、心脏手术、眼内手术等；③异物植入手术，如人工心脏瓣膜植入、永久性心脏起搏器放置、人工关节置换等；④高龄或有免疫缺陷的高危人群。

（2）清洁-污染手术：上、下呼吸道，上、下消化道，泌尿生殖道手术，或经以上器官的手术，如经口咽部大手术、经阴道子宫切除术、经直肠前列腺手术，以及开放性骨折或创伤手术。由于手术部位存在大量人体寄居菌群，手术时这些细菌可能污染手术野引起感染，故此类手术需预防用抗菌药物。

（3）污染手术：由于胃肠道、尿路、胆道中体液大量溢出或开放性创伤等未经扩创已造成手术野严重污染的手术。此类手术需预防用抗菌药物。术前已存在细菌性感染的手术，如腹腔脏器穿孔腹膜炎、脓肿切除术、气性坏疽截肢术等，属于抗菌药物治疗性应用，不属于预防应用范畴。

（4）外科预防用抗菌药物的选择及给药方法：抗菌药物的选择视预防目的而定。为预防术后切口感染，应针对金黄色葡萄球菌（以下简称金葡菌）选用药物。预防手术部位感染或全身性感染，则需依据手术野污染或可能的污染菌种类选用，如结肠或直肠手术前应选用对大肠埃希菌和脆弱拟杆菌有效的抗菌药物。选用的抗菌药物必须是疗效肯定、安全、使用方便及价格相对较低的品种。

给药方法：①接受清洁手术者，在术前 0.5～2.0 小时给药，或麻醉开始时给药，在手术切口暴露时局部组织的药物浓度已达到足以杀灭手术过程中入侵切口细菌。如果手术时间超过 3

小时，或失血量大（＞1500ml），可手术中给予第2剂，抗菌药物的有效浓度覆盖时间应包括整个手术过程和手术结束后4小时，总的预防用药时间不超过24小时，个别情况可延长至48小时；手术时间较短（＜2小时）的清洁手术，术前用药一次即可。②接受清洁-污染手术者的手术时预防用药时间亦为24小时，必要时延长至48小时。③污染手术可依据患者情况酌量延长。对手术前已存在感染者，抗菌药物使用时间应按治疗性应用而定。

五、医院感染管理在耐药细菌感染中的应用

医院感染（healthcare associated infection，HAI）是指住院患者在医院内获得的感染，包括在住院期间发生的感染和在医院内获得出院后发生的感染，不包括入院前已开始或者入院时已处于潜伏期的感染。医院工作人员在医院内获得的感染也属于医院感染。之前医院感染被称为医院内感染（nosocomial infection，NI）、医院获得性感染（hospital acquired infection，HAI）。医源性感染指诊疗过程中由于病原体传播造成的感染。

全世界存在的医院感染问题，既影响经济发达国家，也影响资源贫乏经济落后的国家。在医疗保健机构中获得感染是住院患者死亡和病情加重的重要原因之一，它给患者和公共卫生带来了沉重的负担。常见的医院感染是外科手术部位感染、泌尿道感染、下呼吸道感染、消化道感染、皮肤软组织感染和血液感染。世界卫生组织（WHO）的研究和其他研究表明，医院感染发病率最高的是重症监护病房、急症外科病房和矫形外科病房。

医院感染管理是各级卫生行政部门、医疗机构及医务人员针对诊疗活动中存在的医院感染、医源性感染及相关危险因素进行预防、诊断和控制的活动。医院感染管理致力于预防患者获得感染和预防病原体在患者之间传播，减少感染。其主要内容包括谨慎使用抗菌药物、监测耐药细菌、隔离感染者和携带者、切断传播途径、保护易感者、预防细菌感染的培训教育等。

（一）谨慎和优化使用抗菌药物，减少抗菌药物选择压力

细菌产生耐药性的原因：一是细菌基因突变适应环境改变，二是耐药基因在细菌间的传播，三是抗菌药物诱导耐药性生成和选择耐药菌生存的结果。抗菌药物选择压力实际成为细菌产生耐药菌的动力，同时为耐药菌提供生存环境。已知任何抗菌药物只要使用一定时间，细菌都会对其产生耐药性，因此谨慎使用抗菌药物减少抗菌药物压力，是减少耐药性产生的根本措施之一。临床上应强调有指征使用抗菌药物，包括治疗用药与预防用药、优化抗菌药物的使用、提高疗效、延缓耐药。在动物养殖中应限制或禁止滥用抗菌药物，减少动物、环境细菌耐药及对可感染人类细菌的影响。

针对医院感染的治疗，与社区获得性感染相比，应更多地考虑感染细菌中条件致病菌较多，耐药性细菌感染尤其是多重耐药性细菌较多，受感染患者免疫功能受损较多，受感染者的侵入性操作较多，肝、肾等器官功能受损较多，混合感染较多，基础疾病重者较多等因素。需根据患者病情、感染病原体与耐药性、选择药物的药动学和药效学资料制订个体化给药方案，同时采取措施增强患者抵抗力，观察和防止不良反应。

（二）监测细菌耐药性

监测细菌耐药性以了解不同场合细菌耐药状态，了解细菌耐药机制的变化和是否有新的耐药机制出现，对于制订抗菌药物管理策略和抗菌药物临床应用策略都是十分重要的。本医院的细菌耐药监测资料对于指导本医院抗菌药物应用起关键作用，对多重耐药菌感染患者或定植高危患者进行监测，及时采集有关标本送检，必要时开展主动筛查，以及时发现、早期诊断多重

耐药菌感染患者和定植患者。当监测发现医疗机构发生多种耐药菌感染暴发时，应当按照《医院感染管理办法》的规定进行报告。在细菌耐药性监测中，目前除监测耐甲氧西林金黄色葡萄球菌（MRSA）、耐万古霉素肠球菌（VRE）、泛耐药的鲍曼不动杆菌（PDR-AB）和泛耐药的铜绿假单胞菌（PDR-PA）、产超广谱 β- 内酰胺酶（ESBLs）的革兰氏阴性细菌等多数耐药菌外，还需要密切关注和监测耐碳青霉烯类（如亚胺培南、美罗培南）抗菌药物的大肠埃希菌、肺炎克雷伯菌等肠杆菌科细菌。

（三）隔离多药耐药菌感染患者和定植患者

控制感染源，防止耐药菌和耐药基因传播，管理感染源是阻断耐药菌感染扩散的有效措施之一，尤其是发生多药耐药菌感染暴发时更重要。隔离就是管理多药耐药菌感染源，防止多药耐药菌从感染患者和定植患者传播到其他患者、探视人员、医务人员、其他医疗环境和医疗用品，隔离需要个人防护用品和隔离房间。对多药耐药菌包括超级细菌的隔离应该按照《医院隔离技术规范》的要求，主要采取接触隔离措施。

医务人员在实施诊疗护理操作中，有可能接触多药耐药菌感染患者或者定植患者的伤口、溃疡面、黏膜、血液和体液、引流液、分泌物、痰液等，应当戴手套、口罩，必要时加穿一层隔离衣。

（四）切断传播途径

手卫生、医疗器械与环境的清洁和消毒，是阻断多药耐药菌传播的关键。多药耐药菌传播的最重要的途径是接触传播，带菌的呼吸飞沫、排泄物、分泌物都是通过污染各种环境、各种物体表面和多种医疗器械。患者直接接触被多药耐药菌污染的物品，被感染和定植多药耐药菌；即使患者不直接接触，多药耐药菌也可以通过被这些物品污染过的医务人员的手传播。由此可见，在多药耐药菌传播中污染环境重要，污染的医务人员的手同样重要。

医务人员对患者实施诊疗护理操作过程中，应当严格遵循《医务人员手卫生规范》，医务人员在直接接触患者前后，对患者实施诊疗护理操作前、接触患者体液或是分泌物后，接触患者使用过的物品后，以及从患者的污染部位转到清洁部位实施操作时，都应当实施卫生手消毒。

医疗机构应当加强诊疗环境的卫生管理，对收治多药耐药菌感染患者和定植患者的病房，应当使用专用的物品进行清洁和消毒，对患者经常接触的物体表面、设备设施表面，应当每天进行清洁和擦拭消毒。出现或者疑似有多药耐药菌感染暴发时，应当增加清洁和消毒频次。

（五）预防第一，保护易感者

预防感染、保护易感者最有效的措施是使用相应的疫苗，目前尚无预防多药耐药菌感染的疫苗可用。在这种情况下，特别强调针对易发生感染的高危因素采取预防措施，如强调尽早拔除已经不需要的导管，促进伤口愈合，落实无菌操作技术和手卫生规范，不得将多药耐药菌感染患者或者定植患者与气管插管、深静脉留置导管、有开放伤口或者免疫功能抑制患者安置在同一房间。

（六）加强对医务人员与公众的宣教和培训

医疗机构应当对医务人员开展有关多药耐药菌感染及预防、控制措施等方面的培训，强化医务人员对多药耐药菌医院感染防护工作的重视程度，掌握并实施预防与控制多药耐药菌传播的策略和措施。同时运用网络、报纸、电视、广播等多种形式手段，对公众进行预防多药耐药菌的科普教育，通报细菌耐药性监测结果，宣传预防感染知识技能，告知如何配合和促进医务人员谨慎使用抗菌药物。

复习思考题

1. 阐述引起药物不良反应的因素。
2. 解释治疗药源性疾病的用药原则。
3. 阐述儿童、老年人用药原则。

4. 阐述妊娠期和哺乳期妇女用药原则。
5. 阐述抗菌药物分级管理原则。

（廖晓琳　苏　岚　姚永萍　程　绪）

第4章

药品的管理

📖 **学习目标**

1. 掌握需要特殊注意药品的管理和使用要求。
2. 熟悉药品外观质量检查。
3. 了解影响药品质量的因素。
4. 学会药品质量验收、药品的贮存与保管。

由于各种内、外因素的作用，药品在流通经营和贮存的各环节中，随时可能出现质量问题，因此必须全程采取严格的管理和控制措施，从根本上保证药品的质量；按照《药品管理法》的要求，必须制订和执行药品保管制度，药品入库和出库必须执行检查制度，采取必要的冷藏、防冻、防潮、防震、防虫、防鼠等措施，保证药品质量。

第1节 一般药品管理

一、影响药品质量的因素

影响药品质量的因素主要有环境因素、人为因素、药品因素等。

（一）环境因素

环境因素主要包括以下几点。

1. 日光 日光中所含有的紫外线，对药品的变化常起着催化作用，能加速药品的氧化、分解等。

2. 空气 空气中氧气和二氧化碳对药品质量影响较大。

3. 湿度 湿度太大能使药品潮解、液化、变质或霉败，湿度太小也容易使某些药品风化。

ER4-1 扫一扫 影响药品质量的因素

4. 温度 温度过高或过低都能使药品变质。

5. 时间 各国药典对药品均规定了不同的有效期。

6. 震荡。

ER4-2 扫一扫测一测

（二）人为因素

相对于其他因素来说，人为因素更为重要。药学人员的素质对药品质量的优劣起着关键性的作用。

1. 人员设置。

2. 药品质量监督管理情况，如规章制度的建立、实施及监督执行。

3. 药学人员的药品保管、养护技能及对药品质量的重视程度、责任心的强弱，身体条件、精神状态的好坏等。

ER4-3 扫一扫测一测

（三）药品因素

水解是药物降解的主要途径，属于这类降解药物的主要有酯类（包括内酯）、酰胺类。青霉素、头孢菌素类药物的分子中存在着不稳定的 β- 内酰胺环，在 H^+ 或 OH^- 的影响下，很易裂环失效。

氧化也是药物变质最常见的反应。药物的氧化作用与化学结构有关，许多具有酚类、烯醇类结构的药物较易氧化。药物氧化后，不仅效价损失，而且可能改变颜色或产生沉淀。

值得注意的是，药品的包装材料对药品质量也有较大的影响。

二、药品的质量验收

为了防止不合格药品入库，应对到货药品逐批进行收货、验收。验收的内容包括药品的名称、剂型、规格、批准文号、批号、生产日期、有效期、包装、标签、说明书、外观质量及相关的证明文件等内容，检查合格方可入库。需要冷链运输的药品到货时，应当对其运输方式及运输过程的温度记录、运输时间等质量控制状况进行重点检查，并记录。不符合温度要求的药品应当拒收。

ER4-4 扫一扫　药品的质量验收过程

（一）药品的包装与说明书

药品内包装应清洁、无污染、干燥、封口应严密、无渗漏、无破损。药品外包装应坚固耐压、防潮、防震动。包装用的衬垫、缓冲材料应清洁卫生、干燥、无虫蛀。药品的内标签应当包含药品通用名称、适应证或功能主治、规格、用法用量等内容。药品外标签应当注明药品通用名称、成分性状、适应证或功能主治、规格、用法用量、不良反应、禁忌、注意事项、贮藏、生产日期、产品批号、有效期、批准文号、生产企业等内容。最小包装必须附有说明书。

（二）药品的外观质量检查

1. 检查方法　药品的外观质量检查是通过人的视觉、触觉、听觉、嗅觉等感官，对药品外观性状进行检查。外观检查最基本的技术依据是比较法，这是建立在合格药品与不合格药品对照比较基础上的一种方法，药学人员应了解、熟悉各种合格产品的外观性状，掌握药品外观的基本特性，检查时将包装容器打开，对药品的剂型、颜色、味道、气味、形态、重量、粒度等情况进行重点检查。

2. 判断依据与处理　药品外观质量是否合格应依据药品质量标准、药剂学、药物分析及药品说明书的相关知识与内容进行判断。药品的内在质量需要药品检验机构依据药品质量标准检验后确定，一旦判定药品变质应按照假药处理，不得再使用。

3. 不同剂型的药品外观检查的内容　药品的性状，包括形态、颜色、气味等是药品外观质量检查的重要内容，它们有的能直接反映出药品的内在质量，对鉴别药品有着极为重要的意义。不同剂型的药物检查的内容有所不同，以下是片剂、胶囊剂、注射剂的外观检查内容。

（1）片剂

1）压制片：主要检查色泽、斑点、异物、麻面、吸潮、粘连、溶化、发霉、结晶析出、边缘不整、松片、装量及包装等。含生药、脏器及蛋白质类药物的制剂还应检查有无虫蛀、异嗅等。

2）包衣片：主要检查色泽、黑点、斑点、异物、花斑、瘢片、异形片、龟裂、爆裂、脱壳、掉皮、膨胀、溶化、粘连、霉变、片芯变色、变软及包装等。包装检查：同片剂。

（2）胶囊剂：胶囊剂分硬胶囊剂和软胶囊剂，供口服应用，主要检查色泽、漏药、破裂、变形、粘连、异嗅、霉变、生虫及包装等。软胶囊（胶丸）还应检查气泡及畸型丸。

（3）注射剂的验收：注射剂可分为水针剂、粉针剂、油针剂和混悬针剂。

1）水针剂：主要检查色泽、结晶析出、混浊沉淀、长霉、澄明度、装量、冷爆、裂瓶、封口漏气、瓶盖松动与安瓿印字等。

2）粉针剂：主要检查色泽、粘瓶、吸潮、结块、溶化、异物、黑点、溶解后澄明度、装量、焦头、冷爆、裂瓶、铝盖松动、封口漏气及玻璃瓶印字等。

3）冻干型粉针剂：主要检查色泽、粘瓶、萎缩、溶化等。（冻干型粉针剂系指冷冻干燥呈圆柱状、块状或海绵状结晶性粉末）。

4）油针剂：主要检查色泽、混浊、霉菌生长、异嗅、酸败、澄明度、装量、冷爆、裂瓶、封口漏油及印字等。

5）混悬针剂：按水针剂装置、方法及时限和判断标准中的不合格率等规定，检查色块等异物。

（三）有效期

药品根据其不同的稳定性均规定了不同的有效期，药师应能正确识别药品有效期内并加强效期药品管理，避免由于管理不当而出现临近有效期药品甚至过期药品。药品有效期按照年、月，或年、月、日的顺序标注，年份用四位数字表示，月、日用两位数表示。其具体标注格式为"有效期至××××年××月"或者"有效期至××××年××月××日"。

三、药品的贮存与保管

化学药品、生物制品、中成药和中药饮片应当分别贮存，分类定位存放。易燃、易爆、强腐蚀性等危险性药品应当另设仓库单独储存，并设置必要的安全设施，制订相关的工作制度和应急预案。药品应按其不同性质及剂型特点在适当条件下正确保管。作为药师及药库管理人员必须了解各类药品制剂本身的理化性质及外界的各种因素对药品制剂可能带来的不良影响，严格按照药品说明书规定的贮存条件和要求贮藏、保管药品。

（一）易受光线、温度、湿度影响而变质的药品

1. 易受光线影响而变质的药品及保管方法

（1）保管方法：易受光线影响而变质的药品，需要遮光保存，应放在阴凉干燥、阳光不易直射到的地方。门、窗可悬挂遮光用的黑布帘、黑纸，以防阳光照射。可采用棕色瓶或用黑色纸包裹的玻璃容器包装，以防止紫外线的透入。

（2）易受光线影响而变质的药品

1）生物制品：肝素、核糖核酸注射剂、泛癸利酮片等。

2）维生素、辅酶、氨基酸：维生素 C、维生素 K、维生素 B_1、辅酶 Q_{10}、赖氨酸、谷氨酸钠注射液等。

3）平喘药：氨茶碱及茶碱制剂。

4）糖皮质激素：氢化可的松、醋酸可的松、地塞米松注射剂。

5）抗结核药：对氨基水杨酸钠、异烟肼片及注射剂、利福平片。

6）止血药：酚磺乙胺、卡巴克络注射剂、卡络磺钠注射剂。

7）抗贫血药：硫酸亚铁片、甲钴胺制剂。

8）抗休克药：多巴胺、肾上腺素注射剂。

9）利尿药：呋塞米、氢氯噻嗪片、吲达帕胺片、乙酰唑胺片。

10）镇痛药：哌替啶、复方氨基比林片剂及注射剂、布洛芬胶囊。

11）心血管系统用药：硝普钠、硝酸甘油。

12）外用消毒防腐药：过氧化氢溶液、聚维酮碘溶液、碘酊。

13）滴眼剂：普罗碘胺、水杨酸毒扁豆碱、毛果芸香碱、利巴韦林、硫酸阿托品、丁卡因、利福平。

2. 易受湿度影响而变质的药品及保管方法　大多数药品在湿度较高的情况下，能吸收空气中的水蒸气引湿，其结果是药品稀释、潮解、变形、发霉等。易引湿的药品有胃蛋白酶、甘油等。

（1）保管方法：对易吸湿的药品，可用玻璃瓶，以软木塞塞紧、蜡封，外加螺旋盖盖紧。对易挥发的药品，应密封，置于阴凉干燥处；控制药库内的湿度，以保持相对湿度在35%～75%，可设置除湿机、排风扇或通风器，可辅用吸湿剂如石灰、木炭，有条件者，尤其在梅雨季节，要采取更有效的防霉措施。

（2）不能受潮的常用药品

1）抗生素：注射用氨苄西林及氨苄西林胶囊、注射用普鲁卡因青霉素、注射用阿洛西林钠。

2）维生素：维生素 B_1 片、维生素 B_6 片、维生素 C 片。

3）消化系统用药：胰酶片、淀粉酶片、胃蛋白酶片及散剂、含糖胃蛋白酶散、多酶片、酵母片、硫糖铝片。

4）抗贫血药：硫酸亚铁片、乳酸亚铁片、葡萄糖酸亚铁片、多糖铁丸、富马酸亚铁片。

5）电解质及微量元素：氯化钾片、氯化铵片、碳酸氢钠片、口服补液盐。

6）镇咳祛痰平喘药：复方甘草片、苯丙哌林片、福尔可定片、异丙肾上腺素片、氨茶碱片、多索茶碱片。

7）降血糖药：阿卡波糖片。

8）解热镇痛药：阿司匹林片、卡巴匹林钙散。

9）镇静及抗癫痫药：溴化钾片、苯妥英钠片。

10）消毒防腐药：含碘喉片、西地碘片、氯己定片。

11）含水溶性基质的栓剂：甘油栓、克霉唑栓、氯己定栓。

3. 易受温度影响而变质的药品及保管方法　对不耐高温药品，可根据其不同性质要求，分别存放于"阴凉处""凉暗处"或"冷处"；对挥发性大的药品如浓氨溶液、乙醚等，在温度高时容器内压力大，不应剧烈震动。开启前应充分降温，以免药液（尤其是氨溶液）冲出造成伤害事故。

（1）需要在阴凉处贮存的常用药品

1）抗感染药物：头孢拉定、头孢呋辛钠（国产）、头孢曲松钠注射剂。

2）钙通道阻滞药：维拉帕米片及注射剂。

3）解痉药：硫酸阿托品注射液。

4）其他：溶菌酶、复方脑蛋白水解物片。

（2）需要在凉暗处贮存的常用药品

1）抗菌药物：头孢克洛片及胶囊、头孢氨苄片及胶囊、注射用青霉素、美洛西林钠、头孢唑林钠、硫酸庆大霉素注射液、乙酰螺旋霉素片。

2）消化系统用药：熊去氧胆酸片、鹅去氧胆酸片、胶体酒石酸铋、枸橼酸铋钾颗粒、硫糖铝混悬液。

3）止咳药：复方甘草合剂等。

4）维生素：维生素 AD 制剂。

5）酶类制剂：注射用胰蛋白酶、糜蛋白酶、玻璃酸酶、辅酶 A。

6）氨基酸制剂：复方氨基酸注射剂。

7）眼科用：硝酸毛果芸香碱滴眼液。

8）其他：曲克芦丁注射液。

（3）需要在冷处贮存的常用药品

1）胰岛素制剂：胰岛素、胰岛素笔芯，低精蛋白锌胰岛素、珠蛋白锌胰岛素、精蛋白锌胰岛素（含锌胰岛素），重组人胰岛素、中性胰岛素注射剂。

2）人血液制品：胎盘球蛋白、人血丙种球蛋白、乙型肝炎免疫球蛋白、破伤风免疫球蛋白、人纤维蛋白原注射剂。

3）抗毒素、抗血清：精制破伤风抗毒素、精制白喉抗毒素、精制肉毒抗毒素、精制气性坏疽抗毒素、精制抗炭疽血清、精制抗蛇毒血清、精制抗狂犬病血清、旧结核菌素注射剂。

4）生物制品：促肝细胞生长素、促红细胞生成素、重组人干扰素 α-2b 制剂、重组人血管内皮抑制素注射液。

5）抗凝血药：尿激酶、凝血酶、链激酶、巴曲酶、降纤酶注射剂。

6）止血药：奥曲肽注射液、生长抑素（国产）。

7）微生态制剂：双歧三联活菌胶囊等。

8）抗心绞痛药：亚硝酸异戊酯吸入剂。

ER4-5 扫一扫测一测

（4）不宜冷冻的常用药品

1）胰岛素制剂：胰岛素、胰岛素笔芯、低精蛋白锌胰岛素、珠蛋白锌胰岛素、精蛋白锌胰岛素注射剂。

2）人血液制品：人血白蛋白、胎盘球蛋白、人免疫球蛋白、人血丙种球蛋白、乙型肝炎免疫球蛋白、破伤风免疫球蛋白，人纤维蛋白原注射剂。

3）输液：甘露醇、羟乙基淀粉氯化钠注射液。

4）乳剂：脂肪乳、前列地尔注射液、康莱特注射液等。

5）活菌制剂：双歧三联活菌制剂等。

6）局部麻醉药：罗哌卡因、丙泊酚注射剂。

7）其他：亚砷酸注射液、西妥昔单抗注射液等。

（5）不宜振摇的药品：重组人促红细胞生成素注射剂。

（二）中药材和中成药的贮存与保管

1. 中药材的保管方法　中药材种类繁多，性质各异，有的易吸湿，有的具有挥发性等，应根据其特性加以妥善保管。中药材变质的原因，除空气、湿度、日光和温度等因素的影响外，还受到昆虫和微生物的侵蚀。如保管不当将会发生霉变、虫蛀、失性、变色等现象而影响质量，甚至完全失效。为使中药材的外部形态和有效成分在贮存期间尽量不起变化，必须掌握各种中药材的性能，摸清各种变化规律，采取合理的保管措施，其中以防止霉变及防治虫蛀两项最为重要。中药材防霉，主要应严格控制水分和贮存场所的温度、湿度，避免日光和空气的影响，使真菌不易生长繁殖。易发霉的中药材应选择阴凉、干燥、通风的库房，垛堆应用木条垫高离地，垛底垫芦席或油毛毡等隔潮。地面上铺生石灰、炉灰或木炭、干锯末等防潮剂，使药材保持干燥，以防止霉变。为防虫蛀，药材进库前，应把库内彻底清理，杜绝虫源，必要时在药材进库前，可用适量的杀虫剂对四壁、地板、垫木及一切缝隙进行喷洒。中药库必须有防鼠设备，因中药含糖、淀粉、脂肪等有机物质，极易遭鼠害。贮存过程中，为防止真菌、害虫的生长繁殖，应控制室内温度、湿度。批量大的中药材也可在其干燥后，打成压缩包以减少与空气的接触面积。

ER4-6 扫一扫　中药材的保管

2. 中成药的保管方法　冲剂如常用的板蓝根冲剂，在潮湿环境中极易潮解、结块，应避免受潮。散剂如常见的冰硼散、六一散、痱子粉等，由于表面积比一般药物大，吸湿性较显著。这类药品受潮后会发生变色、结块、药效降低及微生物滋生等变化，所以防潮是保证散剂质量的重要措施。煎膏剂由于含有大量糖类、蛋白质等物质，贮存不当很易霉变、酸败，此类成药一般应密闭贮于阴凉干燥处，如十全大补膏、益母草膏、枇杷膏等。

第 2 节　需要特殊注意药品的管理

一、高警示药品的管理

高警示药品是指药理作用显著且迅速、一旦使用不当可对人体造成严重伤害，甚至导致死亡的药品。中国药学会医院药学专业委员会于 2019 年 5 月发布了《中国高警示药品推荐目录（2019 版）》（表 4-1）。

表 4-1　《中国高警示药品推荐目录（2019 版）》高警示药品种类

编号	药品种类
1	100ml 或更大体积的灭菌注射用水（供注射、吸入或冲洗用）
2	茶碱类药物，静脉途径
3	肠外营养制剂
4	非肠道和口服化疗药
5	高渗葡萄糖注射液 (20% 或以上)
6	抗心律失常药，静脉注射（如胺碘酮、利多卡因）
7	抗血栓药（包括抗凝药物、Ⅹa 因子拮抗剂、直接凝血酶抑制剂和糖蛋白Ⅱb/Ⅲa 抑制剂）
8	口服降糖药
9	氯化钠注射液（高渗，浓度 >0.9%）
10	麻醉药，普通、吸入或静脉用（如丙泊酚）

续表

编号	药品种类
11	强心药，静脉注射（如米力农）
12	神经肌肉阻断剂（如琥珀酰胆碱，罗库溴铵，维库溴铵）
13	肾上腺素受体激动药，静脉注射（如肾上腺素）
14	肾上腺素受体拮抗药，静脉注射（如普萘洛尔）
15	小儿用口服的中度镇静药（如水合氯醛）
16	胰岛素，皮下或静脉注射
17	硬膜外或鞘内注射药
18	对育龄人群有生殖毒性的药品，如阿维A胶囊、异维A酸片等
19	造影剂，静脉注射
20	镇痛药/阿片类药物，静脉注射，经皮及口服（包括液体浓缩物，速释和缓释制剂）
21	脂质体的药物（如两性霉素B脂质体）和传统的同类药物（例如两性霉素B去氧胆酸盐）
22	中度镇静药，静脉注射（如咪达唑仑）

编号	药品名称
1	阿片酊
2	阿托品注射液（规格≥5mg/支）
3	高锰酸钾外用制剂
4	加压素，静脉注射或骨髓腔内注射
5	甲氨蝶呤（口服，非肿瘤用途）
6	硫酸镁注射液
7	浓氯化钾注射液
8	凝血酶冻干粉
9	肾上腺素，皮下注射
10	缩宫素，静脉注射
11	硝普钠注射液
12	异丙嗪，静脉注射
13	注射用三氧化二砷

附注：

1. 基于遵从英文原文（High-Alert Medications）语义、切合管理文化以及方便对患者进行用药交代、避免歧义等多方面考虑，将在我国近年沿用的"高危药品"，更名为"高警示药品"。

2. 通过由全国23家医疗机构医务人员参与的"高警示药品目录遴选调研项目"，借鉴美国用药安全研究所（ISMP）高警示药品目录，同时结合我国国情，增加了对育龄人群有生殖毒性的药品（如阿维A等）、静脉途径给药的茶碱类两类及阿托品注射液（5mg/ml）、高锰酸钾外用制剂、凝血酶冻干粉和注射用三氧化二砷四种药品。

3. 中国药学会医院药学专业委员会用药安全专家组正在研究拟定高警示药品分级管理目录以及管理标准作业程序，相关结果将会适时发布。

4. 关于中药饮片和中成药的高警示目录，相关学会正在组织研究中。

知识链接

高警示药品用药错误易发环节和错误类型

——《高警示药品用药错误防范技术指导原则》

一、技术环节

包含以下错误类型。

1. **处方错误** 药物选择不当，剂量、剂型、数量、疗程不当，给药途径、时间、频次、速率不当，溶媒、浓度不当。例如：医师处方混淆阿糖胞苷、阿糖腺苷，致多例患儿用药后发生不良反应。

2. **调剂错误** 药物品种、规格、剂型、剂量、数量等与处方规定不符。例如：药师把 5% 氯化钙错调配为 10% 氯化钾，静脉给药后致患儿死亡。

3. **药物配制错误** 未能正确配制药物。例如：医师处方奥沙利铂加入 5% 葡萄糖注射液，配制时错加成 0.9% 氯化钠注射液。

4. **给药技术错误** 给药时使用的程序或技术不当。例如：长春新碱误行鞘内注射，造成患者严重神经损害致死。

5. **用药依从性错误** 患者未按要求进行治疗，用药行为与医嘱不一致。例如：患者 7 天内服用地高辛 400mg，致心房颤动伴三度房室传导阻滞。

6. **监测错误** 监测缺失、检测方法不适宜、监测数据评估不适宜。例如：由于换算失误，实验室报告 INR 虚假低数据，医师根据报告加大了华法林用药剂量，致 2 例患者服用过量华法林致死。

7. **用药指导错误** 医师、药师、护士指导患者用药不正确或未指导。例如：患者因颈部不适在未详细阅读说明书的情况下误用芬太尼透皮贴剂，致呼吸衰竭。

二、管理环节

药品摆放错误：药品摆放不合理导致调配、给药错误。例如：由于药品与溶媒摆放不当、标注不明，误输肌松药致 15 例接种疫苗患儿死亡。

二、麻醉药品和精神药品的管理

（一）麻醉药品和第一类精神药品管理

《麻醉药品和精神药品管理条例》2016 年修订版中规定，麻醉药品和第一类精神药品不得零售。

1. **印鉴卡的管理** 医疗机构需要使用麻醉药品和第一类精神药品的，应当经所在地设区的市级人民政府卫生主管部门批准，取得麻醉药品、第一类精神药品购用印鉴卡（以下称印鉴卡）。医疗机构应当凭印鉴卡向本省、自治区、直辖市行政区域内的定点批发企业购买麻醉药品和第一类精神药品。设区的市级人民政府卫生主管部门发给医疗机构印鉴卡时，应当将取得印鉴卡的医疗机构情况抄送所在地设区的市级药品监督管理部门，并报省、自治区、直辖市人民政府卫生主管部门备案。省、自治区、直辖市人民政府卫生主管部门应当将取得印鉴卡的医疗机构名单向本行政区域内的定点批发企业通报。

医疗机构取得印鉴卡应当具备下列条件：

1）有专职的麻醉药品和第一类精神药品管理人员；

2）有获得麻醉药品和第一类精神药品处方资格的执业医师；

3）有保证麻醉药品和第一类精神药品安全储存的设施和管理制度。

2. **专册专柜管理** 医疗机构应当对麻醉药品和精神药品处方进行专册登记，加强管理。麻醉药品处方至少保存 3 年，精神药品处方至少保存 2 年。

药库及各调剂部门贮存麻醉药品、第一类精神药品必须使用专用保险柜，专人负责。药库与各调剂部门，各调剂部门与临床用药科室实行基数管理，

（二）第二类精神药品管理

除医疗机构外，经各省、自治区、直辖市药品监督管理局认定的第二类精神药品制剂经营企业方可经营该类制剂。其他药品经营企业一律不得从事第二类精神药品经营活动。

1. 采购　采购第二类精神药品，应从药品监督管理部门批准的具有第二类精神药品经营资质企业购买。根据临床医疗工作需要，根据实际库存作出第二类精神药品采购的详细计划，在计划时，应保持合理库存。

2. 验收　根据临床用药需求制订采购计划，购入药品双人验收，查验购药凭证，清点药品数量，检查药品质量，详细记录相关信息。

3. 贮存与保管　第二类精神药品应存放在药房带锁的保险柜里，实行双人管理，药库应装有铁门、防盗及报警装置，保安员每天要进行巡查，发现问题，及时报告。第二类精神药品使用后应及时登记，药房保持合理的库存。

科室第二类精神药品实行专人专锁管理及交接班制度。

4. 账目管理　出账入账要有购（领）药或处方使用凭据，做到购（领）入、发出、结存数量平衡。调剂部门使用药品要做到账物相符。

5. 处方调剂管理　第二类精神药品每张处方不超过 7 日常用量。处方应当留存两年备查。第二类精神药品零售企业必须按规定剂量凭加盖医疗机构公章的处方销售该类精神药品，禁止超剂量销售、无处方销售。

案例导入　某医院骨科主任，自 2015 年 7 月至 12 月，利用职务之便，向吸毒人员李某提供"盐酸哌替啶"20 支（80mg/ 支）。

问题： 1. 该主任的做法是否存在违法之处？为什么？
2. 依据相关法律法规，应如何处置？

三、兴奋剂管理

兴奋剂是指运动员参赛时禁用的药物，具体是指能起到增强或辅助增强自身体能或控制能力，以达到提高比赛成绩的某些药物或生理物质。兴奋剂品种不断增多，世界反兴奋剂机构（World Anti-Doping Agency，WADA）每年会调查并公布当年兴奋剂目录，一般分为蛋白同化制剂、肽类激素、麻醉药品、刺激剂（含精神药品）、药品类易制毒化学品、医疗用毒性药品及其他品种，具体见国家体育总局等部委联合发布的《2020 年兴奋剂目录公告》。

药品批发企业经营蛋白同化激素、肽类激素应有专门的管理人员；有专储仓库或者专储药柜；有专门的验收、检查、保管、销售和出入库登记制度；记录应当保存至超过蛋白同化激素、肽类激素有效期 2 年。

四、生物制品管理

生物制品是以微生物、细胞、动物或人源组织和体液等为原料，应用传统技术或现代生物技术制成，用于人类疾病的预防、治疗和诊断。人用生物制品包括细菌类疫苗（含类毒素）、病

毒类疫苗、抗生素及抗血清、血液制品、细胞因子、生长因子、酶、体内及体外诊断制品，以及其他生物活性制剂，如毒素、抗原、变态反应原、单克隆抗体、抗原 - 抗体复合物、免疫调节剂及微生态制剂等。

（一）贮存与保管

生物制品贮存库应指定专人负责管理，进出库均需及时填写库存货位卡及分类账卡并签字。贮存温度通常为 2～8℃，贮存库的温度、湿度及避光要求应符合标准，每日在上午、下午固定时间检查和记录贮存库的温度、湿度等。

（二）运输

运输期间应遵循三个原则。

1. 采用最快速的运输方法，缩短运输时间。

2. 一般应用冷链方法运输。

3. 运输时应注意防止药品冻结。

（三）入库验收

我国对疫苗类制品、血液制品、用于血源筛查的体外生物诊断试剂以及国家药品监督管理局规定的其他生物制品实行批签发管理，每批制品出厂上市或者进口时进行强制性检验、审核制度。检验不合格或者审核未获批准者，不得上市或者进口，因此，入库验收时供货单位应提供批签发报告。

（四）使用管理

调配生物制品须凭医师开具的处方或医嘱单，经药师审核合格后予以调配；并由药师复核药品，确认无误方可发放或配制。使用中密切观察药物不良反应，医护人员应掌握生物制品的不良反应及相应的处置方法，发生药品不良反应时及时妥善处理并按相关规定及时上报有关部门。

五、血液制品管理

血液制品是指由健康人血浆或经特异性免疫的人血浆经分离、提纯或由重组 DNA 技术制成的血浆蛋白组分，以及血液细胞蛋白质类有形成分的统称，如人血白蛋白、人免疫球蛋白、人凝血因子等。为预防和控制经血液途径传播的疾病，保证血液制品的质量，我国对血液制品实行特殊管理。

（一）原料血浆的管理

国家实行单采血浆站统一规划、设置的制度，单采血浆站由血液制品生产单位或由县级人民政府卫生行政部门设置，专门从事单采血浆活动。其他任何单位和个人不得从事单采血浆活动。

（二）血液制品的管理

药库设置血液制品待验区、合格区、不合格区，且应严格划分。购入验收时需详细核查检验报告书，进口者还需查验进口药品注册证、血液制品批签发报告。

（三）使用管理

医务人员要严格掌握血液制品特别是人血白蛋白等使用的适应证和禁忌证。对使用血液制品进行有效的血液警戒和药物警戒。遵循不良反应"可疑即报"的原则。

六、医疗机构制剂管理

医疗机构制剂是指医疗机构根据本单位临床需要经批准而配制、自用的固定处方制剂。配制的制剂应当是市场上没有供应的品种。

（一）医疗机构制剂申请的流程

1. 临床前研究　申请医疗机构制剂前应当进行相应的临床前研究，包括处方筛选、配制工艺、质量指标、药理、毒理学研究等。

2. 申报资料　包括制剂的名称、处方、工艺、质量标准、用途等资料及相关专利与不侵权声明；配制制剂使用的辅料和直接接触制剂的包装材料、容器等质量标准检验报告；说明书和包装标签（除符合相关规定外尚需标注"本制剂仅限本医疗机构使用"字样）；报送的资料应当真实、完整、规范。

3. 制剂申请　配制医疗机构制剂填写医疗机构制剂注册申请表，向所在地省、自治区、直辖市药品监督管理部门或者其委托的设区的市级药品监督管理机构提出申请，报送有关资料和制剂样本。

4. 临床研究　医疗机构获得医疗机构制剂临床研究批件，在取得受试者知情同意书及伦理委员会的同意后可开展临床研究，临床研究应按照《药物临床试验质量管理规范》的要求实施，受试例数不得少于60例。

5. 医疗机构制剂注册批件及制剂批准文号　省、自治区、直辖市药品监督管理部门收到全部申报资料后40日内组织完成技术审评，做出是否准予许可的决定。符合规定的，应当自做出准予许可决定之日起10日内向申请人核发医疗机构制剂注册批件及制剂批准文号；医疗机构制剂批准文号的格式为：X药制字H（Z）＋4位年号＋4位流水号。X-省、自治区、直辖市简称，H-化学制剂，Z-中药制剂。

（二）使用管理

医疗机构制剂只能在本医疗机构内凭执业医师或者执业助理医师的处方使用，不得进入市场。遇到灾情、疫情、突发事件或者临床急需而市场没有供应时，需要调剂使用者需提出申请。医疗机构制剂调剂使用，不得超出规定的期限、数量和范围。调剂使用医院制剂的流程如下。

1. 申请填写医疗机构制剂调剂使用申请表。

2. 申请调剂使用的申报资料项目

（1）制剂调出和调入双方的医疗机构执业许可证复印件、调出方医疗机构制剂许可证复印件。经批准委托配制的医疗机构中药制剂应当提供制剂配制单位的医疗机构制剂许可证或《药品生产质量管理规范》认证证书复印件。

（2）拟调出制剂的医疗机构制剂注册批件复印件。

（3）调出双方签署的合同。

（4）拟调出制剂的理由、期限、数量和范围。

（5）拟调出制剂的质量标准、说明书和标签。

（6）调剂双方分属不同省份的，由调入方省级药品监督管理部门负责审核上报，同时须附调出方省级药品监督管理部门意见。

3. 审批　属省级辖区内医疗机构制剂调剂的，必须经所在地省、自治区、直辖市药品监督管理部门批准；属国家市场监督管理总局规定的特殊制剂以及省、自治区、直辖市之间医疗机构制剂调剂的，必须经国家药品监督管理局批准。

4. 调剂使用　获得批准后将收到医疗机构制剂调剂使用批件，批件包括制剂名称、剂型、规格、有效期、质量标准、产品批号、批准文号、调剂数量、使用范围、使用期限、调出方医疗机构、调入方医疗机构、批件有效期限等内容，并明确于某年某月某日前一次性使用。

案例讨论　　某医院在未取得《医疗机构制剂许可证》的情况下，于 2016 年 6 月开始，从合法渠道购进中药饮片后，擅自配制"睡眠一号粉"（单味中药碾成粉）和"金蝎抗癌灵一号"（6 味中药碾成粉混合而成）两种制剂，并给患者使用。2017 年 1 月，药监部门在检查时发现，上述中药散剂的库存分别为 26 袋和 63 袋。

　　问题：1.　依据医疗机构制剂管理相关规定分析该案例是否存在违法行为？

　　　　　2.　该医院应如何整改？

（三）不良反应观察与处理

　　配制和使用制剂的医疗机构应当注意观察制剂不良反应，发生药物不良反应及时妥善处理并按规定上报和处理。

复习思考题

1. 影响药品质量的因素有哪些？

2. 易受光线、温度、湿度影响而变质的药品的保管方法有哪些？

3. 医疗机构制剂应如何进行使用管理？

（周佳敏）

第5章

常用医学检验指标解读

📖 学习目标

1. 掌握血液常规、尿液常规、粪便常规、肝功能、肾功能等检验指标的临床意义。
2. 熟悉血药浓度、治疗药物监测与给药个体化的检验指标。
3. 了解药物基因组学、给药个体化新进展。

第1节 三大常规的临床意义

一、血液常规临床意义

（一）白细胞计数

1. 正常参考范围　成人末梢血（4.0～10.0）×10^9/L，成人静脉血（3.5～10.0）×10^9/L，新生儿（15.0～20.0）×10^9/L，6个月至2岁婴幼儿（5.0～12.0）×10^9/L。

2. 临床意义

（1）白细胞计数增多

1）生理性：主要见于月经前、妊娠期、分娩、哺乳期妇女，剧烈运动、兴奋激动、环境严重酷热、饮酒、餐后等，新生儿及婴儿的白细胞计数明显高于成人。

ER5-1 扫一扫　常用医学检验指标

2）病理性：主要见于各种细菌性感染、慢性白血病、恶性肿瘤、尿毒症、糖尿病酮症酸中毒及有机磷农药、催眠药等急性中毒。

（2）白细胞计数减少

1）疾病：主要见于流行性感冒、麻疹、脾功能亢进、粒细胞缺乏症、再生障碍性贫血、白血病等疾病。

2）用药：应用磺胺类药、解热镇痛药、部分抗菌药物、抗甲状腺素制剂、抗肿瘤药等。

3）特殊感染：如革兰氏阴性菌感染（伤寒、副伤寒）、结核分枝杆菌感染、病毒感染（风疹、肝炎）、寄生虫感染（疟疾）。

4）其他：放射线、化学品（苯及其衍生物）等影响。

（二）白细胞分类计数

1. 正常参考范围　中性粒细胞0.50～0.70（50%～70%），嗜酸性粒细胞0.01～0.05（1%～5%）；儿童0.005～0.050（0.5%～5.0%），嗜碱性粒细胞0～0.01（0～1%），淋巴细胞0.20～0.40（20%～40%），单核细胞0.03～0.08（3%～8%）。

2．临床意义

（1）中性粒细胞增多

1）急性、化脓性感染：包括局部感染（脓肿、疖肿、扁桃体炎、阑尾炎、中耳炎等）；全身感染（肺炎、丹毒、败血症、猩红热、白喉、急性风湿热）。轻度感染白细胞和中性粒细胞增多；中度感染＞$10.0×10^9$/L；重度感染＞$20.0×10^9$/L，并伴明显的核左移。

2）中毒：尿毒症、糖尿病酮症酸中毒、代谢性酸中毒、早期汞中毒、铅中毒，或催眠药、有机磷中毒。

3）出血和其他疾病：急性出血、急性溶血、手术后、恶性肿瘤、粒细胞白血病、严重组织损伤、心肌梗死和血管栓塞等。

（2）中性粒细胞减少

1）疾病：伤寒、副伤寒、疟疾、某些病毒感染（如乙型肝炎、麻疹、流感）、血液病、过敏性休克、再生障碍性贫血、高度恶病质、粒细胞减少症或缺乏症、脾功能亢进、自身免疫性疾病。

2）中毒：重金属或有机物中毒（含碳化合物，如苯酚、醇、酶、石油、天然气、棉花、染料、化纤、天然药物和合成药物等）、放射线损伤。

3）用药：抗肿瘤药、苯二氮䓬类镇静药、磺脲类促胰岛素分泌剂、抗真菌药、抗病毒药、抗精神病药、部分非甾体抗炎药等可能引起中性粒细胞减少。

（3）嗜酸性粒细胞增多

1）过敏性疾病：支气管哮喘、荨麻疹、药物性皮疹、血管神经性水肿、食物过敏、热带嗜酸性粒细胞增多症、血清病、过敏性肺炎等。

ER5-2 扫一扫 白细胞分类计数

2）皮肤病与寄生虫病：牛皮癣、湿疹、天疱疮、疱疹样皮炎、真菌性皮肤病、肺吸虫病、钩虫病、包虫病、血吸虫病、丝虫病、绦虫病等。

3）血液病：慢性粒细胞性白血病、嗜酸性粒细胞性白血病等。

4）用药：应用罗沙替丁、咪达普利，头孢拉定、头孢氨苄、头孢呋辛钠、头孢哌酮等抗生素等。

（4）嗜酸性粒细胞减少

1）疾病或创伤：见于伤寒、副伤寒、大手术术后、严重烧伤等。

2）用药：长期应用肾上腺皮质激素或促皮质素、坎地沙坦、甲基多巴等。

（5）嗜碱性粒细胞增多

1）疾病：慢性粒细胞白血病，常伴嗜碱性粒细胞增多，可达 10% 以上；或淋巴网细胞瘤、红细胞增多症，罕见嗜酸性粒细胞白血病、骨髓纤维化或转移癌。

2）创伤及中毒：脾切除术后，铅中毒、铋中毒及注射疫苗后也可见增多。

（6）嗜碱性粒细胞减少

1）疾病：速发型过敏反应，如荨麻疹、过敏性休克等。

2）用药：见于促皮质素、肾上腺皮质激素应用过量及应激反应。

（7）淋巴细胞增多

1）传染病：百日咳、传染性单核细胞增多症、传染性淋巴细胞增多症、结核病、水痘、麻疹、风疹、流行性腮腺炎、传染性肝炎、结核及许多传染病的恢复期。

2）血液病：急性、慢性淋巴细胞白血病，白血病性淋巴肉瘤等，可引起淋巴细胞计数绝对性增多；再生障碍性贫血、粒细胞缺乏症也可引起淋巴细胞百分率相对性增多。

3）其他：肾移植术后发生排斥反应时。

（8）淋巴细胞减少：多见于传染病的急性期、放射病、细胞免疫缺陷病，长期应用肾上腺皮质激素后或接触放射线等。此外，发生各种中性粒细胞增多症时，淋巴细胞相对减少。

（9）单核细胞增多

1）传染病或寄生虫病：如结核、伤寒、急性传染病恢复期、疟疾、黑热病。

2）血液病：单核细胞性白血病、粒细胞缺乏症恢复期。

3）其他疾病：亚急性细菌性心内膜炎。

（三）红细胞计数

1. 正常参考范围　男性（4.0～5.5）×10^{12}/L，女性（3.5～5.0）×10^{12}/L，新生儿（6.0～7.0）×10^{12}/L，儿童（4.0～4.5）×10^{12}/L。

2. 临床意义

（1）红细胞增多

1）相对性增多：连续性呕吐、反复腹泻、排汗过多、休克、多汗、大面积烧伤，由于大量失水，血浆量减少，血液浓缩，使血液中的各种成分浓度相应增多，为一种暂时现象。

2）绝对性增多：生理性增多，如机体缺氧和长期高原生活、胎儿、新生儿、剧烈运动或体力劳动、骨髓释放红细胞速度加快等；病理代偿性和继发性增多，常继发于慢性肺源性心脏病、肺气肿、高山病和肿瘤（肾癌、肾上腺肿瘤）患者；真性红细胞增多，为原因不明的慢性骨髓功能亢进，红细胞计数为（7.0～12.0）×10^{12}/L。

（2）红细胞减少

1）造血物质缺乏：由营养不良或吸收不良引起。如慢性胃肠道疾病、酗酒、偏食等引起铁、叶酸等造血物质不足，或蛋白质、铜、维生素C不足均可导致贫血。

2）骨髓造血功能低下：原发性或由药物、放射等多种理化因素所致的再生障碍性贫血、白血病、癌症骨转移等，可抑制正常造血功能。

3）红细胞破坏或丢失过多：如先天失血或后天获得性溶血性贫血、急慢性失血性贫血、出血等。

4）继发性贫血：如各种炎症、结缔组织病、内分泌疾病。

（四）血红蛋白

1. 正常参考范围　男性120～160g/L，女性110～150g/L，儿童120～140g/L，新生儿170～200g/L。

2. 临床意义

（1）血红蛋白量增多

1）疾病：慢性肺源性心脏病、真性红细胞增多症、高原病等，大量失水、严重烧伤。

2）用药：应用对氨基水杨酸钠、伯氨喹、维生素K、硝酸甘油等。

（2）血红蛋白量减少

1）出血：血红蛋白量减少的程度与红细胞相同，见于大出血、再生障碍性贫血、类风湿关节炎及急、慢性肾炎所致的出血。

2）其他疾病：血红蛋白量减少的程度比红细胞严重，见于缺铁性贫血，由慢性和反复性出血引起，如胃溃疡、胃肠肿瘤、妇女月经过多、痔出血等；缺乏维生素 B_1、叶酸的营养不良性贫血及慢性肝病所致的贫血。

（五）血小板计数

1. 正常参考范围　（100～300）×10^9/L。

2. 临床意义

（1）血小板增多

1）疾病：见于原发性血小板增多症、慢性粒细胞性白血病、真性红细胞增多症、多发性骨髓瘤、骨髓增生病、类白血病反应、霍奇金病、恶性肿瘤早期、溃疡性结肠炎等。

2）创伤：急性失血性贫血，脾摘除术后、骨折、出血后，可见一过性血小板增多。

（2）血小板减少

1）血小板生成减少：骨髓造血功能障碍、再生障碍性贫血、各种急性白血病、骨髓转移瘤、骨髓纤维化、多发性骨髓瘤、巨大血管瘤、全身性红斑狼疮、恶性贫血、巨幼细胞贫血。

2）血小板破坏过多：特发性血小板减少性紫癜、肝硬化、脾功能亢进、体外循环等。

3）血小板分布异常：脾大、各种原因引起的血液稀释。

4）其他疾病：弥散性血管内凝血、阵发性睡眠血红蛋白尿症、某些感染（如伤寒、黑热病、麻疹、出血热多尿期前、传染性单核细胞增多症、粟粒性结核和败血症）、出血性疾病（如血友病、坏血病、阻塞性黄疸、过敏性紫癜）。

5）用药：由药物中毒或过敏引起。如氯霉素、甲砜霉素有骨髓抑制作用，可引起血小板减少；抗血小板药噻氯匹定、阿司匹林、阿加曲班，抗凝血药肝素钠、依诺肝素、磺达肝癸钠也可引起血小板减少；应用某些抗肿瘤药、抗生素、磺胺药、细胞毒性药亦可引起血小板减少。

二、尿液常规临床意义

（一）尿液酸碱度

1. 正常参考范围　晨尿 pH 5.5～6.5，随机尿 pH 4.5～8.0。

2. 临床意义

（1）尿酸碱度增高

1）疾病：代谢性或呼吸性碱中毒、高钾血症、感染性膀胱炎、长期呕吐、草酸盐和磷酸盐结石症、肾小管性酸中毒。

2）用药：应用碱性药物，如碳酸氢钠、乳酸钠、氨丁三醇等。

（2）尿酸碱度降低

1）代谢性或呼吸性酸中毒、糖尿病酮症酸中毒、痛风、尿酸盐和脱氨酸结石、尿路结核、肾炎、失钾性的代谢性碱中毒、严重腹泻及饥饿状态。

2）用药：应用酸性药物，如维生素 C、氯化铵等。

（二）尿比重

1. 正常参考范围　成人晨尿 1.015～1.025，成人随机尿 1.003～1.030；新生儿 1.002～1.004。

2. 临床意义

（1）尿比重增高：急性肾小球肾炎、心力衰竭、糖尿病、蛋白尿、高热、休克、腹水、周围循环衰竭、泌尿系统梗阻、妊娠、中毒症或脱水等。

（2）尿比重降低：慢性肾炎、慢性肾功能不全、慢性肾盂肾炎、肾小球损害性疾病、急性肾衰竭多尿期、尿毒症多尿期、结缔组织病、尿崩症、蛋白质营养不良、恶性高血压、低钙血症，以及肾性或原发性、先天性或获得性肾小管功能异常等。代谢性或呼吸性酸中毒、糖尿病酮症酸中毒、痛风、尿酸盐和胱氨酸结石、尿路结石、肾炎、失钾性代谢性碱中毒、严重腹泻及饥饿状态。

（三）尿蛋白

1. 正常参考范围　定性：阴性。

2. 临床意义

（1）生理性蛋白尿：由剧烈运动、发热、低温刺激、精神紧张导致，妊娠期女性也会有轻微蛋白尿。

（2）病理性蛋白尿

1）肾小球性蛋白尿：见于急性和慢性肾小球肾炎、肾盂肾炎、肾病综合征、肾肿瘤、糖尿病肾小球硬化症、狼疮性肾炎、过敏性紫癜性肾炎、肾动脉硬化、肾静脉血栓形成、心功能不全等。

2）肾小管性蛋白尿：通常以低分子量蛋白质为主，常见于活动性肾盂肾炎、间质性肾炎、肾小管性酸中毒、肾小管重金属（汞、铅、镉）损伤。

3）混合性蛋白尿：见于慢性肾炎、慢性肾盂肾炎、肾病综合征、糖尿病肾病、狼疮性肾炎等。

4）溢出性蛋白尿：见于多发性骨髓瘤、原发性巨球蛋白血症、骨骼肌严重损伤及大面积心肌梗死时的肌红蛋白尿。

5）药物肾毒性蛋白尿：应用氨基糖苷类抗生素（庆大霉素）、多肽类抗生素（多黏菌素）、抗肿瘤药（甲氨蝶呤）、抗真菌药（灰黄霉素）、抗精神病药（氯丙嗪）等。

（四）尿葡萄糖

1. 正常参考范围　定性：阴性。

2. 临床意义　尿葡萄糖（阳性）多见于以下情况。

（1）疾病：内分泌疾病、糖尿病可出现高血糖和糖尿；垂体和肾上腺疾病如肢端肥大症、肾上腺皮质功能亢进、甲状腺功能亢进；心肌梗死、肥胖、肝脏疾病、糖原贮积症、肿瘤、膀胱囊性纤维化等。

（2）饮食性糖尿：健康人短时间内进食过量糖类，妊娠末期或哺乳期妇女可有一过性生理性糖尿。

（3）暂时性和持续性糖尿：暂时性糖尿见于剧烈运动后、脑外伤、脑出血、癫痫发作、各种中毒、肾上腺皮质激素用量过大等，持续性糖尿多见于原发性糖尿病、甲状腺功能亢进症、内分泌疾病、嗜铬细胞瘤等。

（4）用药：应用肾上腺糖皮质激素、口服避孕药、蛋白同化激素可引起尿糖阳性。

（五）尿隐血

1. 正常参考范围　尿血红蛋白：阴性；尿肌红蛋白：阴性。

2. 临床意义　尿隐血（阳性）多见于以下情况。

（1）创伤：心脏瓣膜手术、严重烧伤、剧烈运动、肌肉和血管组织严重损伤、经尿道前列腺切除术等。

（2）疾病：阵发性血红蛋白尿、肾炎、肾结石、肿瘤、感染等。

（3）微血管性溶血性贫血：溶血性尿毒症、肾皮质坏死。

（4）用药：应用阿司匹林、磺胺药、伯氨喹、硝基呋喃类、万古霉素、卡那霉素、吲哚美辛、他汀类调节血脂药、秋水仙碱、吡罗昔康等。

（六）尿酮体

1. 正常参考范围　定性：阴性。

2. 临床意义　尿酮体增高多见于以下情况。

（1）非糖尿病酮尿：婴儿、儿童急性发热，伴呕吐、腹泻中毒，常出现酮尿；新生儿有严重酮症酸中毒应怀疑遗传性代谢性疾病；酮尿也可见于寒冷、剧烈运动后紧张状态、妊娠期、低糖性食物、禁食、呕吐、甲状腺功能亢进症、恶病质、麻醉后、糖原贮积症、活动性肢端肥大症及生长激素、肾上腺皮质激素、胰岛素分泌过度等。另外，伤寒、麻疹、猩红热、肺炎等疾病及三氯甲烷、乙醚、磷中毒也可见尿酮体阳性反应。

（2）糖尿病酮尿：提示糖尿病尚未控制或未曾治疗，持续出现酮尿提示有酮症酸中毒，尿液中排出大量酮体，常早于血液中酮体的升高。严重糖尿病酮症时，尿液中酮体可达 6g/24h。

（七）尿胆红素

1. 正常参考范围　定性：阴性。

2. 临床意义　尿胆红素阳性多见于以下情况。

（1）肝细胞性黄疸：病毒性肝炎、肝硬化、酒精性肝炎、药物性肝损伤。

（2）阻塞性黄疸：如化脓性胆管炎、胆囊结石、胆道肿瘤、胰腺肿瘤、原发性肝癌、手术创伤所致的胆管狭窄等。

（八）尿白细胞

1. 正常参考范围　定性：阴性。

2. 临床意义　尿中白细胞增多见于泌尿系统感染、慢性肾盂肾炎、膀胱炎、前列腺炎，女性白带混入尿液时，也可发现较多的白细胞。

（九）尿管型

1. 正常参考范围　镜检法透明管型偶见（0～1/HPF）。

2. 临床意义　尿沉渣管型见于以下情况。

（1）急性肾小球肾炎：可见较多透明管型及颗粒管型，还可见红细胞管型。

（2）慢性肾小球肾炎：可见较多细、粗颗粒管型，也可见透明管型，偶见脂肪管型、蜡样管型。

（3）肾病综合征：常见脂肪管型，容易见细、粗颗粒管型，也可见透明管型。

（4）急性肾盂肾炎：少见白细胞管型，偶见颗粒管型。

（5）慢性肾盂肾炎：可见较多白细胞管型、粗颗粒管型。

（6）用药：应用多黏菌素、磺胺嘧啶、磺胺甲噁唑、顺铂等药物所致。

（十）尿结晶

1. 正常参考范围　正常的尿液中有少量磷酸盐、草酸盐和尿酸盐等结晶。

2. 临床意义　尿沉渣结晶异常见于以下情况。

（1）磷酸盐结晶：常见于碱性的感染尿液。

（2）尿酸盐结晶：常见于痛风。

（3）草酸盐结晶：提示严重的慢性肾病，或乙二醇、甲氧氟烷中毒。草酸盐尿增加提示有小肠疾病及小肠切除后食物中草酸盐吸收增加。

（4）胱氨酸结晶：见于胱氨酸尿的患者，某些遗传病、肝豆状核变性可伴随有胱氨酸结石。

（5）酪氨酸和亮氨酸结晶：常见于有严重肝病患者的尿液中。

（6）胆红素结晶：见于黄疸、急性肝萎缩、肝癌、肝硬化、磷中毒等患者的尿液中。

（7）用药：服用磺胺药、氨苄西林、巯嘌呤、扑米酮等，可出现结晶尿。

三、粪便常规临床意义

（一）粪便外观

1. 正常人的粪便色泽为黄褐色，婴儿为黄色，均为柱状软便。

（1）饮食：肉食者粪便为黑褐色，绿叶菜食者粪便为暗绿色，食用巧克力、咖啡者粪便为酱色，食用西红柿、西瓜者粪便为红色，食用黑芝麻者粪便为无光泽的黑色。

（2）药物：口服药用炭、铋制剂、铁制剂、中草药者粪便可呈无光泽的灰黑色；服用大黄、番泻叶等中药者大便呈黄色；解热镇痛药，如保泰松、水杨酸钠可使大便呈红至黑色；利福平可使大便呈橘红至红色；抗凝血药，如华法林、双香豆素、双香豆素乙酯、醋硝香豆素（新抗凝）可使大便变红。

2. 临床意义

（1）稀糊状或水样粪便：见于各种肠道感染性或非感染性腹泻，或急性胃肠炎；若出现大量黄绿色稀便并含有膜状物则应考虑伪膜性肠炎；大量稀水便也可见于艾滋病患者肠道孢子虫感染。

（2）米泔水样便：见于霍乱、副霍乱等。

（3）胨状便：见于过敏性肠炎、慢性细菌性痢疾等。

（4）脓血便：见于细菌性痢疾、溃疡性结肠炎、直肠或结肠癌、阿米巴痢疾等。

（5）乳凝块便：见于儿童消化不良。

（6）鲜血便：见于痔、肛裂、息肉等下消化道出血等。

（7）柏油样便：大便里黑色有光泽，为上消化道出血（＞50ml）后，红细胞被消化液消化所致，如粪便隐血可确定为上消化道出血等。

（8）白陶土便：见于各种病因的阻塞性黄疸。

（二）粪便隐血

1. 正常参考范围　阴性。

2. 临床意义

（1）消化道溃疡：胃、十二指肠溃疡患者的隐血阳性率55%～77%，可呈间歇性阳性，出血量大但非持续性。

（2）消化道肿瘤：胃癌、结肠癌患者的隐血阳性率可达87%～95%，出血量小但呈持续性。

（3）其他疾病：肠结核、克罗恩病、溃疡性结肠炎；全身性疾病如紫癜、急性白血病、伤寒、回归热、钩虫病等；对老年人则有助于早期发现消化道恶性肿瘤。

（三）粪便细胞显微镜检查

1. 正常参考范围　红细胞无，白细胞无或偶见，上皮细胞偶见，细菌正常菌群，真菌少量，寄生虫卵无致病性虫卵。

2. 临床意义

（1）白细胞：见于肠道炎症，如细菌性痢疾、溃疡性结肠炎、阿米巴痢疾、出血性肠炎和肠道反应性疾病。

（2）红细胞：见于痢疾、溃疡性结肠炎、结肠癌等。细菌性痢疾时常有红细胞散在，形态较完整；阿米巴痢疾时红细胞则成堆且被破坏。

（3）吞噬细胞：见于急性肠炎和痢疾。在急性出血性肠炎，有时可见多核巨细胞。

（4）上皮细胞：如结肠炎、伪膜性肠炎。

（5）真菌：大量或长期应用广谱抗生素，引起真菌二重感染。

第 2 节　肝功能、肾功能及其他指标临床意义

一、肝功能临床意义

（一）谷丙转氨酶（GPT）

1. 正常参考范围　速率法：成人<40U/L。

2. 临床意义　GPT 的测定可反映肝细胞损伤程度。GPT 升高见于以下情况。

（1）肝胆疾病：传染性肝炎、中毒性肝炎、肝癌、肝硬化活动期、脂肪肝、梗阻性黄疸、胆汁淤积或淤滞、胆管炎、胆囊炎。

（2）其他疾病：急性心肌梗死、心肌炎、心力衰竭所致肝淤血，以及传染性单核细胞增多症、胰腺炎、外伤、严重烧伤、休克等。

（3）用药与接触化学品：服用有肝脏毒性的药物或接触某些化学物质，如氯丙嗪、异烟肼、奎宁、水杨酸、氨苄西林、利福平、四氯化碳、乙醇、铅、有机磷等。

（二）谷草转氨酶（GOT）

1. 正常参考范围　速率法：成人<40U/L。

2. 临床意义　GOT 的测定可反映肝细胞损伤程度。GOT 升高见于以下情况。

（1）心肌梗死：在发病后 6～8 小时后 GOT 开始上升，18～24 小时后达高峰。

（2）肝胆疾病：传染性肝炎、中毒性肝炎、肝癌、肝硬化活动期、脂肪肝、梗阻性黄疸、胆汁淤积或淤滞、胆管炎、胆囊炎。

（3）其他疾病：进行性肌营养不良、皮肌炎、肺栓塞、肾炎、胸膜炎、急性胰腺炎、钩端螺旋体病、肌肉挫伤、坏疽、溶血性疾病。

（4）用药：服用有肝毒性的药物时，具体与 GPT 类同。

（三）γ- 谷氨酰转移酶（γ-GT）

1. 正常参考范围　速率法：男性<50U/L，女性<30U/L。

2. 临床意义　γ-GT 升高见于以下情况。

（1）肝胆疾病：肝胆管梗阻、原发性或继发性肝癌、传染性肝炎、脂肪肝、药物中毒、酒精性肝硬化、大多数嗜酒者。慢性肝炎、肝硬化γ-GT 持续升高，提示病情不稳定或有恶化趋势；原发性肝癌时，γ-GT 活性显著升高。

（2）胰腺疾病：急性、慢性胰腺炎，胰腺肿瘤、囊性纤维化（胰纤维性囊肿瘤）伴有肝脏

并发症时。

（3）其他疾病：脂肪肝、心肌梗死、前列腺肿瘤。

（4）用药：苯妥英钠、苯巴比妥、乙醇等。

（四）碱性磷酸酶（ALP）

1. 正常参考范围　速率法：女性，1～12岁＜500U/L，大于15岁40～150U/L；男性，1～12岁＜500U/L，12～15岁＜750U/L，大于15岁40～150U/L。

2. 临床意义　碱性磷酸酶增高见于以下情况。

（1）肝胆疾病：阻塞性黄疸，胆道梗阻、结石，胰头癌，急性或慢性黄疸型肝炎、肝癌、肝外阻塞。

（2）骨骼疾病：骨损伤、骨病、变形性骨炎、纤维骨炎、骨折恢复期、佝偻病、骨软化症、成骨不全等。

（3）用药：羟甲基戊二酰辅酶A还原酶抑制剂（他汀类血脂调节药）的不良反应。

（五）总蛋白、白蛋白和球蛋白

1. 正常参考范围　总蛋白：新生儿46～70g/L，成人60～80g/L；白蛋白：新生儿28～44g/L，成人35～55g/L；球蛋白：20～30g/L。

2. 临床意义

（1）总蛋白增高

1）各种原因脱水所致的血液浓缩：如呕吐、腹泻、休克、高热、肾上腺皮质功能减退等。

2）血清蛋白合成增加：如多发性骨髓瘤、巨球蛋白血症等。

（2）总蛋白降低

1）各种原因引起的血清蛋白质丢失和摄入不足：营养不良、消化吸收不良。

2）血清水分增加：可导致总蛋白浓度相对减少，如水钠潴留或静脉应用过多的低渗溶液。

3）疾病：结核、肿瘤、急性大出血、严重烧伤、甲状腺功能亢进症、慢性肾脏病变、肾病综合征、胸腔积液、腹水、肝功能障碍、蛋白质合成障碍。

（3）白蛋白增高：见于严重失水导致的血浆浓缩。

（4）白蛋白降低

1）营养不良：摄入不足、消化吸收不良。

2）多种慢性疾病：如结核、恶性肿瘤、甲状腺功能亢进症。

3）蛋白丢失过多：如急性大出血、严重烧伤、慢性肾脏病变。

4）合成障碍：主要是肝功能障碍。若持续低于30g/L则提示有慢性肝炎或肝硬化。

（5）球蛋白增高

1）炎症或慢性感染性疾病：如结核、疟疾、黑热病、麻风病、血吸虫病、肝炎、亚急性心内膜炎。

2）自身免疫性疾病：风湿热、红斑狼疮、类风湿关节炎、肝硬化。

3）骨髓瘤和淋巴瘤、原发性巨球蛋白血症。

（6）球蛋白降低

1）生理性减少：出生后至3岁。

2）免疫功能抑制：如应用肾上腺皮质激素和免疫抑制剂。

3）低γ-球蛋白血症。

二、肾功能临床意义

（一）尿素氮

1. 正常参考范围　成人 3.2～7.1mmol/L，婴儿、儿童 1.8～6.5mmol/L。

2. 临床意义

（1）血清尿素氮增高

1）肾脏疾病：慢性肾炎、严重的肾盂肾炎等。

2）泌尿系统疾病：泌尿系结石、肿瘤，前列腺增生，前列腺疾病导致尿路梗阻等。

3）其他：脱水，高蛋白饮食，蛋白质分解代谢增高，水肿，腹水，胆道手术后，上消化道出血，妊娠后期妇女，磷、砷等化学中毒等，心输出量减少或继发于失血或其他原因所致的肾脏灌注下降。

（2）血清尿素氮降低：急性肝萎缩、中毒性肝炎、类脂质肾病等。

（二）肌酐

1. 正常参考范围　男性 53～106μmol/L，女性 44～97μmol/L。

2. 临床意义　血清肌酐增高的临床意义如下。

（1）肾脏疾病：急慢性肾小球肾炎、肾硬化、多囊肾、肾移植术后的排斥反应等。

（2）其他：休克、心力衰竭、肢端肥大症、巨人症、失血、脱水、剧烈活动。

（三）尿酸

1. 正常参考范围　酶法：男性 180～440μmol/L，女性 120～320μmol/L。

2. 临床意义

（1）血尿酸增高

1）疾病：痛风、高尿酸血症、急慢性肾炎、肾结核、肾积水、紫癜、多发性骨髓炎、重型肝炎等。

2）核蛋白代谢增强：如粒细胞性白血病、骨髓细胞增生不良、溶血性贫血、恶性贫血、红细胞增多症、甲状腺功能亢进症、一氧化碳中毒、牛皮癣等。

3）生理性：食用高嘌呤食物、木糖醇摄入过多、剧烈运动。

4）用药：三氯甲烷、四氯化碳、铅中毒，或服用非甾体抗炎药（阿司匹林、贝诺酯）、利尿药（氢氯噻嗪、甲氯噻嗪、贝美噻嗪、苄噻嗪、阿佐塞米、托拉塞米、依他尼酸）、抗高血压药（利血平、喷布洛尔、替米沙坦、氯沙坦、二氮嗪）、胰岛素、免疫抑制剂（环孢素、巯嘌呤、吗替麦考酚酯、他克莫司、西罗莫司）、抗结核药（吡嗪酰胺、乙胺丁醇）和维生素（维生素 C、维生素 B_1）等。

（2）血尿酸降低

1）疾病：恶性贫血、范科尼综合征。

2）饮食：高糖、高脂肪饮食。

三、其他指标临床意义

（一）血糖

1. 正常参考范围　空腹血糖：成人 3.9～6.1mmoL/L，儿童 3.3～5.5mmoL/L；餐后 2 小时血糖＜7.8mmoL/L。

2．临床意义

（1）血糖升高

1）胰岛素功能低下：胰岛素分泌不足的糖尿病、高血糖。

2）导致血糖升高的激素分泌增多：嗜铬细胞瘤、肾上腺素皮质功能亢进（库欣综合征）、腺垂体功能亢进（肢端肥大症）、甲状腺功能亢进症、巨人症、胰高血糖素瘤等。

3）其他疾病：颅内压增高、颅内出血、重症脑炎、颅脑外伤、妊娠呕吐、脱水、全身麻醉、情绪紧张等。

4）用药：服用一些影响糖代谢的药物，可引起一过性血糖升高。

（2）血糖降低

1）胰岛素分泌过多：胰岛 B 细胞瘤。

2）导致血糖升高的激素分泌减退：肾上腺素皮质功能减退、腺垂体功能减退、甲状腺功能减退等。

3）其他病症：长期营养不良、肝癌、重型肝炎、糖原贮积症、酒精中毒、妊娠、饥饿、剧烈运动等。

4）用药：应用磺脲类促胰岛素分泌药过量，或单胺氧化酶抑制药、血管紧张素转换酶抑制药、β 受体阻滞药、奥曲肽等药联合应用。

（二）糖化血红蛋白

1．正常参考范围　竞争免疫比浊法：4.8%～6.0%。

2．临床意义　糖化血红蛋白为葡萄糖与血红蛋白的结合物，且结合后不再解离，并持续于红细胞的生命周期中，因此，测定糖化血红蛋白和血红蛋白的百分率，能客观地反映测定前 1～2 个月的平均血糖水平，不仅用于糖尿病的诊断，还用于糖尿病尤其是 1 型糖尿病患者用药的疗效观察和用药监测。

（1）糖化血红蛋白增高：见于糖尿病、高血糖。

（2）糖化血红蛋白降低：见于贫血。

（三）总胆固醇

1．正常参考范围　3.1～5.7mmol/L。

2．临床意义

（1）胆固醇升高

1）动脉硬化及高脂血症：粥样硬化斑块、动脉硬化、冠状动脉粥样硬化性心脏病及高脂血症等。

2）其他疾病：肾病综合征、慢性肾炎肾病期、类脂性肾病糖尿病、甲状腺功能减退症、胆道梗阻、饮酒过量、急性失血及家族性高胆固醇血症。

3）用药：服用避孕药、甲状腺激素、肾上腺糖皮质激素、抗精神病药等。

（2）胆固醇降低：甲状腺功能亢进、严重肝衰竭、溶血性贫血、感染和营养不良、严重的肝脏疾病、急性重型肝炎、肝硬化等。

（四）甘油三酯

1．正常参考范围　0.56～1.70mmol/L。

2．临床意义

（1）甘油三酯升高

1）生理性：长期食用高脂肪食品、大量饮酒等。

2）动脉硬化及高脂血症：动脉粥样硬化、原发性高脂血症、家族性高甘油三酯血症。

3）其他疾病：胰腺炎、肝胆疾病（脂肪肝、胆汁淤积）、阻塞性黄疸、肥胖、糖尿病、糖原贮积症、严重贫血、肾病综合征、甲状腺功能减退症等。

4）用药：应用雌激素、甲状腺激素、避孕药等。

（2）甘油三酯降低：甲状腺功能亢进、甲状旁腺功能亢进、肾上腺皮质功能减退、肝功能严重障碍等。

（五）低密度脂蛋白胆固醇

1．正常参考范围　2.1～3.1mmol/L。

2．临床意义

（1）低密度脂蛋白胆固醇增多：主要是胆固醇增高可伴有 TG 增高，临床表现为Ⅱa 型或Ⅱb 型高脂蛋白血症，常见于饮食中含有胆固醇和饱和脂肪酸、低甲状腺素血症、肾病综合征、慢性肾功能衰竭、肝脏疾病、糖尿病、妊娠等。

（2）低密度脂蛋白胆固醇降低：见于营养不良、慢性贫血、肠吸收不良、骨髓瘤、严重肝脏疾病、高甲状腺素血症、急性心肌梗死等。

（六）高密度脂蛋白胆固醇

1．正常参考范围　1.20～1.65mmol/L。

2．临床意义

（1）高密度脂蛋白胆固醇增高：一般无临床意义，常与遗传有关。

（2）高密度脂蛋白胆固醇降低

1）生理性：吸烟、肥胖、严重营养不良，静脉内高营养治疗及应激反应后。

2）动脉硬化及高脂血症：脑血管病、冠心病、高脂肪蛋白血症Ⅰ型和Ⅴ型。

3）其他疾病：重症肝硬化、重症肝炎、糖尿病、肾病综合征、慢性肾功能不全、创伤、心肌梗死、甲状腺功能异常、尿毒症。

（七）乙型肝炎血清免疫学检查

1．正常参考范围　乙型肝炎病毒表面抗原（HBsAg）：阴性；乙型肝炎病毒表面抗体（抗 -HBs、HBsAb）：阴性；乙型肝炎病毒 e 抗原（HBeAg）：阴性；乙型肝炎病毒 e 抗体（抗 -HBe、HBeAb）：阴性；乙型肝炎病毒核心抗体（抗 -HBc、HBcAb）：阴性。

2．临床意义

（1）乙型肝炎病毒表面抗原：慢性或迁延性乙型肝炎活动期，与 HBsAg 感染有关的肝硬化或原发性肝癌。

（2）乙型肝炎病毒表面抗体：乙型肝炎恢复期，或既往曾感染过 HBV，且对 HBV 具有一定的免疫力；接种乙肝疫苗所产生的效果。

（3）乙型肝炎病毒 e 抗原：提示乙型肝炎患者的病情为活动性，在 HBV 感染的早期，表示血液中含有较多的病毒颗粒，提示肝细胞有进行性损害和血清具有高度传染性；若血清中 HBeAg 持续阳性，则提示乙型肝炎转为慢性，表明患者预后不良。

（4）乙型肝炎病毒 e 抗体：HBeAg 转阴的患者，即 HBV 部分被清除或抑制，病毒复制减少，传染性降低；部分慢性乙型肝炎、肝硬化、肝癌患者可检出抗 -HBe。

（5）乙型肝炎病毒核心抗体：抗 HBc-IgM 阳性是诊断急性乙型肝炎和判断病毒复制活跃的指标，提示患者血液有较强的传染性；HBc-IgG 阳性，高滴度表示正在感染 HBV，低滴度则表示既往感染过 HBV，具有流行病学意义。

第 3 节　治疗药物监测与给药个体化的检验指标

治疗药物监测（therapeutic drug monitoring，TDM）是临床药学服务的重要内容之一。它的任务是采用现代的分析测定手段，定量测定血液或其他体液中药物及其代谢物的浓度，并将所得的数据运用药动学原理拟合成各种数学模型，再根据求得的各种动力学参数制订最佳给药方案，从而提高药物疗效，降低药物不良反应，实现给药方案个体化。做好治疗药物监测与给药个体化工作需要涉及多学科的综合知识，包括药物分析、药动学、生物药剂学、药理学、药剂学、毒理学等。

一、血药浓度

血药浓度与药物疗效的关系密切，制订和调整给药方案的目标是让患者的血药浓度水平维持在有效血药浓度范围内。

（一）血药浓度与药物疗效

用药后疗效因人而异的反应即为用药个体差异。药物治疗作用的强弱与维持时间的长短，理论上取决于受体部位活性药物的浓度。一般血浆中活性药物浓度可间接作为受体部位活性药物的指标。

药物的药理作用与血药浓度密切相关。在用药剂量上不同个体间存在很大的差异，产生相同药理作用时的血药浓度却极为相近。因此将血药浓度作为一个指标来指导临床用药具有重要的意义。药物进入体内后，血液循环成为药物体内转运的枢纽。大多数药物只有到达作用部位和受体，并达到一定的浓度后，才产生一定的药理作用。多数药物的血药浓度与药理效应成平行关系，少数药物的血药浓度与药效无明显相关关系。

ER5-3 扫一扫　　治疗药物监测与给药个体化

（二）药动学参数

1. 血药浓度 - 时间曲线　简称药时曲线，为给药后定时采血测定血药浓度做出血药浓度随时间变化的动态曲线，可用于判断药物的疗效与毒性。药时曲线的三个重要参数，包括峰浓度（C_{max}）、达峰时间（T_{max}）、药时曲线下面积（AUC），常用 C_{max} 和 T_{max} 作为药物吸收快慢的具体指标；AUC 表示药物的吸收总量。

2. 速率常数　速率常数是描述速度过程的重要参数。以 h^{-1} 为单位，速率常数越大，过程进行也越快。

3. 半衰期（$t_{1/2}$）　半衰期的变化可以反映消除器官的功能状态，故当主要经肾脏消除的药物用于严重肾功能不全患者，或主要经肝脏代谢的药物用于肝病患者时，必须根据药物的消除率或半衰期而随时调整剂量。

4. 表观分布容积（V_d）　表观分布容积为描述药物在体内分布的药动学参数。它是指当药物在体内的分布达到动态平衡时，体内药物按血浆中同样浓度分布所需的体液总容积，即血药浓度与体内药量间的比值。表观分布容积小，表明药物主要分布于血浆中，而在组织和器官中的分布有限；表观分布容积大，则表明药物分布广泛，血药浓度很低时，药物大多与组织和器官有特异性结合或发生了蓄积。

5. 清除率（CL）　它是临床药动学中十分重要的参数，常用于设计长期给药方案。

6. 生物利用度（F）　是指某一药物制剂被吸收进入全身血循环中的速率和相对数量，即药物制剂在给药后产生的药时曲线下面积的比值。F 的大小与药物的理化特性和制剂特性有关。在多次给药时，F 是决定药物平均稳态血药浓度高低的重要因素之一。

7. 稳态血药浓度（$\overline{C}_{SS}$）　从临床用药的角度，通常认为在给药 5 个半衰期后，可视为达到稳态浓度。

（三）影响血药浓度的因素

影响药物浓度的因素很多，主要有药物方面和机体方面的因素。

1. 药物方面　生物利用度（药物被吸收进入血液循环的速度和程度），药物的相互作用，生物药剂学的范畴，包括剂型、药物理化性质、处方辅料、制剂工艺、储存和运输等。

2. 机体方面　年龄、肥胖、肝肾功能、心脏疾患、胃肠道功能、血浆蛋白的含量、遗传因素、环境因素等。

二、治疗药物监测

（一）治疗药物监测的意义

治疗药物监测（therapeutic drug monitoring，TDM），以生物药剂学和临床药理学为基础，运用现代分析手段测定血液或其他生物体液中的药物浓度，再根据药动学原理来制订合理的给药方案，以达到提高疗效、避免或减少不良反应的目的。其建立和发展得益于药剂学、药理学理论和分析技术的发展，而 TDM 的开展和逐步普及也带动和促进了一些相关学科如受体药理学、遗传药理学的发展和提高。因此，TDM 被公认为是现代医学的重大进展之一。

ER5-4 扫一扫　治疗药物监测

1. 增强药物治疗作用，降低药物毒性。

2. 根据血药浓度调整给药方法。

3. 解决患者个体差异造成的用药个体化困难。

（二）药物监测的工作流程

申请→取血→测定→数据处理→药师向医师提供结果的解释和建议→医师根据患者临床综合情况进行判断和确定是否需要修改给药方案。

（三）治疗药物监测的适用范围

1. 服用以下药物的患者有必要进行血药浓度监测

（1）治疗窗窄的药物。

（2）药动学呈非线性特征的药物。

（3）临床应用有严重药物不良反应的药物。

（4）药物相互作用具有显著临床意义的相关药物。

（5）有必要明确所期望治疗效果的药物。

（6）某一药物的目标浓度将决定临床治疗和预后情况。

（7）特殊人群：如新生儿及婴幼儿、老年人等药物排泄较慢者，药动学参数易发生改变者。

2. 如下特定情况尤其需要进行血药浓度监测

（1）临床怀疑药物或其代谢产物中毒。

（2）临床出现药物治疗继发反应或不良反应。

（3）评估潜在的药物相互作用。

（4）评估患者临床表现不稳定的治疗。

（5）评价药物治疗方案和改变药物治疗方案的依据。

（6）患者曾有不良反应或中毒。

（7）评估患者的用药依从性。

（四）需要进行监测的药物和临床指征

1. 临床监测血药浓度的目的

（1）判断是否使用或过量使用某种药物。

（2）制订科学的个体化给药方案，保证最佳的疗效和较低的不良反应的发生。只有血药浓度与药理效应平行的药物，即血药浓度在一定范围内才有治疗作用。低于该水平时无治疗作用，高于该水平会有负性药理作用或毒性作用的药物，才有监测意义。临床需监测的药物主要是在高血药浓度时，药物的毒性反应或副作用较大的药物；个体用药的剂量与疗效不一致时，需要监测。

2. 临床上需测定药物浓度进行监测的主要药物

（1）强心苷类：毒毛花苷 K、去乙酰毛花苷（西地兰）、地高辛和洋地黄毒苷。

（2）抗癫痫类药：苯妥英、苯巴比妥、酰胺米嗪、乙琥胺、丙戊酸钠、碳酸锂等。

（3）治疗情感性精神障碍药：丙米嗪类、去甲替林、阿米替林等。

（4）氨基苷类抗生素：链霉素、庆大霉素、卡那霉素、丁胺卡那霉素等。

（5）免疫抑制剂：环孢素 A、他克莫司（FK506）等。

（6）茶碱类平喘药。

三、药物基因组学新进展

药物基因组学是 20 世纪 90 年代末发展起来的基于功能基因组学与分子药理学的一门学科。它从基因水平研究基因序列的多态性与药物效应多样性之间的关系，即研究基因本身及其突变体对不同个体药物作用效应差异的影响，以此为依据开发药物，指导合理用药，提高用药的安全性和有效性，避免不良反应，减少药物治疗的费用和降低风险。

（一）研究内容与方法

药物基因组学是基于药物效应的遗传多态性提出来的。遗传多态性是药物基因组学的基础。药物遗传多态性表现为药物代谢酶的多态性、药物受体的多态性和药物靶标的多态性等。这些多态性的存在可能导致许多药物治疗中药效和不良反应的个体差异。药物基因组学从基因水平揭示这些差异的遗传特征，鉴别基因序列中的差异，在基因水平研究药效的差异，并以药物有效性及安全性为目标，研究各种基因突变与有效性及安全性之间的关系。

药物基因组学的研究不同于一般的基因学研究，不是以发现新的基因、探明疾病的发生机制、预见发病风险及诊断疾病为目的，而是研究遗传因素对药物效应的影响，确定药物作用的靶点，研究从表型到基因型的药物效应的个体多样性。单一基因突变对疾病的预测或治疗价值都是有限的，但是单一基因的突变对药物作用的影响则是十分明显的。因此，药物效应相关基因的研究比疾病相关基因的研究更具有临床使用价值。药物基因组学通过对选择药物起效、活化、排泄等过程相关的候选基因进行研究，鉴定基因序列的变异，估计它们在药物作用中的意义，用统计学原理分析基因突变与药物效应的关系，将基因的多态性与药物效应的个体多样性紧密联系在一起，使研究结果更易于在临床中得到应用。

药物基因组学将基因组技术，如基因测序、统计遗传学、基因表达分析等用于药物的研究开发及合理的应用。基因检测等技术的发展已经给鉴定遗传变异对药物作用的影响提供了前提条件，可用高效的测定手段，如凝胶电泳技术、聚合酶链反应（PCR）、等位基因特异的扩增技术、荧光染色高通量基因检测技术，来检测一些与药物作用靶点或与控制药物作用、分布、排泄相关的基因变异。DNA 阵列技术、高通量筛选系统及生物信息学等的发展，为药物基因组学研究提供了多种手段和思路。

（二）基因多态性与药效多态性

研究发现，与药物代谢及处置相关的基因多态性在群体中表现出典型的个体差异。分子测序技术的发展，以发现基因多态性（如单核苷酸多态性 SNP）为起始，通过生物化学或临床研究来评价基因多态性在患者中有无表型差异。许多与药物作用有关的基因已经被克隆和鉴定功能，如目前研究较细的细胞色素酶 P450 基因（CYP），它具有 4 种多态形式，即 CYP1A1、CYP2C9、CYP2C19 和 CYP2D6，其对药物的影响各不相同。

（三）在合理用药中的应用

药物基因组学通过对患者的基因检测，如对一些疾病相关基因的 SNP 检测，进而对特定药物具敏感性或抵抗性的患病人群进行 SNP 差异检测，指导临床开出"基因合适"的药方，使患者得到最佳治疗效果，从而达到"用药个体化"的目的。

目前，已经有人将药物基因组学知识应用于高血压、哮喘、高血脂、内分泌、肿瘤等的药物治疗中。如原发性高血压是多因素诱发的疾病，抗高血压药物的不同药效和耐受性与遗传变异有关。Ferrari 发现，一种细胞骨骼蛋白、内收蛋白的基因多态性与高血压的发病、对钠敏感性及对利尿药的效果相关。因此在抗高血压治疗中需要用利尿药时，可以对患者预先进行基因检测，以确定是否选择使用此药。

通过对 β_2 肾上腺素受体的基因多态性及其对 β_2 肾上腺素受体激动药的敏感性关系的研究，发现 β_2 肾上腺素受体的基因多态性影响 β_2 肾上腺素受体激动药福莫特罗的脱敏效果，β_2 肾上腺素受体激动药改善肺通气的作用对 Gly 纯合子个体明显比 Arg 纯合子个体要强，杂合子个体介于两者之间。

载脂蛋白 E（ApoE）的基因多态性，影响绝经后妇女用雌激素替代疗法（ERT）时的血脂和脂蛋白的浓度。人群中的 ApoE 有 3 个等位基因：$E2$、$E3$、$E4$，ERT 能使具有 $E2$ 型基因的妇女血中总胆固醇含量大大高于 $E3$、$E4$ 型，提示医师在绝经期妇女中使用 ERT 时，可事先检测患者的 ApoE 基因，对具有 $E2$ 型基因的妇女在治疗过程中密切监测甘油三酯浓度。通过对不同个体的药物代谢相关酶、转运因子、药物作用靶点的基因多态性的研究，对突变的等位基因进行分离和克隆，在分子诊断水平上建立以聚合酶链反应为基础的基因型分析方法，在治疗患者各种疾病前检测其基因型，更精确地选择适当的治疗药物和合适的剂量以减少不良反应的发生，对患者的治疗具有很大的意义。

可以预见，随着基因分析技术的飞速发展，越来越多的药物效应的个体差异与基因多态性的关系被阐明，药物基因组学将广泛地指导和优化临床用药。

四、给药个体化的实施

（一）给药个体化简述

通过测定体液的药物浓度，计算出各种药物动力学参数，然后设计出每个人的给药方案就是给药个体化。给药个体化要根据不同情况随时调整，药师要深入临床，并与临床医师密切配合。

（二）给药个体化的步骤

明确诊断，选择合适的药物及给药途径，确定初始给药方案。患者按初始给药方案用药后，在随时观察临床效果的同时，按一定时间采取血样标本，测定血药浓度，处理数据，求出药物动力学参数，制订调整后的给药方案，用于患者。根据具体情况，可重复上述过程，反复调整给药方案。

（三）给药个体化的进展

把握社会需求，推动研发模式转变的新动向。近年来，全球生物医药产业始终稳步增长，具有强劲的社会需求。社会需求变化推动了创新药物研发模式的转变。从20世纪末到21世纪初，转化医学研究的新模式兴起，强调要重视以临床研究的需要和发现来牵引基础研究、驱动创新药物研发，实行基础研究和临床研究之间的双向转化。在这种新模式下，以系统生物医学为指导和基于临床需求的创新药物研发策略越来越得到重视。社会需求推动研发模式转变，还有一个突出表现是个性化药物的出现。个性化药物是指根据个体携带的遗传信息量身定做疾病防治药物，这是遗传药理学和药物基因组学发展带来的一场革命。由于许多慢性复杂性疾病是高度异质性的，目前临床使用的许多药物有效率不到50%，有的仅为20%～30%，这种状况凸显了个性化治疗的重要性和紧迫性。美国提出"精准医疗"，使个性化医疗进一步引起世界关注。个性化医疗的关键在于个性化药物。个性化药物的研究和应用现已成为转化医学、精准医疗研究的重要方面，在新药研究和临床应用中发挥着重要作用，已经上市和处于研发后期的个性化药物数量快速增长。我们应密切关注社会需求，给创新药物研发带来的模式转变。

知识链接

基因多态性与药效多态性

由基因多态性产生的等位基因不仅与疾病如肿瘤、阿尔茨海默病和帕金森病等相关，而且影响药物的代谢、活性、作用途径、不良反应等，使药物的效应呈现多态性。迄今为止，在整个人群中已经鉴定出的数十种酶的活性因人而异，这可能决定了药物对患者产生有利、有害甚至是致命的反应。最典型的例子如异烟肼治疗结核病患者，反应不一样是编码N-乙酰转移酶（NAT1和NAT2）的基因差异所致。NAT2等位基因会造成"慢乙酰化"的表型，使药物代谢缓慢，药物分子在体内停留的时间延长，以致患者发生肢端疼痛、麻痹和虚弱等不良反应。而对N-乙酰转移酶活性较高的"快乙酰化"的患者，能快速将异烟肼转化，则不会发生这些不良反应。

复习思考题

1. 简述常用医学检验指标对合理用药的作用。
2. 简述血药浓度、治疗药物监测与给药个体化的用药指导意义。
3. 简述药物基因组学在合理用药中的应用新进展。

（王贵年　蒋　博）

第**6**章

临床疾病用药

第1节 药物治疗基础知识

> 📖 **学习目标**
>
> 1. 掌握药物治疗方案制订的一般原则和基本步骤。
> 2. 熟悉药物治疗方案制订和调整的基本方法。
> 3. 了解药物治疗的必要性、适度性、安全性、有效性、经济性、规范性相关要求。

一、药物治疗方案制订的一般原则

（一）药物治疗方案制订要点

合理的药物治疗方案可以使患者获得必要的、适度的、安全的、有效的、经济的、规范的药物治疗。制订药物治疗方案应考虑以下几点。

> ER6-1 扫一扫 药物治疗方案制订的一般原则

1. 为药物治疗创造条件 如改善环境、改善生活方式（限盐、禁酒）。
2. 确定治疗目的 应选择合适的药物以预防发病、去除诱因、消除疾病、控制症状、治疗并发症，以及为其他治疗创造条件或增加疗效。
3. 选择适宜的用药时机 强调早诊断、早治疗。
4. 选择合适的剂型和给药方案 应该以年龄、身高、体重、肝肾功能为依据。
5. 选择合理配伍用药 联合用药应做到疗效协同或相加，不良反应抵消或减弱，不增加用药风险和费用，使用方便、依从性好。
6. 确定合适的疗程 依据病情、治疗反应、治疗目标等确定合适的疗程。
7. 药物与非药物疗法的结合 非药物疗法包括手术治疗、康复治疗、心理治疗、饮食调整、适度运动、戒除不良生活习惯等。

（二）药物治疗的必要性

药物治疗是最基本、最常用的治疗手段，其可通过杀灭、抑制病原体去除病因，或通过补充体内基本物质发挥替代作用。因此药物治疗是必要的。

（三）药物治疗的适度性

药物适度治疗是指在明确疾病诊断的基础上，从病情的实际需要出发，以循证医学为基础，选择适当的药物治疗方案。药物过度治疗及治疗不足均不符合要求。药物过度治疗是指超过疾病治疗需要，使用大量药物且没有得到理想效果的药物治疗。药物过度治疗表现为超适应证用药、剂量过大、疗程过长、无病用药、轻病用重药等。药物治疗不足表现为剂量不够，疗程太短。

（四）药物治疗的安全性

药物在发挥治疗作用的同时，也可能对机体产生不同程度的损害，产生药源性疾病或者改变病原体对药物的敏感性，使药物难以达到预期的效果。所以保证患者的用药安全是药物治疗的前提。引发药物治疗安全性问题的原因主要有以下几点。

1. 药物本身固有的毒理学特性，如氨基糖苷类抗生素有耳毒性。

2. 药品质量问题，如假药、劣药、有害杂质超标等。

3. 药物的不合理应用，如剂量不合理、疗程不合理、突然停药、药物相互作用、未考虑特殊人群用药等。

4. 给药错误，如医嘱输入、执行错误。

知识链接

合理用药监测系统

合理用药监测系统（prescription automatic screening system，PASS），是促进临床合理用药工作的数据库应用系统。其根据临床合理用药的基本特点和要求，运用信息技术对科学、权威及不断涌现的医药学及其相关学科的知识进行标准结构化处理，以此实现医嘱自动审查和医药信息在线查询，及时发现潜在的不合理用药情况，以帮助医师、药师等临床专业人员在用药过程中可以及时有效地掌握和利用医药知识来预防药物不良事件的发生。

PASS 可以为药师提供一个合理用药监控的工作平台。PASS 是通过采用计算机数据库等技术，根据医学、药学的专业审查原理，以医学、药学专业知识作为标准，在录入医嘱时可以提供相关药物资料信息，并且对医嘱进行药物过敏、药物相互作用、不良反应、药物禁忌、注射剂体外配伍等审查来协助医师、药师等临床专业人员正确筛选药物和确定医嘱，并在发现问题时能及时进行提醒和警示，以减少错误发生的可能。

（五）药物治疗的有效性

药物治疗的有效性是选择治疗药物的首要标准，应考虑以下因素。

1. 只有药效大于不良反应，药物治疗的有效性才有实际意义。

2. 药物方面因素　药物的理化性质、剂型、给药途径、药物之间的相互作用、个体化差异等因素均可影响药物治疗的有效性。选择原则是选择对因治疗、对症治疗的药物，选择生物利用度高、能维持有效血药浓度的剂型和给药途径，避免可能产生不良相互作用的药物。

3. 机体方面因素　患者的性别、年龄、体重、病理状态、精神因素、生物节律、遗传特征等因素对药物治疗效果均可产生重要影响。

4. 药物治疗的依从性　患者治疗的依从性良好与否对药物治疗效应的影响很大。医患沟通不到位、患者缺乏信任、治疗方案烦琐难以执行、药物不良反应影响、经济问题等原因均会造成患者对治疗的依从性差。

（六）药物治疗的经济性

药物治疗的经济性是指以最低的药物成本，达到最好的治疗效果。制订药物治疗方案时需考虑治疗的总成本，而不仅是单一的药费。为了提高药物治疗的经济性，需要从以下几个方面采取行动：要控制药物需求的不合理增长，不要盲目追求新药及高价药；要控制有限药物资源的不合理配置，以避免资源浪费与资源紧缺；要避免被经济利益所驱动的过度药物治疗。

（七）药物治疗的规范性

在药物治疗方面，药物治疗指南和临床专家共识可规范医师的诊疗行为，减少诊疗的随意性和盲目性。药物治疗指南是在循证医学理论的指导下，以最优的临床证据为基础，在对疾病的治疗方案验证和优化的基础上形成的系统。成熟、规范化的疾病治疗指南，是保证合理用药的重要措施。指南往往根据疾病的分型、分期，疾病的动态发展及并发症，对药物剂量、剂型、给药方案及疗程进行规范指导。另外在针对某一具体患者时，既要考虑到指南的严肃性，又要兼顾个体化的灵活性。

二、药物治疗方案制订的基本过程

制订药物治疗方案时，应首先确定治疗目标。治疗目标是在对疾病和患者情况充分认识的基础上，确立的疾病治疗的最终结果。

治疗目标越明确，治疗方案越简单，选择药物就越容易。同时目标还要涉及改善患者的远期生活质量，让患者获得最大疗效。如控制高血压，治疗目标不仅是严格控制血压，更应是降低心脑血管并发症的风险。另外患者对治疗结果的期待与医药工作者确定的治疗目标往往是不同的，这常会影响患者对治疗的依从性。因此，要与患者进行有效的沟通与交流。确定治疗目标后，便需要根据患者病情和药物的适应证选择适合的药物、合理的药物配伍、用药时机、剂型、给药途径，确定合适的给药方案和疗程。

（一）识别和评估患者的症状和体征，给予非处方药物信息

执业药师应当掌握常见病症（如发热、疼痛、视疲劳、沙眼、急性结膜炎、上呼吸道感染与流感、鼻塞、过敏性鼻炎、咳嗽等）的特征，掌握国家药品监督管理局公布的非处方药物的选用及用药注意事项等知识，辅助公众用药，保障患者用药安全。

（二）治疗药物选择的基本原则及方法

针对一个治疗目标往往有多个治疗方案，多种治疗药物，需要综合考虑药物的安全性、有效性、经济性，也要考虑给药的方便性。安全性是药物治疗的前提，药师主要着眼于禁忌证和药物相互作用以及一些特殊人群（如妊娠期妇女、哺乳期妇女、儿童、老年人、肝肾功能障碍患者等）的药物使用；有效性是选择药物的首要标准，药物必须达到最低有效血药浓度；经济方面主要受治疗成本影响，治疗成本、患者的经济状况、医疗保险情况等是选择药物时必须面对的实际问题。考虑药物的治疗成本时应该注重的是治疗的总支出，即治疗总成本，而不是单一的药费；给药方便性可能影响患者对治疗的依从性，如沙丁胺醇吸入剂是用于控制急性支气管哮喘发作的常用药品，但对小于 3 岁患儿，应静脉滴注，通过调整滴速，减少不良反应的发生，保证治疗效果。所以选择治疗药物时，应参考权威的专科诊疗指南、大规模随机对照临床试验的结果，并结合临床经验及患者体内的药动学等个体情况做出决定。

（三）临床给药方案制订和调整的基本步骤和方法

给药方案是指为治疗提供药物剂量和给药间隔的一种计划表。药物手册和药品说明书上推荐的标准剂量方案，属于群体模式化方案。其适用范围取决于这些研究所选择的受试者群体的代表性。在多数情况下患者间的个体差异是有限的，故可以用群体化方案进行治疗。

1. 制订和调整给药方案的基本步骤

（1）制订初始给药方案：先以群体药动学参数（$t_{1/2}$，V_d 等）和药效学参数（治疗窗浓度范围）为根据，结合患者的一般性个体数据（如年龄、体重、肝肾疾病病史等）计算初始剂量，

制订初始给药方案，并用此方案进行治疗。

ER6-2 扫一扫测一测

（2）方案的评估和优化：对患者药效学（疗效、不良反应）和药动学（血药浓度）进行评估。如果评估结果明显偏离预期值，则需对原方案进行优化，进行新一轮治疗，直到获得满意的个体化给药方案。必要时，可按个体数据重新计算给药方案。

2. 制订给药方案的基本方法 制订给药方案，首先要明确目标血药浓度范围。目标血药浓度范围一般是文献报道的安全有效范围，特殊患者可以根据临床观察的药物有效性或毒性反应来确定。药物手册和药物说明书中推荐的标准剂量方案所述的药物剂量大多数是可以保证有效血药浓度的平均剂量，一般是基于药物临床试验的研究结果而制订的，属于群体模型化方案。由于多数情况下患者之间个体差异是有限的，所以在初始治疗时，对安全、低毒的药物采用标准剂量方案所获得预期疗效的概率是最大的。

（1）根据半衰期确定给药间隔

1）半衰期小于30分钟：一般治疗指数低的药物需要静脉滴注给药，治疗指数高的药物可以分次给药，但维持剂量随给药间隔时间的增加而增加。

2）半衰期在30分钟至8小时：主要考虑治疗指数及用药的方便性。治疗指数低的药物，可以每个半衰期给药1次，也可以静脉滴注给药；而治疗指数高的药物可每1～3个半衰期给药1次。

3）半衰期为8～24小时：最方便和最理想的给药方案为每个半衰期给药1次，首剂加倍可立即达到稳态。

4）半衰期大于24小时：每天给药1次，首剂加倍可立即达到稳态。

案例导入 患者张女士，46岁。2年前出现关节痛，累及双腕关节，经服用镇痛药后缓解。半年前关节痛再次出现，反复且伴发热。体温为37.6℃，且疼痛关节数增加，累及膝、肘关节，双手、双足小关节，疼痛程度加重伴随肿胀，有晨僵现象，每日持续2小时。检查结果：红细胞沉降率加快、抗双链DNA抗体阳性、类风湿因子阳性。初步诊断为类风湿关节炎。

处方用药如下：

双氯芬酸钠片 25mg，一日1次，口服

美洛昔康片 15mg，一日1次，口服

泼尼松片 20mg，一日2次，口服

请分析以上用药是否合理，并说明理由。

（2）根据平均稳态血药浓度制订给药方案：此法是以平均稳态血药浓度（$\overline{C_{ss}}$）作为设计给药方案的指标，通过调整给药剂量（D）或给药间隔时间（τ），达到所需平均稳态血药浓度。通常是根据$\overline{C_{ss}}$和τ而确定。

由公式：

$$\overline{C_{ss}} = \frac{F \cdot D}{k \cdot V_d \cdot \tau} = \frac{F \cdot D}{CL \cdot \tau}$$

可得：

$$D = \frac{\overline{C_{ss}} \cdot CL \cdot \tau}{F}$$

式中，$\overline{C_{SS}}$ 为平均稳态血药浓度，F 为生物利用度，D 为给药剂量，k 为消除速率常数，V_d 为表观分布容积，CL 为清除率，τ 为给药间隔时间。

（3）根据峰、谷浓度设计给药方案

利用公式：

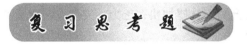

$$(\overline{C_{SS}})_{max} = \frac{D}{V}\left(\frac{1}{1-e^{-k\tau}}\right)$$

$$(\overline{C_{SS}})_{min} = (\overline{C_{SS}})_{max} \cdot e^{-k\tau}$$

可得合适的给药间隔或剂量。若有效血药浓度范围窄，且药物半衰期短，可增加给药次数以减少血药浓度的波动。

3. 调整给药方案的基本方法　制订给药方案的目标是将血药浓度水平维持在治疗窗内，如果出现治疗窗改变；血药浓度 - 时间曲线改变（包括整体降低或升高，或因大幅波动超出治疗窗）；治疗窗和药时曲线均改变等情况，应对标准给药方案进行相应的调整，实行个体化治疗。

（1）根据治疗药物监测（TDM）结果调整给药方案：包括一点法、重复一点法、稳态一点法、Bayesian 反馈法和 PK/PD 参数法等。

（2）根据患者生化指标调整给药方案：对主要经肝脏消除的药物，可根据患者的肝功能指标调整给药剂量；对主要经肾脏排泄的药物，可根据患者的肌酐清除率计算适宜的给药剂量；对于抗凝血药，可根据国际标准化比值（INR）调整给药剂量。

为了获得与治疗窗相适应的药时曲线走势，有三种调整给药方案的途径：包括改变每日剂量、改变给药间隔或两者同时改变。每日剂量决定药时曲线水平位置的高低，而给药间隔影响药时曲线上下波动的程度。所以应根据药物的 PK/PD 特点以确定选择何种方式。

随着社区药店的发展，社区药师也需制订相应的用药指导与慢性病用药管理方案，目前尚处于起步阶段，更是我国老龄化社会发展、人民健康需求多元化的必然趋势。

复习思考题

1. 简述制订和调整给药方案的基本步骤。　　3. 简述调整给药方案的基本方法。

2. 简述制订给药方案的基本方法。

第 2 节　常见病症的用药指导

📖 **学习目标**

1. 掌握 11 种常见病症的药物治疗（非处方药与处方药）及常用药物的合理使用。（注：11 种常见病症包括发热、头痛、咳嗽、鼻塞、上呼吸道感染、流感、过敏性鼻炎、沙眼、急性结膜炎、口腔溃疡、肠道寄生虫病）

2. 熟悉常见病的病因与分型，以及用药安全与用药咨询。

3. 了解 11 种常见病症的主要或典型临床表现。

4. 学会对 11 种常见病症开展药学服务。

案例导入　　患者，男，19岁，在校大学生。一天前夜间受凉，次日出现头痛、鼻塞、流清涕的症状，咽喉无肿痛，体温为37.6℃。患者在3天后有一场重要的篮球比赛，希望早日痊愈全力奔赴赛场。他从室友处找到了美扑伪麻片（新康泰克）、复方氨酚烷胺片（感康），以及阿莫西林，准备三药一并服用。

　　请思考：1. 如果你是他的同学，是否该阻止他三药同服？为什么？

　　　　　　　2. 请为其制订用药方案及提示用药注意事项。

一、发热的用药

（一）疾病概述

　　人体的正常体温在37℃左右，但不同部位测量到的体温有所不同，其中以内脏温度最高，头部次之，而在皮肤和四肢末梢的温度最低。此外，体温还受昼夜、性别、年龄及机体活动状况等因素的影响。

　　发热是指体温超过正常范围。当直肠温度超过37.6℃、口腔温度超过37.3℃、腋下温度超过37.2℃，昼夜间波动超过1℃时即为发热。按体温状况，发热可分为以下几种情况：①低热，37.4～38.0℃；②中等度热，38.1～39.0℃；③高热，39.1～41.0℃；④超高热，41.0℃以上。

　　引起发热的原因各不相同。其机制为感染原、细菌内毒素与其他外源性致热原进入人体后，与粒细胞、单核细胞等相互作用产生内源性致热原，导致下丘脑体温调节中枢前列腺素合成与释放，从而引起人体发热。其原因主要有以下几种：①非感染因素，包括炎症、组织损伤、血液病、过敏、结缔组织病、肿瘤、器官移植排斥反应、恶性病或其他疾病的继发后果；②感染因素（最常见），包括细菌、病毒、寄生虫等感染；③女性在月经期或排卵期体温会略微升高，甚至产生低热，属于正常生理现象；④使用某些药物的过程中可能因为过敏引起的发热，是一种药源性疾病，在抗菌药中比较常见。

（二）临床表现

　　发热主要表现为体温升高、脉搏加快、乏力，突然发热常为0.5～1.0天，持续热为3～6天。出现以下情况时应密切关注。

　　1. 若出现头痛、四肢关节痛、咽喉痛、畏寒、乏力、鼻塞或咳嗽，则可能伴有感冒。

　　2. 若血常规检查白细胞计数高于正常值，则可能有细菌感染；若白细胞计数低于正常值，则可能有病毒感染，但流行性乙型脑炎会出现外周血液中的白细胞计数增高。

　　3. 若儿童伴有咳嗽、流涕、眼结膜充血、麻疹黏膜斑及全身斑丘疹，则可能是麻疹。若儿童或青少年伴有耳垂为中心的腮腺肿大，则多为流行性腮腺炎。

　　4. 发热出现间歇期，表现为间歇发作的寒战、高热，继之大汗，可能是化脓性感染或疟疾。

　　5. 持续性高热，如24小时内波动持续在39～40℃，居高不下并伴随寒战、胸痛、咳嗽、咳铁锈色痰，可能伴有肺炎。

　　6. 起病缓慢，持续稽留热，无寒战，脉缓、玫瑰疹、肝脾大，可能伴有伤寒。

ER6-2 扫一扫测一测

（三）药物治疗

　　1. 治疗目标　缓解发热患者体温。

　　2. 常用药物　非甾体抗炎药。

（1）非处方药

1）对乙酰氨基酚：解热作用强，镇痛作用较弱，但作用缓和而持久，对胃肠道刺激小，正常剂量下较为安全有效，大剂量对肝脏有害，可作为退热药的首选，尤其适宜老年人和儿童服用。成人一次 0.3～0.6g，每隔 4 小时 1 次，或每日 4 次，1 日量不宜超过 4g；儿童按体重一次 10～15mg/kg，或按体表面积每日 1.5g/m²，每隔 4～6 小时重复用药 1 次，每日少于 4 次，用药不超过 3 天。

2）阿司匹林：口服后吸收迅速而完全，解热镇痛作用强。成人一次 0.3～0.6g，每日 3 次；儿童一日 30～60mg/kg，分 4～6 次服用，或一次 5～10mg/kg。儿童病毒性感染所引起的发热应避免使用本药，可能导致瑞夷综合征。

3）布洛芬：具有解热镇痛抗炎作用，镇痛作用比阿司匹林强 16～32 倍，抗炎作用较弱，退热作用与阿司匹林相似但更持久。胃肠道不良反较轻，易于耐受，为此类药物中对胃肠刺激性最低的。成人及 12 岁以上儿童一次 0.2～0.4g，每日 3～4 次；1～12 岁儿童，每次 5～10mg/kg，每日 3 次。

4）贝诺酯：对胃肠道的刺激性小于阿司匹林。口服一次 0.5～1g，每日 3 次，老年人用药一日不超过 2.5g。

（2）处方药：对短暂发热性惊厥，需以温水擦浴或给予解热镇痛药，若呈持续惊厥（一次发作持续 30 分钟及 30 分钟以上）或周期性惊厥，或已知危险的儿童发生此两种惊厥存在可能性的，需要积极治疗，同时给予地西泮。

（四）用药安全与用药咨询

1. 解热镇痛药只能缓解发热者体温，并不能起到对因治疗的作用。故应严格掌握用量，避免滥用，老年人应适当减少剂量，并注意间隔 4～6 小时用药，同时在解热时多饮水、及时补充电解质。

2. 注意本类药物对胃肠道的刺激，多数解热镇痛药（肠溶制剂除外）宜在餐后服，不宜空腹服药。

ER6-3 扫一扫测一测

3. 注意用药禁忌证，老年人、肝肾功能不全者、血小板减少症者、有出血倾向者、上消化道出血或穿孔病史者，应慎用或禁用；患有心脏病、高血压病、甲状腺疾病、糖尿病、前列腺肥大、胃溃疡和青光眼等患者，应在医师或药师的指导下使用此类药物。

4. 注意本类药物对妊娠期妇女的影响。阿司匹林、对乙酰氨基酚皆可透过胎盘屏障，已有阿司匹林导致新生儿出生缺陷、对乙酰氨基酚影响胎儿免疫系统发育的报道，因此应考虑到孕妇用药后的不良影响。而布洛芬用于妊娠晚期孕妇会使孕期延长，引起难产或产程延长。

ER6-4 扫一扫测一测

5. 不宜同时应用两种以上的解热镇痛药（特别在使用含有本类药物的复方感冒药时），以免引起肝、肾、胃肠道的损伤。

6. 用药期间不宜饮酒或饮用含乙醇的饮料，避免加重对胃肠黏膜的刺激。

7. 解热镇痛药用于解热一般不超过 3 天，如症状未缓解或消失应及时向医师咨询，不得长期服用。如发热持续 3 天不退，或伴有寒战、胸痛、咳嗽，儿童发热在 39℃ 以上同时神志不清，严重疼痛、频繁呕吐或长期反复发热或有不明白原因的发热时，应到医院就诊。

8．2个月以内的婴儿禁用任何退热药。儿童体温达到39℃，经物理降温无效时，宜用含布洛芬的混悬液或含对乙酰氨基酚的滴剂，不宜用阿司匹林。

二、头痛的用药

（一）疾病概述

头痛是最常见的一种症状，是机体受到伤害性刺激后发出的一种保护性反应，同时也是很多疾病的前驱症状。导致头痛的病因很多，如感冒、脑膜炎、感染性发热、鼻窦炎；同时头痛也是某些病症的信号，如高血压病、基底动脉供血不足、动脉粥样硬化、脑外伤、卒中；此外，近视、散光、屈光不正、青光眼或其他原因引起的眼压升高也常会导致头痛。国际头痛协会于2018年制定了第三版《国际头痛分类》，将头痛分为：①原发性头痛，如偏头痛，紧张性头痛等；②继发性头痛，如缘于头颈部创伤的头痛，缘于头颈部血管病的头痛，缘于颅内非血管疾病的头痛，物质滥用或者物质戒断引起的头痛，缘于感染的头痛等；③痛性颅神经病，其他面痛和其他头痛。

（二）临床表现

常见为胀痛、闷痛、撕裂样痛、电击样疼痛、针刺样痛，部分伴有头部紧箍感及血管搏动感，以及恶心、呕吐、头晕等症状。继发性头痛还可伴有其他系统性疾病症状或体征，如感染性疾病常伴有发热，颅内血管病变常伴偏瘫、失语等神经功能缺损症状等。

（三）药物治疗

1．治疗目标　解除头痛，缓解紧张。

2．常用药物　非甾体抗炎药、麦角胺类药。

（1）非处方药

1）非甾体抗炎药：对乙酰氨基酚，成人一日不宜超过4g，老年人一日不超过2g，镇痛不宜超过10天。布洛芬，一日最大剂量2.4g（两次用药间隔4～6小时），儿童一次5～10mg/kg。

2）谷维素、维生素B_{12}：对紧张性头痛、长期精神比较紧张者、神经痛，推荐合并使用。谷维素口服，一次10～30mg，每日3次。维生素B_{12}口服，一次10mg，每日3次。

（2）处方药

1）治疗紧张性头痛，首先应查找病因并针对性治疗，如纠正导致头颈部肌肉紧张性收缩的异常姿势，伴随情绪障碍者可适当给予抗抑郁药；长期精神较紧张者，推荐使用地西泮。

2）治疗发作性紧张性头痛，可选阿司匹林、对乙酰氨基酚、罗通定、双氯芬酸、麦角胺咖啡因及5-羟色胺激动药（如佐米曲坦）等。

3）治疗偏头痛，可选用罗通定、苯噻啶、麦角胺咖啡因。

（四）用药安全与用药咨询

1．不能盲目镇痛，初感疼痛时不可轻易用药，以免掩盖病因。

2．为减轻患者的疼痛，在不影响对因治疗的同时，可选用解热镇痛药中的非处方药。

3．解热镇痛药用于镇痛最多不超过5天，如病情未缓解或者加重，如伴有嗜睡、发热、神志不清者应及时到医院就诊。

三、咳嗽的用药

（一）咳嗽概述

人体在正常情况下通过咳嗽反射将分泌物或异物排出呼吸道，从而保证呼吸道通畅，是一种自我防御机制。若能通过轻微且不频繁的咳嗽将异物排出时，则不必使用药物。但针对无痰的剧烈干咳、有痰的频繁且剧烈的咳嗽，应适当使用镇咳药，以此减轻患者的痛苦，也可避免发生由剧烈咳嗽带来的并发症。咳嗽通常按持续时间分为三类：①急性咳嗽时间＜3 周；②亚急性咳嗽为3～8 周；③慢性咳嗽＞8 周，慢性咳嗽的产生原因较多，不仅与呼吸系统疾病有关，可能还与心血管系统疾病有关。

（二）临床表现

1. 咳嗽的性质　咳嗽无痰或痰量极少，称为干性咳嗽。干咳或刺激性咳嗽常见于急性或慢性咽炎、急性支气管炎初期、气管受压、支气管异物、支气管肿瘤、胸膜疾病、原发性肺动脉高压及二尖瓣狭窄等。咳嗽伴咳痰称为湿性咳嗽，常见于慢性支气管炎、支气管扩张、肺炎、肺脓肿和空洞型肺结核等。

2. 咳嗽的时间与规律　突发性咳嗽由于吸入刺激性气体或异物、淋巴结或肿瘤压迫气管或支气管分叉处所引起。发作性咳嗽可见于百日咳、支气管结核及以咳嗽为主要症状的支气管哮喘（变异性哮喘）等。长期慢性咳嗽，多见于慢性支气管炎、支气管扩张、肺脓肿及肺结核。夜间咳嗽常见于左心衰竭和肺结核患者，引起夜间咳嗽的原因可能是肺淤血加重及迷走神经兴奋性增高。

3. 咳嗽的病因分析　①伴随轻咳或干咳，偶见稀薄白痰多为感冒引起；除以上症状外，伴有胸痛、头痛、咽喉痛、高热等多为流行性感冒引起。②患者多为儿童，出现阵发性剧烈痉挛性咳嗽，当痉挛性咳嗽终止时伴有鸡鸣样吸气回声，病程长达 2～3 个月者为百日咳。③支气管病变所伴随的咳嗽，在支气管哮喘发作前常有鼻塞、流涕、打喷嚏、咳嗽、胸闷等先兆，继之反复性喘息、呼吸困难、胸闷、连续性咳嗽、呼气性困难、哮喘并有哮鸣音，继而咳痰，痰液多为白色、黄色或淡黄色；支气管扩张常有慢性咳嗽，有大量脓痰及反复咯血。④出现低热或高热、消瘦、轻咳、胸痛、盗汗、心率加快、食欲减退等症状，少数人有呼吸音减弱，偶可闻及干或湿啰音，有黄绿色痰，伴随以上症状时为肺结核。⑤起病突然，伴高热、寒战、胸痛、咳铁锈色痰为肺炎。⑥药品不良反应所致的咳嗽约 20% 由如卡托普利、胺碘酮、氢氯噻嗪、对氨基水杨酸钠等不良反应所致，此时使用镇咳药无法立竿见影，应及时停、换导致咳嗽的药物。

（三）药物治疗

1. 治疗目标　急性咳嗽的治疗以对症为主；亚急性咳嗽要首先明确是否继发于上呼吸道感染而致，并实施经验性治疗；慢性咳嗽则要找到病因，以病因为导向，开展相应的治疗。

2. 治疗药物　中枢性镇咳药、外周性镇咳药。

（1）非处方药

1）根据咳嗽的症状选药：以刺激性干咳或阵咳症状为主者宜选苯丙哌林，一次 20～40mg，每日 3 次；或喷托维林，一次 25mg，每日 3～4 次；伴有咳痰时，应首先考虑使用祛痰药。

2）根据咳嗽的频率和程度选药：频繁或剧烈的咳嗽首选苯丙哌林（镇咳作用是可待因的 2～4 倍），次选右美沙芬；咳嗽较弱者可选喷托维林（镇咳作用是可待因的 1/3）。

3）根据咳嗽的发作时间选药：白天咳嗽宜选用苯丙哌林；夜间咳嗽宜选用右美沙芬，一次使用 30mg 时有效时间可长达 8～12 小时，比相同剂量的可待因作用时间长，因此适合于夜间镇咳。

4）复方感冒制剂的选药：对于感冒所致咳嗽，一般选用右美沙芬。

（2）处方药

1）对频繁、剧烈无痰干咳及刺激性咳嗽，尤其是胸膜炎伴胸痛的咳嗽患者，应选用可待因，其能直接抑制延髓的咳嗽中枢，镇咳作用强大而迅速。成人一次 10～20mg，每日 3～4 次。

2）对呼吸道有大量痰液并阻塞呼吸道者，可及时应用司坦类黏液调节剂，如羧甲司坦或祛痰药如氨溴索，使痰液排出。

3）对合并气管炎、支气管炎、肺炎和支气管哮喘者，凭医师处方或遵医嘱服用抗感染药物，从而消除炎症。

（四）用药安全与用药咨询

1. 发生干性咳嗽时可单独使用镇咳药；发生湿性咳嗽时，应以祛痰为主，慎重选择镇咳药以免痰液滞留于呼吸道。

2. 当镇咳药连续使用 1 周，若症状并未缓解时应及时就医；对支气管哮喘引起的咳嗽，宜合并应用平喘药。

ER6-5 扫一扫测一测

3. 使用麻醉药品可待因时应遵守有关规定，因其反复使用会产生成瘾性。并且婴幼儿、未成熟新生儿、过敏、多痰者禁用；分娩期及哺乳期妇女慎用，分娩期使用将抑制新生儿呼吸，哺乳期使用药物可通过乳汁分泌影响婴儿。

4. 注意几种镇咳药的不良反应

（1）右美沙芬可引起嗜睡，驾车、高空作业或操作机器者宜慎用；妊娠期妇女、严重高血压者、有精神病病史者禁用。

（2）苯丙哌林对口腔黏膜有麻醉作用，产生麻木感觉，需整片吞服，不可嚼碎。

（3）喷托维林对青光眼、肺淤血的咳嗽患者、心功能不全者、妊娠期及哺乳期妇女均慎用；5 岁以下儿童不宜应用。

（4）过量服用可待因时，可出现严重不良反应，出现头晕、针尖样瞳孔、呕吐、癫痫发作、低血压、心动过缓等。还可导致水肿、严重缺氧、休克、循环衰竭，甚至死亡。如口服过量可采取洗胃或催吐等措施以排除胃中药物，并且静脉注射拮抗剂纳洛酮，保持呼吸道通畅，必要时可行人工呼吸。

5. 用药期间忌辛辣、刺激性食物，忌吸烟，忌饮酒。

四、上呼吸道感染与流行性感冒的用药

（一）疾病概述

1. 急性上呼吸道感染（简称上感） 是鼻腔、咽或喉部急性炎症的总称。具有多种病原体，主要是病毒（如鼻病毒、腺病毒、冠状病毒、副流感病毒等），少数是细菌。发病不分年龄、性别、职业和地区，免疫功能低下者易感。通常病情较轻、病程短、可自愈，预后良好。但由于发病率高，不仅会影响工作和生活，有时还伴有严重并发症。广义的上感包括普通感冒、急性病毒性咽炎和喉炎、疱疹性咽峡炎、咽结膜炎、咽扁桃体炎，狭义的上感指普通感冒。（本节讨论的主要是狭义的上感）

2. 流行性感冒（简称流感） 是由流感病毒（甲、乙、丙及变异性病毒等）引起的急性呼

吸道传染病。主要可通过接触及飞沫传播，与上感相比具有较强的传染性。发病有季节性，北方常在冬、春季，而南方全年可以流行，由于变异率高，人群普遍易感。并且发病率高，在全世界包括我国已引起多次暴发流行，严重危害人类生命安全。

（二）临床表现

1. 上呼吸道感染

（1）由于病原体多为病毒，因此在血常规检查时将出现白细胞计数仍正常或偏低，伴淋巴细胞比例升高；但当并发细菌性感染时，则白细胞计数增多。

（2）病毒进入鼻黏膜细胞后，将释放致炎物质导致鼻腔及鼻甲黏膜充血、流涕，或有水肿，同时嗅觉减退。

（3）可有全身畏寒、疲惫、无力、全身不适，有时有轻度发热或不发热、食欲缺乏、腹胀、便秘、头痛、四肢痛、背部酸痛等；小儿可能出现高热、呕吐、腹泻等症状。

（4）打喷嚏，鼻中的神经末梢受到黏膜肿胀的刺激，经过反射而打喷嚏。

（5）咽喉肿痛，咽部有干燥感，出现轻、中度充血，声音嘶哑，出现咳嗽等症状。

（6）上呼吸道感染发病较急，初起时常有卡他症状，后期会出现全身症状，严重时可继发细菌性感染。但普通感冒不会造成大的流行，并且具有自限性，病程多在 1 周左右，其并发症少见。

2. 流行性感冒

（1）由于病原体是流感病毒，通过血常规检查并不利于与上呼吸道感染进行区分。可取患者鼻洗液中黏膜上皮细胞涂片，免疫荧光标记的流感病毒免疫血清染色，置荧光显微镜下检查，有助于诊断。近来已有快速血清 PCR 方法检查病毒，可供鉴别。

（2）分为单纯型、胃肠型、肺炎型和中毒型。胃肠型者伴有腹痛、腹胀、呕吐和腹泻等消化道症状，儿童患者多于成人。肺炎型者表现为肺炎，甚至呼吸衰竭。中毒型者有全身毒血症表现，严重者可致休克、弥散性血管内凝血、循环衰竭，直至死亡。

（3）起病急，出现畏寒、高热、头痛、头晕、全身酸痛、乏力等中毒症状。鼻咽部症状较轻，可有食欲减退。

（4）潜伏期为 1～3 天。有明显的流行和暴发。

（三）药物治疗

1. 治疗目标 控制症状，对抗病毒。

2. 常用药物 非甾体抗炎药、鼻黏膜血管收缩药、抗过敏药、镇咳药、抗病毒药。感冒发病时表现为急促、症状复杂。因此单一成分的药物不能缓解所有症状，应多采用复方制剂。常用成分包括：①非甾体抗炎药，降低感冒后有微热或流感后出现的高热，缓解伴随的头痛和全身痛；②鼻黏膜血管收缩药，减轻鼻窦、鼻腔黏膜血管充血，解除鼻塞症状，有助于保持咽鼓管和窦口通畅；③抗过敏药：H_1 受体阻滞药可使下呼吸道的分泌物干燥和变稠，减少打喷嚏和鼻溢液，其第一代药物（如苯海拉明）同时具有轻微的镇静作用；④中枢兴奋药，有些制剂中含有咖啡因，一是可以加强头痛的缓解，二是减轻抗组胺药的嗜睡作用。

（1）非处方药（针对各种感冒症状）

1）非甾体抗炎药：选服含有对乙酰氨基酚、阿司匹林、布洛芬等的制剂。

2）鼻黏膜血管收缩药：选服含有伪麻黄碱的制剂，或局部使用的 1% 麻黄碱、萘甲唑啉滴鼻剂、羟甲唑啉滴鼻剂、赛洛唑啉滴鼻剂等。

3）抗过敏药：选服含有氯苯那敏（扑尔敏）、苯海拉明等制剂。

4）镇咳药：选服含有右美沙芬等制剂。

（2）处方药（针对引起上感或流感的病毒）

1）金刚烷胺和金刚乙胺：对亚洲 A 型流感病毒有抑制活性，干扰病毒的早期复制，使病毒增殖受到抑制。两药用于无合并症的流感病毒 A 感染早期，可减轻临床症状，并防止病毒向下呼吸道蔓延导致肺炎等并发症。

金刚烷胺成人一次 100mg，每日 2 次，连续 3～5 天；儿童一日 3mg/kg 或 5mg/kg，分 2 次服用。疗程 3～4 天。不良反应：口干、头晕、嗜睡、共济失调等神经系统症状。发病 48 小时内用药效果好。

甲基金刚烷胺用量：100～200mg/d，用法：分 2 次口服。其抗病毒活性比金刚烷胺高 2～4 倍，且神经系统不良反应少。

孕妇、神经精神异常、肝肾功能严重受损者禁用。且这两种药物易发生耐药，H1N1 甲型流感病毒均对其耐药。

2）病毒神经氨酸酶抑制剂：系新型抗流感药。可选扎那米韦吸入给药，一次 10mg，每日 2 次；或口服奥司他韦，一次 75mg，每日 2 次，连续 5 天。但神经氨酸酶抑制剂宜及早用药，在流感症状初始 48 小时内使用较为有效。哮喘和慢性阻塞性肺疾病者禁用扎那米韦。

（四）用药安全与用药咨询

1. 复方感冒制剂成分复杂，应警惕各组成药物的不良反应及对各类患者的影响。驾驶员、高空作业者、精密仪器操作者等不宜使用抗过敏药；妊娠初期及哺乳期妇女禁用右美沙芬；伴有心脏病、高血压病、甲状腺功能亢进、肺气肿、青光眼、前列腺增生者需慎用鼻黏膜血管收缩药；老年人、肝肾功能不全者、血小板减少症、有出血倾向者、上消化道出血和（或）穿孔病史者应慎用或禁用解热镇痛药，并且应禁止饮酒；青光眼患者不建议使用伪麻黄碱作为局部用药；慢性阻塞性肺疾病和重症肺炎等呼吸功能不全的患者应慎用含有可待因和右美沙芬成分的药物，因其中枢镇咳作用可影响痰液的排出。

ER6-6 扫一扫测一测

2. 感冒多由于病毒导致，因此要谨防出现滥用抗菌药物的情况。只有感冒时，病毒在咽喉部繁殖引起了炎症，咽喉部细胞失去抵抗力，细菌会趁机繁殖，并发机会性细菌感染（如化脓性扁桃体炎、咽炎、支气管炎和肺炎），会表现出高热不退、呼吸急促、疼痛、咳嗽、咳痰等症状，此时才需使用抗菌药物。为保证用药合理，应严格控制联合应用抗菌药的指征（C 反应蛋白阳性，白细胞计数和中性粒细胞计数升高）。

ER6-7 扫一扫测一测

3. 非处方感冒药物应用于 2 岁以下幼儿患者的安全性尚未确认，因此不能用于幼儿的普通感冒。若其症状必须应用药物控制，则应使用国家药监部门批准在幼儿中使用的药物。其他儿童使用非处方感冒药物时应根据年龄、体重、体表面积进行计算，酌情减量。需要注意的是，儿童忌用阿司匹林、含阿司匹林的药物及其他水杨酸制剂，因为此类药物与瑞夷综合征相关，可能致死。

4. 由于感冒具有自限性，无严重症状者可不用或少用药。患者应注意休息、注意保暖，多做运动，多饮白开水、热姜糖水，还可适当补充维生素，保持口鼻清洁。使用感冒药不应超过 7 天，若用药后病情仍未好转，应及时就医。

5. 接种流感疫苗加强预防是其他方法不可替代的最有效预防流感及其并发症的手段。疫苗需每年接种方能获得有效保护，疫苗毒株的更换由 WHO 根据全球监测结果来决定。药物预防不能代替疫苗接种，也可能引起不必要的耐药性的产生，建议抗病毒药的预防使用不作为常规手段。

6. 流感发生时，与普通感冒不同，目前已有特异性抗流感病毒药物。在发病 36 小时或 48 小时内尽早开始抗病毒药物治疗。流感患者只要早期应用抗病毒药物，大多不再需要对症治疗。

7. 当孕、产期妇女出现流感症状，应尽早给予神经氨酸酶抑制剂奥司他韦和扎那米韦进行抗病毒治疗，同时进行病毒核酸检测。因为发热对孕妇和胎儿均有不利影响，可用对乙酰氨基酚退热。哺乳期妇女尽量不使用苯海拉明、马来酸氯苯那敏、金刚烷胺等，因为这些药物能通过乳汁分泌。

五、鼻塞与过敏性鼻炎的用药

（一）疾病概述

1. 鼻塞　鼻腔黏膜上有丰富的血管、黏液腺的纤毛，鼻中隔前下部也有纤密的毛细胞血管网，当受到刺激、过敏、感染时，鼻黏膜血管迅速扩张和肿胀，出现鼻塞。鼻黏膜肿胀的病因常由鼻部过敏或感染导致，其常见病因有感冒、慢性单纯性鼻炎、慢性鼻窦炎、过敏性鼻炎、慢性肥厚性鼻炎、鼻窦肿瘤等。

2. 过敏性鼻炎　即变应性鼻炎，以突发和反复发作性鼻塞、鼻痒、打喷嚏、流涕为主要症状，常有过敏史。病因是体外环境因素作用于人体导致的鼻黏膜免疫反应为主的变应性炎症反应。过敏原多种多样，可能通过吸入、食入、接触等方式感染；但季节性过敏性鼻炎的过敏原主要是花粉。

根据临床症状是否随季节而变化，可分为：①常年性过敏性鼻炎，一般冬、春季容易发病，常同全身其他过敏性疾病并存。每晨起时发作而后渐减轻；③季节过敏性鼻炎，多在春、秋季固定季节发病，常见于青少年，可迅速出现症状，发病时间可为数小时、数天至数周不等，发作间歇期完全正常。

（二）临床表现

1. 鼻塞　患者多感觉无法通过鼻腔呼吸，常借用口腔吸气，同时嗅觉明显减退，对各种气味极不敏感，发音低闷，有时还会影响听力。不同病因导致的鼻塞各具特点。其中过敏性鼻炎导致的鼻塞，多伴有打喷嚏、流清涕、鼻痒、流泪等症状，小儿患者易合并哮喘。可常年发作，也可季节性发作。

2. 过敏性鼻炎　许多患者都是在过敏性鼻炎发作的第 2 年才来就医，原因在于此前患者误以为是顽固性感冒，自服抗感冒药进行治疗而延误病情。主要临床症状如下。

（1）鼻塞：为间歇性或持续性，程度轻重不等。

（2）流涕：常有大量清水样鼻涕，尤其在急性发作期明显。

（3）鼻痒：多为阵发性鼻内痒，甚至有眼部、软腭、耳、咽喉痒感。

（4）打喷嚏：连续不断，清晨和夜间加重。

（三）药物治疗

1. 鼻塞的药物治疗

（1）治疗目标：减轻鼻充血，消除鼻塞病因。

（2）常用药物：鼻黏膜血管收缩药、抗菌药物、糖皮质激素。

1）非处方药（对症治疗）

① 口服伪麻黄碱：收缩血管，减轻鼻充血。

② 鼻腔用药：对急性、慢性鼻炎和鼻窦炎，局部用 1% 麻黄碱、萘甲唑啉滴鼻剂、羟甲唑啉滴鼻剂、赛洛唑啉滴鼻剂、复方薄荷脑鼻用吸入剂。

③ 对以打喷嚏、流涕为主的患者（过敏性鼻炎）：糖皮质激素类药物鼻喷雾剂，如丙酸氟替卡松鼻喷雾剂，成人和 12 岁以上儿童：每个鼻孔各 2 喷，每日 1 次（200μg），以早晨用药为好。某些患者需每个鼻孔各 2 喷，每日 2 次，早、晚各 1 次直至症状改善。当症状得以控制时，维持剂量为每个鼻孔 1 喷，每日 1 次。每日最大剂量为每个鼻孔不超过 4 喷。

2）处方药（对因治疗）

① 鼻窦炎的急性期：应尽早采用足量抗菌药控制感染，如使用青霉素、头孢菌素等肌内注射或静脉注射，或应用罗红霉素等口服治疗。

② 含呋喃西林和盐酸麻黄碱的呋麻滴鼻液：既能抑制细菌，又能缓解鼻黏膜充血、水肿，实现标本兼治。

③ 布地奈德鼻喷雾剂：开始时每个鼻孔各 2 喷，早、晚各 1 次。一日最大用量不超过 8 喷（256μg），症状缓解后每日每个鼻孔喷 1 次，每次 1 喷。

2．过敏性鼻炎的药物治疗

（1）治疗目标：抑制过敏反应，减轻过敏症状。

（2）常用药物：抗组胺药、糖皮质激素、鼻黏膜血管收缩药。

1）非处方药

① 口服抗组胺药：首选氯雷他定，也可用其他抗过敏药。

② 局部治疗：唑啉类、麻黄碱类的滴鼻剂。

ER6-8 扫一扫测一测

2）处方药

① 口服给药：抗组胺药，可选择西替利嗪每日 1 次服用；白三烯受体拮抗剂，如孟鲁司特钠片；肾上腺糖皮质激素，必要时口服，首选泼尼松一次 5mg；中药首选黄芪、炒白术、防风，其次是桂枝、苍耳子、辛夷花等。

② 局部给药：喷鼻激素类：可选丙酸倍氯米松鼻喷雾剂、布地奈德鼻喷雾剂、曲安奈德鼻喷雾剂。在获得预期效果后，减少用量至控制症状所需的最小剂量。

3）脱敏治疗：小量、多次逐步增加过敏原（如花粉）注射剂量，直至患者体内产生抗体。治疗时间一般为 3～5 年。

（四）用药安全与用药咨询

1．滴鼻药使用注意事项　滴药前，将鼻涕擤干净，擤鼻时要压住一侧鼻翼，将分泌物轻轻擤出来；不能捏住双侧鼻翼用力擤，这样容易将分泌物通过咽鼓管挤入中耳，引起化脓性中耳炎。如鼻腔内有痂皮，可用温水清洗，等干痂皮变软取出后，再滴药液。

滴药后，要静卧 3～5 分钟，并轻压双侧鼻翼 3～4 次，让药液与鼻黏膜接触，然后坐起，使多余药液从前鼻孔流出。

2．鼻塞用药健康指导

（1）加强体质锻炼、增强身体抵抗力。逐渐用冷水洗鼻、洗澡。

（2）坚持鼻部按摩，每天用示指和拇指按揉鼻翼两侧的迎香穴 20～30 次，然后用摩擦发热的手掌，轻轻按摩鼻尖、鼻翼，正、反方向各 10 次。

（3）坚持用淡盐水漱口，提高上呼吸道的免疫力。

应用抗过敏药和肾上腺糖皮质激素抑制炎症时：治疗时间不宜过长，长期使用会引起药物性鼻炎，使病情更为复杂。同时高剂量治疗的儿童和青少年可能引起生长发育迟缓。

对于季节性过敏性鼻炎应提前 2～3 周用药，季节过后，不能立即停药，应继续用药 2 周左右。

过敏性鼻炎患者应尽量避免接触已知的过敏原。

过敏性鼻炎的典型症状和感冒症状相似，患者应注意区别，切勿盲目用药。

六、沙眼与急性结膜炎的用药

（一）疾病概述

1. 沙眼　沙眼是由沙眼衣原体感染所致的一种慢性传染性结膜、角膜炎，是导致失明的主要疾病之一。如翻开眼皮，可发现眼睑结膜呈弥漫性充血，血管模糊不清，结膜上出现乳头（内眼皮有类似舌头表面的粗糙不平的外观）或滤泡（睑结膜上长出一些隆起、浑浊和大小不一的小疱）。全世界有 3 亿～6 亿人感染沙眼，感染率和严重程度与当地居住条件及个人卫生习惯密切相关。20世纪 50 年代以前该病曾在我国广泛流行，是当时致盲的首要病因，20 世纪 70 年代后随着生活水平的提高、卫生常识的普及和医疗条件的改善，其发病率大大降低，但仍然是常见的结膜病之一。

2. 急性结膜炎　又称红眼病或火眼，是发生在结膜上一种急性感染，常见有急性卡他性结膜炎（肺炎双链菌、流感杆菌、葡萄球菌等）、过敏性结膜炎（过敏）、流行性结膜炎（腺病毒）及流行性出血性结膜炎（腺病毒 70 型），后两者感染的病毒有所不同。急性结膜炎易在春、夏季或秋季流行，传染性极强，由于细菌和病毒易于繁殖，通过与患眼接触的毛巾、玩具或公共浴池、游泳池而相互传染，也易在家庭、学校和公共场所流行。急性结膜炎预后良好，几日内炎症即可消退。

（二）临床表现

1. 沙眼　一般起病缓慢，多为双眼发病。急性期症状包括畏光、流泪、异物感，较多黏液或黏液脓性分泌物。慢性期无明显不适，仅眼痒、异物感、干燥和烧灼感。沙眼如不及时治疗，极易出现并发症，如角膜混浊、角膜溃疡、慢性泪囊炎、内翻倒睫、角膜结膜干燥症、眼球后粘连等，严重时会影响视力。

2. 急性结膜炎

（1）急性卡他性结膜炎：发病急骤，常累及双眼（或间隔 1～2 天）伴有大量的黏液性分泌物，于夜间分泌较多，在晨起时常会被分泌物糊住双眼。轻症者在眼内有瘙痒和异物感；重者眼睑坠重、灼热、畏光和流泪，结膜下充血、水肿或杂有小出血点，眼睑亦常红肿，角膜受累，则有疼痛及视物模糊，症状类似沙眼。

（2）流行性结膜炎：为急性滤泡性结膜炎并发浅点角膜炎，一般仅局限于单眼，流泪较多和伴有少量分泌物，分泌物最初为黏液性，后为黏液脓化而呈脓性，耳前淋巴结肿大。传染性强，发病急剧。

（3）流行性出血性结膜炎：为暴发流行，表现除与流行性结膜炎类似外，同时可有结膜下出血。

（4）过敏性结膜炎：一般较轻，结膜可充血和水肿，瘙痒且伴有流泪，一般无分泌物或少有黏液性分泌物。

（5）春季卡他性结膜炎：季节性强，多发生于春、夏季节，可反复发作，以男性儿童及青年多见，双眼奇痒，睑结膜有粗大的乳头，角膜缘胶样增生，治疗以抗过敏为主。

（三）药物治疗

1. 沙眼的药物治疗

（1）治疗目标：抗病菌。

（2）常用药物：抗菌药物。

1）非处方药

① 滴眼剂：磺胺醋酰钠滴眼液、硫酸锌滴眼液、酞丁安滴眼液。一次 1～2 滴，每日 3～4 次。

② 眼膏：红霉素眼膏、金霉素眼膏，适宜睡前使用。

2）处方药

① 对较重或治疗较晚的沙眼结膜肥厚显著者：2% 硝酸银、硫酸铜涂擦睑结膜和穹隆结膜，擦后用 0.9% 氯化钠溶液（生理盐水）冲洗，每日 1 次。

② 乳头较多的沙眼，可用海螵蛸摩擦。少数倒睫者可去医院行手术治疗。

③ 对角膜血管翳的重症沙眼，除局部应用滴眼剂外，尚还可口服米诺环素。

2. 急性结膜炎的药物治疗

（1）治疗目标：抗细菌、抗病毒。

（2）常用药物：抗菌药物、抗病毒药物。

1）急性卡他性结膜炎：非处方药可以使用四环素、金霉素、红霉素、利福平、杆菌肽眼膏，或酞丁安、磺胺醋酰钠滴眼剂；处方药可用诺氟沙星、左氧氟沙星滴眼液、四环素眼膏，铜绿假单胞性结膜炎可用多黏菌素 B、磺苄西林滴眼液，真菌性角膜炎可用两性霉素 B、克霉唑滴眼液。

2）流行性结膜炎与流行性出血性结膜炎：非处方药皆可使用酞丁安、阿昔洛韦滴眼液；流行性结膜炎的处方药可用 0.1% 碘苷滴眼液，流行性出血性结膜炎的处方药可用 0.1% 羟苄唑滴眼液、0.1% 利巴韦林滴眼液。

（四）用药安全与用药咨询

1. 关于沙眼

（1）沙眼患者应按时用药，症状消失后未经医师认定，不可随便停药。

（2）沙眼及眼部有感染者切勿佩戴隐形眼镜，否则会导致严重后果。

（3）采取适当的预防措施，个人用的毛巾、浴巾、手绢和洗脸盆宜分开使用。

（4）禁用可的松眼药水治疗慢性沙眼，会加重病情。

2. 关于急性结膜炎

（1）抗菌药物中加入糖皮质激素。虽具有抗菌、抗炎、加速治愈过程的优点，但有诱发真菌或病毒感染、延缓创伤愈合、升高眼压和导致晶状体混浊等风险，因此不应随意使用，除非患者在眼病专科医师的密切监护下进行。特别是不能对尚未确诊的"红眼"患者使用这类药物，因为这种情况有时是由难以诊断的单纯性疱疹病毒感染所致，如必须使用也不应超过 10 天，并在使用期间定期测量眼压。

（2）早期结膜炎，可采用热敷的方法，以热毛巾或茶壶的热气熏蒸，一次 10 分钟，每日 3

次；对过敏性结膜炎宜用冷毛巾湿敷。

3．常用药物的使用注意事项

（1）磺胺醋酰胺钠滴眼液毒性小，但偶见患者过敏。有磺胺过敏史者禁用磺胺醋酰胺钠滴眼液，过敏体质者也要慎用，并且不宜与其他滴眼液混合使用。另外磺胺药滴眼时可通过鼻泪管吸收到循环系统，不宜过量使用。

（2）硫酸锌滴眼液有腐蚀性，低浓度溶液局部也有刺激性，对急性结膜炎者忌用。

（3）酞丁安对于育龄期妇女慎用，对于妊娠期妇女禁用。

（4）阿昔洛韦滴眼液应用时偶有一过性烧灼感、疼痛、皮疹、荨麻疹。应用眼膏后极少数患者可出现一过性轻度疼痛，可出现浅表斑点状角膜病变，但无须中止治疗，愈后亦无明显后遗症。

（5）碘苷滴眼液长期应用可出现疼痛、瘙痒、眼睑过敏、睫毛脱落、角膜混浊或染色小点，不宜消失。

七、口腔溃疡的用药

（一）疾病概述

口腔溃疡又称复发性口疮，是慢性口腔黏膜小溃疡，深浅不一，为圆形或椭圆形损害，可反复和周期性复发。口腔溃疡的发生是多种因素综合作用的结果，其包括局部创伤、精神紧张、食物、药物、营养不良、激素水平改变及维生素或微量元素缺乏。系统性疾病、遗传、免疫及微生物在口腔溃疡的发生、发展中可能起重要作用。如缺乏微量元素锌、铁将增加口腔溃疡发病的可能性。

（二）临床表现

口腔溃疡多发生于口腔非角化区如唇、颊黏膜、舌缘、牙龈等处，为圆形或椭圆形，直径为 0.2～0.5cm，溃疡单个或由数个连成一片，溃疡表浅边缘整齐，外观呈灰黄色或灰白色，上覆盖黄白渗出膜，周围黏膜充血、水肿而有红晕，局部有烧灼样疼痛，于进餐时加重，影响进食、说话。严重直径可达 1～3cm，深及黏膜下层甚至肌肉。但口腔溃疡有自愈性，病程 7～10天，严重者此起彼伏，连绵不断。

（三）药物治疗

1．治疗目标　抗菌、抗炎、清热解毒、保护创面、补充维生素。

2．常用药物　甲硝唑含漱剂、西地碘含片、地塞米松粘贴片、冰硼散、维生素 B。

（1）非处方药

1）甲硝唑含漱剂、氯己定含漱剂，于早、晚刷牙后含漱，每次 15～20ml，每日 2～3 次；5～10 天为 1 个疗程。

ER6-9 扫一扫测一测

2）甲硝唑口颊片贴于患处，一次 1 片，每日 3 次。

3）西地碘含片（华素片）一次 1.53mg，每日 3～5 次。

4）地塞米松粘贴片（意可贴），一日总量不得超过 3 片，使用不得超过 1 周。

5）口服复合维生素 B 和维生素 C。

6）用 0.5%～1.0% 达克罗宁液，用时涂于溃疡面上，连续 2 次，用于进食前暂时止痛。

7）中药及中成药：冰硼咽喉散、青黛散、爽口托疮膜，每日 2～3 次。

（2）处方药

1）10% 硝酸银液：适用于烧灼溃疡数目少、面积小、间歇期长的口腔溃疡。

2）复方甘菊利多卡因凝胶：用于涂抹镇痛。

3）封闭注射：对持久不愈或疼痛明显的溃疡，可于溃疡部位做黏膜下封闭注射。常用 2.5% 醋酸泼尼松混悬液 0.5～1.0ml，加入 1% 普鲁卡因液 1ml 在溃疡基底部注射。

4）口服泼尼松或左旋咪唑：适用于反复发作的口腔溃疡。

（四）用药安全与用药咨询

1. 甲硝唑含漱剂和地塞米松粘贴片长期应用时可能引起继发性真菌感染，地塞米松粘贴片长期应用时可能导致局部组织萎缩。

2. 氯己定含漱剂有刺激性，可使牙齿着色、接触性皮炎；与牙膏中阴离子表面活性剂配伍禁忌，含漱后 30 分钟方可刷牙。

3. 使用中药散剂，注意喷药时不要吸气，以防药粉进入呼吸道而引起呛咳。

4. 用烧灼法治疗时，应注意药液不能蘸得太多，避免烧灼邻近健康组织。

5. 对口腔溃疡的治疗首先要去除诱发因素。例如：含有激素类的吸入剂长期使用后应及时漱口。

6. 应保持口腔清洁卫生。

八、肠道寄生虫病的用药

（一）疾病概述

肠道寄生虫病系指寄生虫在人体肠道内寄生而引起的疾病。肠道寄生虫的种类多，例如蛔虫、鞭虫、贾第虫、钩虫、蛲虫和绦虫等，在人体内寄生过程复杂，对机体的危害性很大，会导致消瘦和严重程度不等的胃肠道症状如腹痛、呕吐、消化不良等。不同的肠道寄生虫还会造成不同的危害，本节主要介绍蛔虫病。

似蚓蛔线虫，简称蛔虫，是最常见的人体消化道寄生虫，可引起蛔虫病。蛔虫呈世界性分布，估计全球有 10 亿人感染，据 2018 年全国人体重要寄生虫病现状调查结果显示，我国人群的蛔虫感染率降到 6% 以下。蛔虫成虫寄生于人的小肠，夺取营养，也可引起肠梗阻、肠扭结、肠穿孔、胆道感染和阻塞，及阑尾炎等急腹症，甚至还可钻入肝脏、侵入其他部位引起严重的异位损害。蛔虫感染分布广泛，主要流行于温暖、潮湿和卫生条件较差的热带和亚热带地区。人群感染的特点为农村高于城市，儿童高于成人，农村地区的学龄前和低龄学童的感染尤为明显。

（二）临床表现

人在感染蛔虫后不仅表现为"虫感染"，还会出现下列症状。

1. 腹痛　当成虫在小肠寄生时，儿童、体弱者可出现脐周痛或上腹痛，呈间歇反复发作。

2. 精神症状　儿童常有精神不安、苦恼、失眠、头痛、夜间磨牙、梦惊，严重者会导致发育障碍和智力迟钝。

3. 消化道症状　伴有食欲缺乏、恶心、呕吐、便秘、腹泻。

4. 过敏反应　早期当幼虫在体内移行时，可引起过敏症状，反复出现荨麻疹、哮喘、瘙痒、血管神经性水肿、面部可见白色虫斑，严重者可致营养不良、面黄消瘦或面色不均匀。

5．其他　有时可呕吐虫体，或在大便中找到蛔虫，或在镜检下可发现蛔虫卵。幼虫移行过程中，血常规检查可见嗜酸性粒细胞增多。

（三）药物治疗

1．治疗目标　杀灭肠道寄生虫（蛔虫、蛲虫、鞭虫、钩虫）。

2．常用药物　阿苯达唑、甲苯达唑、枸橼酸哌嗪、噻嘧啶。

（1）非处方药

1）阿苯达唑：对蛔虫、蛲虫、鞭虫、钩虫的成虫及幼虫均有较好疗效，使虫体停止繁殖并死亡，适用于多种线虫的混合感染。成人治疗蛔虫感染，单剂量 0.4g 顿服，治愈率高达 100%；2～12 岁儿童用量减半；12 岁以上儿童用量同成人；2 岁以下儿童和孕妇忌用。

2）甲苯达唑：对蛔虫、蛲虫、鞭虫、钩虫（十二指肠及美洲钩虫）的成虫及幼虫均有较好疗效，除对蛔虫及鞭虫的虫卵有杀灭作用，还可抑制虫体生长或繁殖，使其死亡。成人治疗蛔虫感染，一次 0.2g 顿服；4 岁以下儿童用量减半，一次 0.1g。4 岁以上儿童用量同成人量。

3）枸橼酸哌嗪：具有麻痹虫体肌肉的作用，使之不能附着在人体的肠壁，随肠蠕动而排出。虫在麻痹前不表现兴奋作用，故使用本品较安全。成人一次 3.0～3.5g；儿童一日 100～60mg/kg，或 1～3 岁一次 1.0～1.5g，4～6 岁 1.5～2.0g，7～9 岁 2.0～2.5g，9 岁以上 3g，睡前顿服，连服 2 天，一般不必同服缓泻药。

4）噻嘧啶：对肠道寄生虫具有神经肌肉阻滞作用，使蛔虫产生痉挛性麻痹，由于使虫体显著收缩后麻痹不动，故安全排出体外，作用快且优于哌嗪。口服本品驱虫时无须缓泻药。适用于蛔虫、蛲虫及十二指肠钩虫感染。用于蛔虫病，一般成人 10mg/kg 顿服，疗程 1～2 天；儿童 10mg/kg 睡前顿服，连续口服 2 天。

（2）处方药

1）左旋咪唑：预防胆道蛔虫的发作。成人一次 1.5～2.5mg/kg 或一次 150mg，儿童 2～3mg/kg，空腹或睡前顿服，1 周后可重复一次。鉴于安全性，目前已较少使用。

2）伊维菌素：用于蛔虫病，成人一次 0.05～0.20mg/kg，空腹或睡前顿服。

3）三苯双脒：治疗蛔虫感染，300mg 顿服。

（四）用药安全与用药咨询

1．空腹或睡前给药，增加药物与虫体的直接接触，增强疗效。

2．要坚持用药，在第一次疗程结束后应注意观察大便有无虫体。如未根治，则需进行第二个疗程。但两次疗程间应至少间隔 1～2 周时间。

3．如漏服，应尽快补服，若已接近下一次服药的时间，则无须补服，也不必增加剂量。

4．重症患者服用抗蠕虫药后可引起蛔虫游走，造成腹痛或口吐蛔虫，甚至引起窒息，此时应加用噻嘧啶、左旋咪唑等驱虫药以避免发生，或向医师咨询。

5．抗蠕虫药对妊娠期及哺乳期妇女不宜应用；2 岁以下儿童禁用，尤其噻嘧啶 1 岁以下儿童禁用，肝、肾功能不全者慎用。

6．癫痫、急性化脓性或弥漫性皮炎患者禁用抗蠕虫药，活动性消化性溃疡者慎用。

7．噻嘧啶与枸橼酸哌嗪有拮抗作用，不能合用。

8．抗蠕虫药不宜长时间应用，因其对人体糖代谢也会产生影响。

9．寄生虫病的预防至关重要。要养成良好的卫生习惯，餐前、便后要洗手，生吃瓜果要洗净，经常剪指甲，并纠正儿童吸吮手指的习惯。

第3节　呼吸系统疾病的用药指导

> **📖 学习目标**
>
> 　　1. 掌握支气管哮喘、肺炎（社区获得性及医院获得性）、慢性阻塞性肺疾病、肺结核的常用药物治疗方案。
>
> 　　2. 熟悉支气管哮喘的症状；肺炎的分型；慢性阻塞性肺病的症状和分型；肺结核的分型、用药安全与用药咨询。
>
> 　　3. 了解支气管哮喘、肺炎（社区获得性及医院获得性）、慢性阻塞性肺疾病、肺结核的临床表现。
>
> 　　4. 学会对支气管哮喘、肺炎患者开展治疗性用药及药学服务。

> **案例导入**　　　　患者，女，35岁，公司职员。10分钟前在上班途中经过种满柳树的道路（此时正值春末夏初，柳絮漫天飞舞）。到达单位后出现呼吸困难伴随胸闷、出汗、无胸痛，休息后稍缓解。下班途中再次感觉呼吸困难，遂到医院就诊，诊断为支气管哮喘急性发作。
>
> 　　问题：1. 为什么患者在上下班途中支气管哮喘会发作？
> 　　　　　2. 请问常见的治疗支气管哮喘的药物有哪些种类？各起什么作用？

一、支气管哮喘的用药

（一）疾病概述

　　支气管哮喘简称哮喘，是由多种细胞（如嗜酸性粒细胞、肥大细胞、T淋巴细胞、中性粒细胞、平滑肌细胞、气道上皮细胞等）和细胞组分参与的气道慢性炎症性疾病。主要特征包括气道慢性炎症、气道对多种刺激因素呈现的高反应性、广泛多变的可逆性气流受限，以及随病程延长而导致的一系列气道结构的改变，即气道重构。临床表现为反复发作的喘息、气急、胸闷或咳嗽等症状，常在夜间及凌晨发作或加重，多数患者可自行缓解或经治疗后缓解。根据全球和我国哮喘防治指南提供的资料，经过长期规范化治疗和管理，80%以上的哮喘患者可以达到临床控制。

　　哮喘是一种复杂的、具有多基因遗传倾向的疾病，其发病具有家族集聚现象，亲缘关系越近，患病率越高。具有哮喘易感基因的人群发病受环境因素的影响较大，深入研究基因与环境相互作用将有助于揭示哮喘发病的遗传机制。环境因素包括过敏原性因素，如室内过敏原（尘螨、家养宠物、蟑螂）、室外过敏原（花粉、草粉）、职业性过敏原（油漆、饲料、活性染料）、食物（鱼、虾、蛋类、牛奶）和药物（阿司匹林、抗生素）以及非过敏性因素，如大气污染、吸烟、运动、肥胖等。

（二）临床表现

　　1. **症状**　典型症状为发作性伴有哮鸣音的呼气性呼吸困难。症状可在数分钟内发生，并持续数小时至数天，可经平喘药物治疗后缓解或自行缓解。夜间及凌晨发作或加重是哮喘的重要临床特征。有些患者尤其是青少年患者，其哮喘症状在运动时出现，称为运动性哮喘。此外，临床上存在没有喘息症状的不典型哮喘，患者可表现为发作性咳嗽、胸闷或其他症状。以咳嗽为唯一症状的不典型哮喘称为咳嗽变异性哮喘。以胸闷为唯一症状的不典型哮喘称为胸闷变异性哮喘。

2. 体征　发作时典型体征是双肺可闻及广泛的哮鸣音，呼气音延长。但非常严重的哮喘发作，哮鸣音反而减弱，甚至完全消失，表现为"沉默肺"，是病情危重的表现。非发作期体检可无异常发现，故未闻及哮鸣音，不能排除哮喘。

（三）药物治疗

1. 治疗目标　舒张支气管、控制炎症。

2. 常用药物　β_2 受体激动药、M 受体阻滞药、白三烯受体阻滞药、茶碱类药、糖皮质激素。

哮喘治疗药物分为控制性药物和缓解性药物。前者指需要长期使用的药物，主要用于治疗气道慢性炎症，使哮喘维持临床控制，亦称抗炎药。后者指按需使用的药物，通过迅速解除支气管痉挛从而缓解哮喘症状，也称解痉平喘药。各类药物如表 6-1 所示。

表 6-1　哮喘治疗药物分类

缓解性药物	控制性药物
短效 β_2 受体激动药（SABA）	吸入型糖皮质激素（ICS）
短效吸入型抗胆碱能药物（SAMA）	白三烯受体阻滞药
短效茶碱	长效 β_2 受体激动药（LABA，不单独使用）
全身用糖皮质激素	缓释茶碱
	色甘酸钠
	抗 IgE 抗体
	联合药物（如 ICS/LABA）

1. 各类治疗药物特点

（1）糖皮质激素：简称激素，是目前控制哮喘最有效的药物。激素通过作用于气道炎症形成过程中的诸多环节，如抑制嗜酸性粒细胞等炎症细胞在气道的聚集、抑制炎症介质的生成和释放、增强平滑肌细胞 β_2 受体的反应性等，有效抑制气道炎症，分为吸入、口服和静脉用药。

1）吸入型糖皮质激素

① 常用药物：倍氯米松、布地奈德、氟替卡松等。

② 适应证：由于其局部抗炎作用强、全身不良反应少，已作为目前哮喘长期治疗的首选药物。通常需规律吸入 1～2 周以上方能起效。

③ 不良反应：局部可出现口咽白念珠菌感染、声音嘶哑，吸药后用清水漱口可减轻局部反应和胃肠吸收。长期吸入较大剂量糖皮质激素（>1000μg/d）者应注意预防全身性不良反应。

ER6-10 扫一扫测一测

④ 注意：病情严重时不能以吸入糖皮质激素治疗替代全身糖皮质激素治疗，长期治疗需连续吸入 1 周后才能显效，吸入后应用清水漱口。重度者可静脉应用糖皮质激素，也可静脉注射氨茶碱，如仍然不能纠正低氧，则应实施机械通气治疗。

⑤ 吸入型糖皮质激素的每日剂量高低与互换关系如表 6-2 所示。

表 6-2   吸入型糖皮质激素的每日剂量高低与互换关系

药物	低剂量（μg）	中剂量（μg）	高剂量（μg）
丙酸氟替卡松	100～250	250～500	＞500
布地奈德	200～400	400～800	＞800
二丙酸倍氯米松	200～500	500～1000	＞1000

2）口服糖皮质激素

① 常用药物：泼尼松和泼尼松龙，起始剂量 30～60mg/d，症状缓解后逐渐减量至≤10mg/d，然后停用或改用吸入剂。

② 适应证：用于吸入激素无效或需要短期加强治疗的患者。

③ 注意：不主张长期口服激素用于延长哮喘缓解期。

④ 儿童用药：全身应用糖皮质激素是治疗儿童重症哮喘发作的一线药物。一般口服泼尼松 1～2mg/（kg·d）。

3）静脉糖皮质激素

① 常用药物：氢化可的松琥珀酸钠 100～400mg/d，或甲泼尼龙 80～160mg/d。地塞米松因在体内半衰期较长、不良反应较多，应慎用。

② 适应证：重度或严重哮喘发作时应及早静脉给予激素。

③ 注意：无激素依赖倾向者可在 3～5 天停药；有激素依赖倾向患者应适当延长给药时间，症状缓解后逐渐减量，然后改口服和吸入剂维持。

④ 儿童用药：重症患儿可静脉注射氢化可的松琥珀酸钠每次 5～10mg/kg，或甲泼尼龙每次 1～2mg/kg，根据病情可间隔 4～8 小时重复使用。

（2）β_2 受体激动药：主要通过激动气道的 β_2 肾上腺素受体，激活腺苷酸环化酶。减少肥大细胞和嗜碱性粒细胞脱颗粒和介质的释放，从而起到舒张支气管、缓解哮喘症状的作用。分为 SABA（维持 4～6 小时）和 LABA（维持 10～12 小时），LABA 又可分为快速起效（数分钟起效）和缓慢起效（30 分钟起效）两种。

1）SABA：为治疗哮喘急性发作的首选药物。有吸入、口服和静脉三种制剂，首选吸入给药。常用药物有沙丁胺醇和特布他林。吸入剂包括定量气雾剂（MDI）、干粉剂和雾化溶液。SABA 应按需间歇使用，不宜长期、单一使用。主要不良反应有心悸、骨骼肌震颤、低钾血症等。

ER6-11 扫一扫测一测

2）LABA：与吸入型糖皮质激素联合是目前最常用的哮喘控制性治疗方案。常用的 LABA 有沙美特罗和福莫特罗。福莫特罗属快速起效的 LABA，也可按需用于哮喘急性发作的治疗。目前常用 ICS 加 LABA 的联合制剂有：氟替卡松 / 沙美特罗吸入干粉剂，布地奈德 / 福莫特罗吸入干粉剂。特别注意：LABA 不能单独用于哮喘的治疗。

（3）白三烯受体阻滞药

1）作用：是目前除糖皮质激素外唯一可单独使用的哮喘控制性药物，可作为轻度哮喘糖皮质激素的替代治疗药物和中至重度哮喘的联合治疗用药。

2）优势：尤其适用于阿司匹林哮喘、运动性哮喘和伴有过敏性鼻炎哮喘患者的治疗。

3）常用药物：孟鲁司特和扎鲁司特。

4）不良反应：通常较轻微，主要是胃肠道症状，少数有皮疹、血管性水肿、转氨酶升高，停药后可恢复正常。

（4）磷酸二酯酶抑制药（茶碱类药物）

1）药理作用：增强呼吸肌的力量、舒张支气管及气道抗炎作用。

2）口服：用于轻、中度哮喘，尤其用于夜间哮喘症状的控制。

3）静脉给药：主要应用于重症和危重症哮喘。

4）注意：静脉注射速度过快可引起严重反应，甚至死亡；由于茶碱的治疗窗窄及茶碱代谢存在较大个体差异，有条件的应在用药期间监测其血药浓度。安全有效浓度为 $6\sim15\mu g/ml$。每日最大用量一般不超过 1.0g（包括口服和静脉给药）。

5）茶碱的主要不良反应：包括恶心、呕吐、心律失常、血压下降及尿多，偶可兴奋呼吸中枢，严重者可引起抽搐乃至死亡。

6）慎用和禁用：发热、妊娠、小儿或老年人，患有肝功能、心功能、肾功能障碍及甲状腺功能亢进者须慎用。

7）药物相互作用：合用西咪替丁、喹诺酮类、大环内酯类、普萘洛尔等药物可影响茶碱代谢而使其排泄减慢，应减少用药量。

（5）抗胆碱药：药理作用是舒张支气管（比 β_2 受体激动药作用弱），减少痰液分泌。

1）短效抗胆碱药——异丙托溴铵

①剂型：气雾剂和雾化溶液两种。约 10 分钟起效，维持 $4\sim6$ 小时。

②优势：主要用于哮喘急性发作的治疗，多与 β_2 受体激动药联合应用，尤其适用于夜间哮喘及多痰的患者。

③不良反应：少数患者可有口苦或口干等不良反应。

2）长效抗胆碱药——噻托溴铵作用更强，持续时间更久（24 小时），目前只有干粉吸入剂。主要用于哮喘合并慢性阻塞性肺疾病患者的长期治疗。

（6）IgE 抗体

1）作用：阻断游离 IgE 与 IgE 效应细胞表面受体结合的作用。

2）主要用于吸入型糖皮质激素（ICS）和 LABA 联合治疗后症状仍未控制且血清 IgE 水平增高的重症哮喘患者。

3）使用方法：每 2 周皮下注射 1 次，持续至少 $3\sim6$ 个月。

4）该药临床使用的时间尚短，其远期疗效与安全性有待进一步观察。

2. 急性发作期的治疗　治疗目标是尽快缓解气道痉挛，纠正低氧血症，恢复肺功能，预防进一步恶化或再次发作，防止并发症。

（1）轻度：经定量气雾剂（MDI）吸入 SABA，在第 1 小时内每 20 分钟吸入 $1\sim2$ 喷。随后可调整为每 $3\sim4$ 分钟吸入 $1\sim2$ 喷。效果不佳时可加缓释茶碱片，或加用短效抗胆碱药气雾剂吸入。

（2）中度：吸入 SABA（常用雾化吸入），第 1 小时内可持续雾化吸入。联合应用雾化吸入短效抗胆碱药、激素混悬液，也可联合静脉注射茶碱类。如果疗效欠佳，应尽早口服激素，同时吸氧。

（3）重度至危度：持续雾化吸入 SABA 联合雾化吸入短效抗胆碱药、激素混悬液及静脉茶碱类药物，吸氧，尽早静脉应用激素，待病情得到控制和缓解后改为口服。注意维持水、电解质平衡，纠正酸碱失衡。经过上述治疗，临床症状和肺功能无改善甚至继续恶化者，应及时给予机械通气治疗，其指征包括呼吸肌疲劳、$PaCO_2>45mmHg$、意识改变。对所有急性发作的患者都要制订个体化的长期治疗方案。

3. 慢性持续期的治疗　应在评估和监测患者哮喘控制水平的基础上，定期根据治疗分级方案做出调整，以维持患者的控制水平（表6-3）。对哮喘患者进行哮喘知识教育与控制环境、避免诱发因素贯穿于整个治疗阶段。对于大多数未经治疗的持续性哮喘患者，初始治疗应从第2级治疗方案开始，如果初始评估提示哮喘处于严重未控制，治疗应从第3级方案开始。初治患者1~3个月回访，以后每3个月随访1次。当哮喘控制维持至少3个月后，治疗方案可以降级。

表6-3　哮喘治疗分级方案

第1级	第2级	第3级	第4级	第5级
		哮喘教育、环境控制		
		按需使用短效β₂受体激动剂		
控制性药物	选用1种	选用1种	在第3级的基础上选用1种或1种以上	在第4级的基础上增加1种
	低剂量糖皮质激素	低剂量糖皮质激素加LABA或	中等剂量或高剂量ICS加LABA或	口服最小剂量糖皮质激素
	或白三烯受体阻滞药	中等剂量或高剂量糖皮质激素	白三烯受体阻滞药或缓释茶碱	或抗IgE治疗
		或低剂量糖皮质激素加白三烯受体阻滞药		
		或低剂量糖皮质激素加缓释茶碱		

4. 咳嗽变异性哮喘的治疗　与典型治疗相同，大多数患者吸入低剂量糖皮质激素联合支气管舒张药（β₂受体激动药或缓释茶碱）即可，两者的联合制剂如布地奈德/福莫特罗、氟替卡松/沙美特罗，必要时可短期口服小剂量糖皮质激素治疗。疗程则可以短于典型哮喘。咳嗽变异性哮喘治疗不及时可以发展为典型哮喘。

5. 难治性哮喘的治疗　可采用包括吸入糖皮质激素和LABA两种或多种的控制药物，规范治疗至少6个月仍不能达到良好控制的哮喘。治疗包括：分析患者治疗依从性，排除诱发加重或使哮喘难以控制的因素；给予高剂量ICS联合/不联合口服激素，加用白三烯受体阻滞药、抗IgE抗体联合治疗；其他可选择的治疗包括免疫抑制剂、支气管热成形术等。

（四）用药安全与用药咨询

1. 用药注意事项　依据我国《支气管哮喘防治指南》，哮喘者在应用吸入型糖皮质激素时宜注意下列事项。

（1）吸入型糖皮质激素不适宜用于急性哮喘患者，是长期控制支气管哮喘的最常用方法。

（2）用量：分为起始剂量和维持剂量。①起始剂量：需依据病情的严重程度给予，分为轻度、中度和重度持续；②维持吸入剂量：应以能控制临床症状和气道炎症的最低剂量确定，分2~4次给予，一般连续应用2年。

2. 患者教育

（1）对哮喘患者进行哮喘知识的健康教育、有效控制环境、避免诱发因素，需贯穿于整个哮喘治疗过程中。

（2）结合每位患者的具体情况，找出诱因及避免诱因的方法，如减少过敏原吸入，避免剧烈运动，忌用可以诱发哮喘的药物（阿司匹林、普萘洛尔、吗啡）。

（3）掌握正确使用吸入药物的技术。

（4）学会在家中自行监测哮喘病情变化，并进行评定。

（5）熟悉哮喘发作的先兆表现，学会哮喘发作时进行的简单的紧急自我处理方法，并给予家属进行同样的培训。

二、肺炎的用药

（一）疾病概述

肺炎指终末气道、肺泡和肺间质的炎症，可由病原微生物、理化因素、免疫损伤、过敏及药物所致。细菌性肺炎是最常见的肺炎，也是最常见的感染性疾病之一。在抗生素应用以前，细菌性肺炎对儿童及老年人的健康威胁极大，抗生素的出现及发展曾一度使肺炎病死率明显下降。但近年来，尽管应用强力的抗生素和有效的疫苗，肺炎的病死率并没有降低，甚至有所上升。

（二）临床表现及分类

肺炎可按解剖、病因或患病环境加以分类。

1. 解剖分类

（1）大叶性（肺泡性）肺炎：病原体先在肺泡引起炎症，经肺泡间孔向其他肺泡扩散，致使部分肺段或整个肺段、肺叶发生炎症。典型者表现为肺实质炎症，通常并不累及支气管。致病菌多为肺炎链球菌。X线影像显示肺叶或肺段的实变阴影。

（2）小叶性（支气管性）肺炎：病原体经支气管入侵，引起细支气管、终末细支气管及肺泡炎症，常继发于其他疾病，如支气管炎、支气管扩张、上呼吸道病毒感染，以及长期卧床的危重患者。其病原体有肺炎链球菌、葡萄球菌、病毒、肺炎支原体及军团菌等。X线影像显示沿着肺纹理分布的不规则斑片状阴影，边缘密度浅而模糊，无实变征象，肺下叶常受累。

（3）间质性肺炎：以肺间质为主的炎症，累及支气管壁和支气管周围组织，有肺泡壁增生及间质水肿，因病变仅在肺间质，故呼吸道症状较轻，病变范围广泛则呼吸困难明显。可由细菌、支原体、衣原体、病毒或肺孢子菌等引起。X线影像表现为一侧或双侧肺下部不规则阴影，可呈毛玻璃状、网格状，其间可有小片肺不张阴影。

2. 病因分类

（1）细菌性肺炎：如肺炎链球菌、金黄色葡萄球菌、甲型溶血性链球菌、肺炎克雷伯菌、流感嗜血杆菌、铜绿假单胞菌肺炎和鲍曼不动杆菌等。细菌性肺炎的症状可轻可重，取决于病原体和宿主的状态。常见症状为咳嗽、咳痰，或原有呼吸道症状加重，并出现脓痰或血痰，伴或不伴胸痛。病变范围大者可有呼吸困难、呼吸窘迫。大多数患者有发热。早期肺部体征无明显异常，重症者可有呼吸频率增快，鼻翼扇动，发绀。肺实变时有典型的体征，如叩诊浊音、语颤增强和支气管呼吸音等，也可闻及湿啰音。并发胸腔积液者，患侧胸部叩诊浊音，语颤减弱，呼吸音减弱。

（2）非典型病原体所致肺炎：如军团菌、支原体和衣原体等。

（3）病毒性肺炎：如冠状病毒、腺病毒、呼吸道合胞病毒、流感病毒、麻疹病毒、巨细胞病毒、单纯疱疹病毒等。

（4）肺真菌病：如念珠菌、曲霉、隐球菌、肺孢子菌、毛霉等。

（5）其他病原体所致肺炎：如立克次体（如 Q 热立克次体）、弓形体（如鼠弓形体）、寄生虫（如肺包虫、肺吸虫、肺血吸虫）等。

（6）理化因素所致的肺炎：如放射性损伤引起的放射性肺炎，胃酸吸入引起的化学性肺炎，对吸入或内源性脂类物质产生炎症反应的类脂性肺炎等。

3. 患病环境分类　由于细菌学检查阳性率低，培养结果滞后，病因分类在临床上应用较为困难，目前多按肺炎的获得环境分成两类，主要基于病原体流行病学调查的资料，有利于指导经验性治疗。

（1）社区获得性肺炎（community acquired pneumonia，CAP）：是指在医院外罹患的感染性肺实质炎症，包括具有明确潜伏期的病原体感染而在入院后平均潜伏期内发病的肺炎。CAP 临床诊断依据是：①新近出现的咳嗽、咳痰或原有呼吸道疾病症状加重并出现脓痰，伴或不伴胸痛；②发热；③肺实变体征和（或）闻及湿啰音；④白细胞＞10×10^9/L 或＜4×10^9/L，伴或不伴中性粒细胞核左移；⑤胸部 X 线检查显示片状、斑片状浸润性阴影或间质性改变，伴或不伴胸腔积液。以上①～④中任何一项加⑤，除外非感染性疾病可做出诊断。常见病原体为肺炎链球菌、支原体、衣原体、流感嗜血杆菌和呼吸道病毒（甲型、乙型流感病毒，腺病毒，呼吸道合胞病毒和副流感病毒）等。

（2）医院获得性肺炎（hospital acquired pneumonia，HAP）：亦称医院内肺炎，是指患者入院时不存在，也不处于潜伏期，而于入院后在医院（包括老年护理院、康复院等）内发生的肺炎。HAP 还包括呼吸机相关性肺炎和卫生保健相关性肺炎。其临床诊断依据是 X 线检查出现新的或进展的肺部浸润影加下列 3 个临床症候中的两个或两个以上可以诊断为肺炎：①发热，体温超过 38℃；②血白细胞增多或减少；③脓性气道分泌物，但 HAP 临床表现、实验室和影像学检查特异性低，应注意与肺不张、心力衰竭、肺水肿、基础疾病肺侵犯、药物性肺损伤、肺栓塞和急性呼吸窘迫综合征等鉴别。无感染高危因素患者的常见病原体依次为肺炎链球菌、流感嗜血杆菌、金黄色葡萄球菌、大肠埃希菌、肺炎克雷伯菌等；有感染高危因素患者的常见病原体为金黄色葡萄球菌、铜绿假单胞菌、肠杆菌属、肺炎克雷伯菌等。目前多重耐药性所致的 HAP 有升高的趋势，如耐甲氧西林金黄色葡萄球菌（NRSA）、铜绿假单胞菌和鲍曼不动杆菌等。

（三）药物治疗

1. 治疗目标　祛痰、镇咳、抗菌。

2. 常用药物　氨溴索、抗菌药。

（1）对症治疗：休息；体温升高者可适当补液；痰液黏稠者予氨溴索等化痰；咳嗽剧烈但痰量不多者可适当使用镇咳药。

（2）抗菌药物治疗：细菌性肺炎的治疗包括经验性治疗和针对病原体治疗。在未明确病原体及药物敏感性结果之前，先经验性用药。

ER6-12 扫一扫测一测

（3）社区获得性肺炎

1）青壮年和无基础疾病的 CAP 患者，常用青霉素类、第一代头孢菌素。由于我国肺炎链球菌对大环内酯类抗菌药物耐药率高，故不单独用该类药物治疗。对耐药肺炎链球菌可用对呼吸道感染有特效的氟喹诺酮类（莫西沙星、吉米沙星和左氧氟沙星）。

2）老年人、有基础疾病或需要住院的 CAP，常用氟喹诺酮类，第二、三代头孢菌素，β-内酰胺类 /β- 内酰胺酶抑制药，或厄他培南，可联合大环内酯类。

（4）医院获得性肺炎：一方面可根据本地区、本机构的肺炎病原体流行病学资料，选择可能覆盖病原体的抗菌药物；另一方面可根据患者的年龄、有无基础疾病、是否有误吸、住普通病房还是重症监护病房、住院时间长短和肺炎的严重程度等，选择抗菌药物和给药途径。常用第二、三代头孢菌素，β- 内酰胺类 /β- 内酰胺酶抑药，氟喹诺酮类或碳青霉烯类。在明确感染的病原体后，则应根据呼吸道或肺组织标本的培养和药敏试验结果调整抗菌药物，尽量使用抗菌谱较窄且疗效确切的抗菌药物。

（5）重症肺炎：首先应选择广谱的强力抗菌药物，并应足量、联合用药。而后根据病原学结果调整抗菌药物。重症 CAP 常用 β- 内酰胺类联合大环内酯类或氟喹诺酮类；青霉素过敏者用氟喹诺酮类和氨曲南。医院获得性肺炎可用氟喹诺酮类或氨基糖苷类联合抗假单胞菌的 β- 内酰胺类、广谱青霉素 /β- 内酰胺酶抑制药、碳青霉烯类的任何一种，必要时可联合万古霉素、替考拉宁或利奈唑胺。

（四）用药安全与用药咨询

1. 肺炎的抗菌药物治疗应尽早进行，一旦怀疑为肺炎即马上给予首选抗菌药物。病情稳定后可从静脉给药途径转为口服治疗。

2. 观察疗效

（1）时间：抗菌药物治疗后 48～72 小时应对病情进行评价。

（2）治疗有效表现：体温下降、症状改善、临床状态稳定、白细胞逐渐降低或恢复正常，而 X 线胸片显示病灶吸收较迟。

（3）如 72 小时后症状无改善，其原因可能有：药物未能覆盖致病菌或细菌耐药；特殊病原体感染如结核分枝杆菌、真菌、病毒等；出现并发症或存在影响疗效的宿主因素（如免疫抑制）；非感染性疾病误诊为肺炎；药物热。需仔细分析，做必要的检查，进行相应处理。

3. 疗程　肺炎的抗菌药物疗程至少 5 天，大多数患者需要 7～10 天或更长疗程。

4. 停药指征　体温正常 48～72 小时，无肺炎任何一项临床不稳定征象可停用抗菌药物。

肺炎临床稳定标准为：①体温≤37.8℃；②心率≤100 次 / 分；③呼吸频率≤24 次 / 分；④血压：收缩压≥90mmHg；⑤呼吸室内空气条件下动脉血氧饱和度≥90% 或 PaO_2≥60mmHg；⑥能够口服进食；⑦精神状态正常。

5. 注意观察和预防所使用抗菌药物的相关不良反应。

6. 高危人群可注射流感疫苗和肺炎球菌疫苗

（1）流感疫苗重点推荐人群为：① 6～35 月龄的婴幼儿；② 60 岁以上的老年人；③慢性病患者及体弱多病者；④医疗机构从业人员和服务行业从业人员。

流感疫苗的防护时间是 6 个月左右，一般在 9～11 月份接种。

（2）肺炎球菌疫苗：适应人群与流感疫苗相同。免疫功效可维持 5 年，肺炎疫苗可以在全年任何时间接种，也可以与流感疫苗同时接种，使用不同的注射器在不同部位接种。

三、慢性阻塞性肺疾病的用药

（一）疾病概述

慢性阻塞性肺疾病（COPD）简称慢阻肺，是一种常见的慢性病。以不完全可逆的气流受限为特征，其气流受限多呈进行性发展，与气道和肺组织对香烟烟雾等有害气体或有害颗粒的异常慢性炎症反应有关。慢阻肺与慢性支气管炎和肺气肿有着密切关系。当慢性支气管炎、肺气肿患者肺功能检查出现持续气流受限时，则能诊断为慢阻肺；如患者只有慢性支气管炎和（或）肺气肿，而无持续气流受限，则不能诊断为慢阻肺。

（二）临床表现

1. 症状　具有起病缓慢，病程较长的特点。主要症状如下。

（1）慢性咳嗽随病程发展可终身不愈。常常晨间咳嗽明显，夜间有阵咳或排痰。

（2）咳痰一般为白色的黏液或浆液性泡沫痰，偶尔带血丝，晨间排痰较多。急性发作期痰量变多，可有脓痰。

（3）气短或呼吸困难早期在剧烈活动时出现，而后逐渐加重，以致在日常活动甚至休息时也感到气短，为慢性阻塞性肺疾病（慢阻肺）的标志性症状。

（4）喘息和胸闷，部分患者尤其是重度患者或急性加重时出现喘息。

（5）其他晚期患者有体重下降、食欲减退等。

2. 分期

（1）稳定期：咳嗽、咳痰、气短等症状稳定或症状轻微。

（2）急性加重期：出现超过日常状况的持续恶化，咳嗽气急加重，痰量增多呈脓性或黏脓性。

（三）药物治疗

1. 治疗目标　舒张支气管、抗炎、抗菌。

2. 常用药物　β_2 受体激动药、糖皮质激素、抗生素。

（1）稳定期治疗

1）支气管扩张药：是现有控制症状的主要措施，可依据患者病情严重程度参照表 6-4。

表 6-4　患者不同病情支气管扩张药的选择

患者综合评估分组	特征	肺功能分级	上一年急性加重次数	mMRC 分级	首选治疗药物
A 组	低风险，症状少	GOLD 1~2 级	≤1 次	0~1 级	SAMA 或 SABA，必要时
B 组	低风险，症状多	GOLD 1~2 级	≤1 次	≥2 级	LAMA 或 LABA
C 组	高风险，症状少	GOLD 3~4 级	≥2 次	0~1 级	ICS 加 LAMA，或 LABA
D 组	高风险，症状多	GOLD 3~4 级	≥2 次	≥2	ICS 加 LAMA，或 LABA

注：SABA，短效 β_2 受体激动药；SAMA，短效抗胆碱能药物；LABA，长效 β_2 受体激动药；LAMA，长效抗胆碱能药物；ICS，吸入糖皮质激素

① β_2 受体激动药：短效制剂如沙丁胺醇气雾剂，每次 100~200μg（1~2 喷），定量吸入，疗效持续 4.5 小时，每 24 小时不超过 8~12 喷。特布他林气雾剂亦有同样作用。长效 β_2 受体激动药有沙美特罗、福莫特罗等，每日仅需吸入 2 次。

② 抗胆碱能药：短效制剂如异丙托溴铵气雾剂，定量吸入，起效较沙丁胺醇慢，持续 6~8 小时，每次 40~80μg，每日 3~4 次。长效抗胆碱能药有噻托溴铵，选择性作用于 M_1 和 M_3 受体，每次吸入 18μg，每日 1 次。

③ 茶碱类药：茶碱缓释或控释片 0.2g，每 12 小时 1 次；氨茶碱 0.1g，每日 3 次。

2）糖皮质激素：对高风险患者（C 组和 D 组），有研究显示长期吸入糖皮质激素与长效 β_2 肾上腺素受体激动药的联合制剂可增加运动耐量、减少急性加重发作频率、提高生活质量。目

前常用剂型有沙美特罗加氟替卡松、福莫特罗加布地奈德。

3）祛痰药：对痰不易咳出者可应用。常用药物：盐酸氨溴索 30mg，每日 3 次；N-乙酰半胱氨酸 0.2g，每日 3 次；羧甲司坦 0.5g，每日 3 次。

（2）急性加重期治疗：慢阻肺急性加重是指咳嗽、咳痰、呼吸困难比平时加重或痰量增多，或咳黄痰，或者是需要改变用药方案。

1）支气管扩张药：药物同稳定期。有严重喘息症状者可给予较大剂量雾化吸入治疗，如应用沙丁胺醇 500μg 或异丙托溴铵 500μg，或沙丁胺醇 1000μg 加异丙托溴铵 250~500μg，通过小型雾化器给患者吸入治疗以缓解症状。

2）抗生素：当患者呼吸困难加重，咳嗽伴痰量增加、有脓痰时，应根据患者所在地常见病原菌及其药敏试验结果积极选用抗生素治疗。门诊可用阿莫西林 / 克拉维酸、头孢唑肟 0.25g 每日 3 次、头孢呋辛 0.5g 每日 2 次、左氧氟沙星 0.4g 每日 1 次、莫西沙星 0.4g 每日 1 次；较重者可应用第三代头孢菌素，如头孢曲松钠 2.0g 加于 0.9% 氯化钠溶液中静脉滴注，每日 1 次。住院患者当根据此病严重程度和预计的病原菌更积极地使用抗生素，如 β- 内酰胺类 /β- 内酰胺酶抑制药、大环内酯类或喹诺酮类，一般多静脉滴注给药。

3）糖皮质激素：对需住院治疗的急性加重期患者可考虑口服泼尼松龙 30~40mg/d，也可静脉滴注给予甲泼尼龙 40~80mg，每日 1 次。连续 5~7 天。

（四）用药安全与用药咨询

1. 戒烟；避免吸入烟雾、粉尘、有害气体等。

2. 秋冬季节务必防寒保暖，预防感冒；定时开窗通风，保持室内空气新鲜。

3. 应学会自我控制疾病的技巧：如缓解期可进行呼吸操训练，如腹式呼吸、缩唇呼吸锻炼、吹气球等，加强康复锻炼，如散步、踏车等，以此减少氧耗量增大潮气量，消除肺内气体陷闭。

4. 改善营养状态，在呼吸衰竭期避免摄入高糖类食物。

5. 控制性低浓度氧疗。

6. 抗菌药物的使用应严格掌握用药指征，治疗开始前留取痰标本，首先晨起后清洁口腔，用力咳出肺内深部的痰液，放入无菌痰标本盒内，及时送检。

7. 注射流感疫苗和肺炎球菌疫苗可预防 COPD 患者并发流感及肺炎球菌感染，减少其肺部感染的风险，减少因感染导致的死亡率。

8. 排痰、化痰：照料者应鼓励患者多咳嗽，并帮助变换体位，轻拍背；痰干结者给予超声雾化或氧压雾化吸入药化痰，也可用口服药祛痰。

9. 若有严重肺功能不全、精神不安者，慎用镇静药，因能抑制呼吸，促使肺性脑病的发生。必要时可用少量镇静药，如水合氯醛，但禁用吗啡、可待因等。

四、肺结核的用药

（一）疾病概述

结核病是由结核分枝杆菌引起的慢性传染病，可侵及全身多个脏器，以肺部受累多见。肺结核在 21 世纪仍然是严重危害人类健康的主要传染病，是全球关注的公共卫生和社会问题，也是我国重点控制的主要疾病之一。结核病在人群中的传染源主要是结核病患者（即痰直接涂片阳性者），主要通过咳嗽、打喷嚏、大笑、大声谈话等方式把含有结核分枝杆菌的微滴排到空气中传播。飞沫传播是肺结核最重要的传播途径，经消化道和皮肤等其他途径传播现已罕见。传染性的大小除取决于患者排出结核分枝杆菌量的多少外，还取决于空间内含结核分枝杆菌微滴的密度及通风情况、接触的密切程度和时间长短及个体免疫力的状况。通风换气，减少空间内微滴的密度是减少肺结核传播的有效措施。

（二）临床表现与分型

1. 症状

（1）呼吸系统症状：咳嗽、咳痰2周以上或痰中带血是肺结核的常见可疑症状。咳嗽较轻，干咳或少量黏液痰。有空洞形成时，痰量增多，若合并其他细菌感染，痰可呈脓性。若合并支气管结核，表现为刺激性咳嗽。约1/3的患者有咯血，多数患者为少量咯血，少数为大咯血。结核病灶累及胸膜时可表现胸痛，为胸膜性胸痛。随呼吸运动和咳嗽加重。呼吸困难多见于干酪样肺炎和大量胸腔积液患者。

（2）全身症状：发热为最常见症状，多为长期午后潮热，即体温下午或傍晚开始升高，翌晨降至正常。部分患者有倦怠乏力、盗汗、食欲减退和体重减轻等。育龄女性患者可以有月经失调。

2. 分型

（1）原发型肺结核：分为原发综合征及胸内淋巴结结核。多见于少年儿童，无症状或症状轻微，多有结核病家庭接触史，结核菌素试验多为强阳性，X线胸片表现为哑铃形阴影，即原发病灶、引流淋巴管炎和肿大的肺门淋巴结，形成典型的原发综合征。

（2）血行播散型肺结核、急性粟粒型肺结核：多见于婴幼儿和青少年，特别是营养不良的小儿、免疫力低下的人群，多同时伴有原发型肺结核。X线胸片和CT检查可发现均匀分布粟粒状结节阴影。起病急，持续高热，中毒状严重，约50%以上患者可合并结核性脑膜炎。亚急性、慢性血行播散型肺结核起病较缓，症状较轻，X线胸片新鲜渗出与陈旧硬结和钙化病灶共存。慢性血行播散型肺结核多无明显中毒症状。

（3）继发型肺结核：多发于成人，分为继发型肺结核含浸润型肺结核、纤维空洞型肺结核和干酪样肺炎等。

（三）药物治疗

1. 治疗目标　杀灭结核杆菌、减缓耐药产生。

抗结核化学药物的治疗是治疗结核病的主要手段。合理应用化疗药物，能提高药物疗效，降低不良反应。合理化疗是指早期、适量、联合、规律及全程用药。具体含义为：①早期用药是指患者一旦确诊为结核病后立即给药治疗。早期活动性病灶处于渗出阶段，病灶内结核杆菌生长旺盛，对抗结核药敏感，细菌易被抑制或杀灭。②联合用药是指根据不同病情和抗结核药的作用特点，联合两种或两种以上药物以增强疗效，并可避免严重的不良反应和延缓耐药性的产生。③适量是指用药剂量要适当。药量不足，组织内药物难以达到有效浓度，且亦诱发细菌产生耐药性使治疗失败；药物剂量过大则易产生严重不良反应，使治疗难以继续。④坚持全程规律用药。结核病的治疗必须做到有规律长期用药，不能随意改变药物剂量或改变药物品种，否则难以治疗成功。轻症肺结核应持续治疗9～12个月，中度及重度肺结核持续治疗18～24个月，或根据患者的病情调整用药方案。

2. 常用药物　异烟肼、利福平、链霉素、乙胺丁醇和吡嗪酰胺。

ER6-13 扫一扫测一测

　　按用药目的来说，抗结核病药分为：①迅速杀伤结核菌，最大限度地降低传染性的药物，主要包括异烟肼、利福平、链霉素、阿米卡星和乙胺丁醇等；②消灭组织（包括细胞）内的结核菌，最大限度地减少复发的药物，主要包括利福平、吡嗪酰胺（通常儿童不宜应用）和异烟肼；③防止耐药的药物，包括异烟肼、利福平、乙胺丁醇、氧氟沙星、左氧氟沙星、莫西沙星和克拉霉素。常见抗结核药物及用法用量见表 6-5。

表 6-5　常见抗结核药物及用法用量

药名	每日剂量（g）	间歇疗法 1 日量（g）	主要不良反应
异烟肼	0.3	0.3～0.6	周围神经炎，偶见肝损伤
利福平	0.45～0.6*	0.6～0.9	肝损伤、过敏反应
利福喷汀		0.45～0.6	肝损伤、过敏反应
链霉素	0.75～1.0△	0.75～1.0	听力障碍、眩晕、肾损害
吡嗪酰胺	1.5～2.0	2～3	胃肠不适、肝损害、高尿酸血症、关节痛
乙胺丁醇	0.75～1.0**	1.5～2.0	视神经炎
对氨基水杨酸钠	8～12***	10～12	胃肠不适、肝损害、过敏反应
卡那霉素	0.75～1.0	0.75～1.0	听力障碍、眩晕、肾损害

注：* 体重<50kg 用 0.45g，>50kg 用 0.6g；△ 老年人每次用 0.75g；** 前 2 个月 25mg/kg；*** 每日分 2 次服用（其他药物为每日 1 次）

　　3. 标准化疗方案　为充分发挥化学治疗在结核病防治工作中的作用，解决滥用抗结核药物、化疗方案不合理和混乱造成的治疗效果差、费用高、治疗期过短或过长、药物供应和资源浪费等实际问题，经国内外严格对照研究证实的化疗方案，可供选择作为标准方案。实践证实，执行标准方案符合投入效益原则。

　　（1）初治活动性肺结核（含涂阳和涂阴）治疗方案

　　1）每日用药方案：①强化期，异烟肼、利福平、吡嗪酰胺和乙胺丁醇，顿服，2 个月。②巩固期，异烟肼、利福平，顿服，4 个月。

　　2）间歇用药方案：①强化期，异烟肼、利福平、吡嗪酰胺和乙胺丁醇，隔日 1 次或每周 3 次，2 个月。②巩固期：异烟肼、利福平，隔日 1 次或每周 3 次，4 个月。

　　（2）复治涂阳肺结核治疗方案。复治涂阳肺结核患者强烈推荐进行药敏试验，敏感患者按下列方案治疗，耐药者纳入耐药方案治疗。

　　1）复治涂阳敏感用药方案：①强化期，异烟肼、利福平、吡嗪酰胺、链霉素和乙胺丁醇，每日 1 次，2 个月。②巩固期，异烟肼、利福平和乙胺丁醇，每日 1 次，6～10 个月。巩固期治疗 4 个月时，痰菌未阴转，可继续延长治疗期 6～10 个月。

　　2）间歇用药方案：①强化期，异烟肼、利福平、嗪酰胺、链霉素和乙胺丁醇，隔日一次或每周 3 次，2 个月。②巩固期，异烟肼、利福平和乙胺丁醇，隔日 1 次或每周 3 次，6 个月。

　　必须采用全程督导化疗管理，以保证患者不间断地规律用药。

（四）用药安全与用药咨询

　　1. 肺结核患者的消毒与隔离

　　（1）咳嗽、打喷嚏和高声讲话时不能直接面向旁人，同时要用手或手帕掩住口鼻，手帕应煮沸消毒。

ER6-14 扫一扫测一测

（2）不随地吐痰，做好痰液的消毒处理，痰吐在纸上和擦拭口鼻分泌物的纸张一起烧掉。

（3）患者所用食具应于餐后煮沸消毒。

（4）将患者所用卧具每日在阳光下暴晒 2 小时。

（5）密切接触者应作卡介苗接种。

2. 增强体质、增加高蛋白和维生素的摄入，适度进行日光浴。

3. 进展期患者应卧床休息。

4. 口服抗结核药应早晨空腹顿服，如果耐受性较差，可由医师决定改为饭后服或分服。

5. 充分了解抗结核药物服用中可能出现的不良反应，一旦出现要及时报告医师。

6. 定期随诊，监测血常规和肝、肾功能。

第4节　心血管系统疾病的用药指导

学习目标

1. 掌握降压药物、调节血脂药物、抗心绞痛药的常用药物治疗方案。
2. 熟悉高血压、血脂异常、心绞痛的用药安全与用药咨询。
3. 了解高血压、血脂异常、心绞痛的临床表现。
4. 学会对高血压、血脂异常、心绞痛开展药学服务。

一、高血压的用药

（一）临床基础

1. 定义、分类及临床表现　高血压是指在未使用降压药物的情况下，诊室收缩压 ≥140mmHg 和（或）舒张压≥90mmHg。根据血压升高水平，又进一步将高血压分为 1～3 级。临床上高血压有原发性和继发性之分，绝大部分为原发性。原发性高血压是以体循环动脉血压升高为主要表现的临床综合征，通常简称为高血压。

案例分析　患者，男，68 岁。因头晕、头痛 1 个月余就医，测血压 160/90mmHg，诊断为原发性高血压。

问题：1. 原发性高血压的治疗原则是什么？
2. 常用降压药有哪些？用药注意事项是什么？
3. 如何开展患者教育？

原发性高血压多见于中老年人，大多数起病缓慢，缺乏特殊临床表现，导致诊断延迟，仅在测量血压时或发生心、脑、肾等并发症时才被发现。常见症状有头痛、头晕、疲劳、心悸等症状，如发生高血压的严重并发症即靶器官功能性损害或器质性损害，则出现相应的临床表现。主要并发症表现如下。

（1）脑血管病：当血压突然明显升高时可发生高血压脑病，表现为剧烈头痛、呕吐、视力减退、抽搐、昏迷等颅内高压症状。高血压脑病的主要并发症是脑卒中（脑出血和脑梗死）。脑出血常在血压显著升高、剧烈波动、情绪激动和用力排便等情况下发生。

（2）高血压心脏病：主要与血压升高加重心脏后负荷，引起左心室肥厚，继而心脏扩大，甚至心力衰竭。患者可有心悸、劳力性呼吸困难，严重者可发生夜间阵发性呼吸困难、端坐呼吸、咳粉红色泡沫痰等表现。

（3）肾脏：早期无症状。伴随病情进展，可出现夜尿增多及尿液检查异常（蛋白尿、管型、红细胞）。发生慢性肾衰竭的患者可出现厌食、少尿，血肌酐、尿素氮水平升高，代谢性酸中毒和电解质紊乱。

（4）视网膜病变：是常见高血压并发症，临床常出现眼底出血、渗出和视盘水肿等情况。

（5）动脉粥样硬化：高血压是导致动脉粥样硬化的重要因素，可导致冠心病、脑血栓形成等。

2. 治疗原则　治疗高血压的主要目的是降低心脑血管并发症的发生和死亡风险。高血压治疗的三原则是：达标、平稳、综合管理。

ER6-15 扫一扫　高血压治疗

首先要降压达标。无论何种治疗，其根本均是将血压控制在目标值以下。高血压患者的降压目标是：收缩压＜140mmHg 且舒张压＜90mmHg。年龄≥80 岁且未合并糖尿病或慢性肾脏疾病的患者，降压目标为：收缩压＜150mmHg 且舒张压＜90mmHg。

其次是平稳降压。告知患者长期坚持生活方式干预和药物治疗，保持血压长期平稳至关重要；此外，长效制剂有利于每日血压的平稳控制，对减少心血管并发症有益，推荐使用。

最后对高血压患者应进行综合干预管理。选择抗高血压药时应综合考虑其伴随合并症情况；此外，对于已患心血管疾病患者及具有某些危险因素的患者，应考虑给予抗血小板及调脂治疗，以降低心血管疾病再发及死亡风险。

> **知识链接**
>
> **特殊人群的降压治疗**
>
> 1. 儿童及青少年　绝大多数儿童与青少年高血压患者通过非药物治疗即可达到血压控制目标。但如果生活方式治疗无效，出现高血压临床症状、靶器官损害、合并糖尿病、继发性高血压等情况应考虑药物治疗。
>
> 2. 妊娠期高血压疾病　非药物治疗措施（限盐、富钾饮食、适当活动、情绪放松）是妊娠期高血压疾病安全有效的治疗方法。由于所有降压药对胎儿的安全性均缺乏严格的临床验证，而且动物实验中发现一些药物具有致畸作用，因此，药物的选择和应用受到限制。

（二）药物治疗

1. 降压药的合理使用

（1）抗高血压药治疗对象：①高血压 2 级或 2 级以上患者；②高血压合并糖尿病，或已有心、脑、肾靶器官损害或并发症患者；③凡血压持续升高，改善生活方式后血压仍未能有效控制者；④从心血管危险分层的角度，高危和极高危患者必须使用降压药物强化治疗。

（2）降压药物应用基本原则：①小剂量开始，初始治疗时常应采用较小的有效治疗量，根据需要逐步增加剂量。②优先选择长效制剂，尽可能使用每天给药 1 次且有持续 24 小时降压作用的长效药物，从而有效控制夜间血压与晨峰血压，更有效预防心脑血管并发症。③联合用药，可增加降压效果，减少不良反应。在低剂量单药治疗效果不满意时，可用两种或两种以上降压药物联合治疗。事实上，2级以上高血压为达到目标血压常需联合治疗。对血压≥160/100mmHg 或高于目标血压20/10mmHg 或高危及极高危组患者，初始即可采用小剂量两种药物联合治疗或用固定复方制剂。④个体化，根据患者具体情况、药物有效性和耐受性，兼顾患者经济条件及个人意愿，选择适合患者的降压药。

ER6-16 扫一扫测一测

（3）降压药种类和特点：基层医疗卫生机构应配备下述四大类降压药物，为便于记忆，可根据英文单词的首字母，分别以 A、B、C、D 简称（表6-6）。

表6-6 常用降压药物种类和特点

口服降压药	作用特点	主要不良反应
ACEI 卡托普利 依那普利 培哚普利	具有良好的靶器官保护作用和心血管终点事件预防作用。尤其适用于伴慢性心力衰竭、心肌梗死后伴心功能不全、糖尿病肾病、非糖尿病肾病、代谢综合征、蛋白尿或微量白蛋白尿患者	持续性干咳、血钾升高、血管神经性水肿 禁用于双侧肾动脉狭窄、高钾血症及妊娠期妇女
ARB 氯沙坦 缬沙坦	同样具有良好的靶器官保护作用和心血管终点事件预防作用。适应证同 ACEI，也用于不能耐受 ACEI 的患者	血钾升高、血管神经性水肿（罕见） 禁忌证同 ACEI
β 受体阻滞药 比索洛尔 美托洛尔 阿替洛尔 普萘洛尔	尤其适用于伴快速型心律失常、冠心病（心绞痛）、慢性心力衰竭、交感神经活性增高及高动力状态的高血压患者 比索洛尔、美托洛尔有较高的选择性，因阻断 β$_2$ 受体而产生的不良反应较少，既可降低血压，也可保护靶器官，降低心血管事件风险	常见疲乏、肢体冷感、激动不安、胃肠不适，还可影响糖脂代谢。慢性阻塞性肺疾病、运动员、周围血管病变或糖耐量异常者慎用。非选择性 β 受体阻滞药禁用于支气管哮喘。高度心脏传导阻滞者禁用。长期应用时突然停药可发生反跳现象
钙通道阻滞药 二氢吡啶类 　硝苯地平 非二氢吡啶类 　维拉帕米 　地尔硫䓬	尤其适用于老年性高血压、单纯收缩期高血压，伴稳定型心绞痛、冠状动脉或颈动脉粥样硬化及周围血管病患者	常见有头痛、颜面潮红、眩晕、心悸、踝部水肿等；心动过速与心力衰竭患者慎用 抑制心脏收缩功能和传导功能。高度房室传导阻滞、心力衰竭患者禁用
利尿药 噻嗪类 　氢氯噻嗪 　吲达帕胺	治疗高血压的基础药物之一 降压作用温和、持久，降压过程平稳，长期应用不易发生耐受性。可降低高血压并发症如脑卒中和心力衰竭的发病率、病死率。单独应用于降压治疗时，剂量应尽量小，不宜超过 25mg，若 25mg 仍无效，则应合用或换用其他类型降压药	血钾降低，血尿酸升高；痛风、高血脂及糖尿病患者慎用
襻利尿药 呋塞米	不引起血糖、血脂改变，尤其适用于伴有高脂血症患者和糖尿病患者	血钾降低，但不常见 低血钾、耳毒性、胃肠道反应、高血糖、高尿酸血症
醛固酮拮抗药 螺内酯	可短期应用于高血压危象 醛固酮的竞争性拮抗剂，仅在体内有醛固酮存在时才发挥作用，可用于顽固性高血压	不良反应少而轻 久用可致高血钾，还有性激素样副作用

A：ACEI（血管紧张素转换酶抑制药）和 ARB（血管紧张素 Ⅱ 受体拮抗药）。ACEI 与 ARB 降压作用机制相似，应至少具备一种。

B：β 受体阻滞药。

C：CCB，即钙通道阻滞药，二氢吡啶类钙通道阻滞药常用于降血压。

D：利尿药，噻嗪类利尿药常用于降血压。

2. 用药注意事项与患者教育

（1）用药注意事项：①治疗期间除非出现不良反应等不耐受或需紧急处理的情况，否则应避免频繁更换药物；②为评价药物治疗的有效性，建议每次调整药物种类或剂量后观察 2～4 周；③ ACEI 与 ARB 一般不联用；④除针对心肌梗死、心力衰竭患者外，A 与 B 不作为两药联用的常规推荐。

（2）患者教育：①减轻体重：将 BMI 尽可能控制在 <24kg/m^2，体重降低对改善胰岛素抵抗、糖尿病、血脂异常和左心室肥厚均有益；②减少钠盐摄入：每人每日食盐量以不超过 6g 为宜；③补充钾盐：每天摄取新鲜蔬菜和水果；④减少脂肪摄入：减少食用油摄入（25g/d），少吃或不吃肥肉和动物内脏；⑤戒烟限酒；⑥增加运动；⑦减轻精神压力，保持心态平衡；⑧必要时补充叶酸制剂。⑨在没有医师建议的情况下，不能随意开始或停止服药或改变剂量。

ER6-17 扫一扫测一测

二、高脂血症的用药

案例分析　　患者张某，女，53 岁。体检时发现甘油三酯 1.55mmol/L，总胆固醇 6.28mmol/L（参考值范围 <5.2mmol/L），低密度脂蛋白胆固醇 4.95mmolL（参考值范围 2.1～3.1mmol/L），高密度脂蛋白胆固醇为 1.22mmol/L（参考值范围 1.20～1.65mmol/L）。临床诊断为高脂血症。

问题：1. 血脂异常的治疗原则是什么？

2. 常用调血脂药有哪些？用药注意事项是什么？

3. 如何开展患者教育？

血脂是血浆中所有脂质的总称。血脂异常泛指包括血浆中胆固醇和（或）TG 水平升高（俗称高脂血症）及 HDL-C 降低在内的各种血脂成分的异常。

近 30 年以来，中国人群的血脂水平逐渐升高，血脂异常患病率明显增加。成人血脂异常总体患病率高达 40% 以上，儿童、青少年高胆固醇血症患病率也明显升高。血脂异常的主要危害是增加动脉粥样硬化性心血管疾病（atherosclerotic cardiovascular disease，ASCVD）的发病风险，有效控制血脂异常，对我国 ASCVD 防控具有重要意义。各种血脂成分合适水平的建议应参照《中国成人血脂异常防治指南》（2016 年修订版）提出的中国人群血脂水平分层标准（表 6-7）。

ER6-18 扫一扫　血脂及血脂异常的筛查

表 6-7　ASCVD 一级预防人群血脂合适水平和异常分层标准［mmol/L（mg/dl）］

分层	TC	LDL-C	HDL-C	非 -HDL-C	TG
理想水平		<2.6（100）		<3.4（130）	
合适水平	<5.2（200）	<3.4（130）		<4.1（160）	<1.7（150）
边缘升高	≥5.2（200）	≥3.4（130）		≥4.1（160）	≥1.7（150）
升高	<6.2（240）	<4.1（160）		<4.9（190）	<2.3（200）
降低	≥6.2（240）	≥4.1（160）	<1.0（40）	≥4.9（190）	≥2.3（200）

注：ASCVD 为动脉粥样硬化性心血管病，TC 为总胆固醇，LDL-C 为低密度脂蛋白胆固醇，HDL-C 为高密度脂蛋白胆固醇，TG 为甘油三酯

（一）血脂异常的分类

血脂异常分类比较复杂，最简单的有病因分类和临床分类两种。

1. 病因分类　继发性高脂血症是指由其他疾病所引起的血脂异常。可引起血脂异常的疾病主要有糖尿病、肾病综合征、甲状腺功能减退症、肾衰竭、肝脏疾病等。此外，也可能由某些药物如利尿药、非选择性 β- 受体阻滞药、糖皮质激素等引起。排除继发性高脂血症后，即可诊断为原发性高脂血症。除了不良生活方式（如高能量、高脂肪、过度饮酒等）与血脂异常有关，大部分原发性高脂血症是因单一基因或多个基因突变所致。由于基因突变所致的高脂血症有明显的遗传倾向，多具有家族聚集性，特别是单一基因突变者，故临床上称为家族性高脂血症。

2. 临床分类　最实用的血脂异常分类是临床分类（表 6-8）。

表 6-8　血脂异常的临床分类

分型	TC	TG	HDL-C
高胆固醇血症	增高		
高 TG 血症		增高	
混合型高脂血症	增高	增高	
低 HDL-C 血症			降低

注：TC 为总胆固醇；TG 为甘油三酯；HDL-C 为高密度脂蛋白胆固醇

（二）血脂异常的处理原则及药物选择

1. 处理原则

（1）继发性高脂血症应以治疗原发病为主。

（2）生活方式干预：饮食和生活方式对血脂有明显影响，治疗性生活方式改变是治疗血脂异常的基础措施，无论是否进行药物调脂治疗，都必须坚持治疗性生活方式改变（内容详见患者教育）。

（3）药物治疗：血脂异常治疗的目的是防控 ASCVD，降低心肌梗死、缺血性卒中或冠心病死亡等心血管病临床事件的发生危险。临床应根据个体 ASCVD 的危险程度，决定是否启动药物调脂治疗。防控 ASCVD 危险的首要干预靶点是降低 LDL-C 水平，次要干预靶点是非 -HDL-C。为准确评价治疗方法的有效性，提高患者服用调脂药的依从性，调脂治疗需设定目标值。《中国成人血脂异常防治指南》（2016 年修订版）中不同危险人群需要达到的 LDL-C 和非 -HDL-C 目标值见表 6-9。

表 6-9 不同 ASCVD 危险人群 LDL-C 和非 -HDL-C 治疗达标值

危险等级	LDL-C	非 -HDL-C
低危、中危	<3.4mmol/L（130mg/dl）	<4.1mmol/L（160mg/dl）
高危	<2.6mmol/L（100mg/dl）	<3.4mmol/L（130mg/dl）
极高危	<1.8mmol/L（70mg/dl）	<2.6mmol/L（100mg/dl）

注：ASCVD 为动脉粥样硬化性心血管疾病；LDL-C 为低密度脂蛋白胆固醇；非 -HDL-C 为非高密度脂蛋白胆固醇

2. 药物选择　临床上的调脂药物种类多，大体上可分为两大类：主要降低胆固醇的药物和主要降低 TG 的药物。其中部分调脂药物既能降低胆固醇，又能降低 TG。

ER6-19 扫一扫测一测

（1）主要降低胆固醇的药物：这类药物的主要作用机制是抑制肝细胞内胆固醇的合成，加速 LDL 分解代谢或减少肠道内胆固醇的吸收，包括他汀类、胆固醇吸收抑制剂、普罗布考、胆酸螯合剂及其他调脂药（脂必泰、多廿烷醇）等。

1）他汀类：又称羟甲基戊二酰辅酶 A（HMG-CoA）还原酶抑制药，能够竞争性抑制胆固醇合成限速酶 HMG-CoA 还原酶，减少胆固醇合成，继而上调细胞表面 LDL 受体，加速血清 LDL 分解代谢，还可抑制 VLDL 合成。因此他汀类能显著降低血清 TC、LDL-C 和 ApoB 水平，也能降低血清 TG 水平和轻度升高 HDL-C 水平。

他汀类药物适应证为高胆固醇血症、混合性高脂血症和 ASCVD 患者。目前国内临床上有洛伐他汀、辛伐他汀、普伐他汀、氟伐他汀、阿托伐他汀、瑞舒伐他汀和匹伐他汀。他汀类可在任何时间段每天服用 1 次，但在晚上服用时 LDL-C 降低幅度可稍有增多。他汀类应用取得预期疗效后应继续长期应用，如能耐受，应避免停用。

目前临床应用的他汀类药物不良反应较轻，绝大多数人对他汀类的耐受性良好，其不良反应多见于接受大剂量他汀类治疗者。少数患者出现腹痛、便秘、失眠、氨基转移酶升高、肌肉疼痛、血清肌酸激酶升高，极少数严重者发生横纹肌溶解导致急性肾衰竭。如果应用他汀类后发生不良反应，可采用换用另一种他汀类药物、减少剂量、隔日服用或换用非他汀类调脂药等方法处理。

他汀类与其他调脂药（如贝特类、烟酸类等）合用时可增加药物不良反应，联合应用时须小心。不宜与环孢素、雷公藤、环磷酰胺、大环内酯类抗菌药物及唑类抗真菌药（如酮康唑）等合用。儿童、孕妇、哺乳期妇女和准备生育的妇女不宜服用。

调脂中药血脂康由特制红曲加入稻米经生物发酵精制而成，每粒胶囊含洛伐他汀 2.5mg 及不饱和脂肪酸等成分，适用于轻中度胆固醇升高、TC 轻度升高及高密度脂蛋白胆固醇降低、血脂水平边缘升高或不高的冠心病患者，高危患者的调脂治疗，以及其他不能耐受他汀类的血脂异常患者。不良反应少而轻，主要为消化道反应和过敏反应，安全性较好。常用剂量为 0.6g，每日 2 次；对于血脂水平达标的患者，维持剂量可为 0.6g，每日 1 次，晚饭后服用。

2）胆固醇吸收抑制剂：依折麦布能有效抑制肠道内胆固醇的吸收。适应证为高胆固醇血症和以胆固醇升高为主的混合型高脂血症，单药或与他汀类合用。推荐剂量为 10mg，每日 1 次。其不良反应轻微且多为一过性，主要表现为头痛和消化道症状，与他汀联用也可发生转氨酶增高和肌痛等副作用，禁用于妊娠期和哺乳期妇女。

3）普罗布考：通过掺入 LDL 颗粒核心中，影响脂蛋白代谢，使 LDL 易通过非受体途径被清除。常用剂量为 0.5g，每日 2 次。主要适用于高胆固醇血症，尤其是家族性高胆固醇血症及黄色瘤患者。常见不良反应为胃肠道反应；也可引起头晕、头痛、失眠、皮疹等；极为少见的严重不良反应为 Q-T 间期延长。室性心律失常、Q-T 间期延长、血钾过低者禁用。

4）胆酸螯合剂：可阻断肠道内胆汁酸中胆固醇的重吸收。适应证为高胆固醇血症和以胆固醇升高为主的混合型高脂血症。与他汀类联用，可明显提高调脂疗效。临床用法：考来烯胺 5g，每日 3 次；考来替泊 5g，每日 3 次；考来维仑 1.875g，每日 2 次。常见不良反应有胃肠道不适、便秘和影响某些药物的吸收。此类药物的绝对禁忌证为异常 β 脂蛋白血症和血清 TG＞4.5mmol/L（400mg/dl）。

（2）主要降低 TG 的药物：主要有 3 类药物，包括贝特类、烟酸类和高纯度鱼油制剂。

1）贝特类：贝特类可降低血清 TG 水平和升高 HDL-C 水平。适应证为高甘油三酯血症和以甘油三酯升高为主的混合型高脂血症。常用的贝特类药物有：非诺贝特片 0.1g，每日 3 次；微粒化非诺贝特 0.2g，每日 1 次；吉非贝齐 0.6g，每日 2 次；苯扎贝特 0.2g，每日 3 次。

主要不良反应为胃肠道反应；少数出现一过性肝转氨酶和肌酸激酶升高；皮疹、血白细胞减少。贝特类能增强抗凝血药物的作用，合用时需调整抗凝血药物剂量。禁用于肝肾功能不全者、儿童、妊娠期和哺乳期妇女。

2）烟酸类：属于 B 族维生素，大剂量时具有降低 TC、LDL-C 和 TG 及升高 HDL-C 的作用。烟酸有普通和缓释两种剂型，以缓释剂型更为常用。缓释片常用量为每次 1～2g，q.n.。建议从小剂量（0.375～0.500g/d）开始，睡前服用；4 周后逐渐加量至最大常用剂量。最常见的不良反应是颜面潮红，其他有肝脏损害、高尿酸血症、高血糖、棘皮症和消化道不适等，慢性活动性肝病、活动性消化性溃疡和严重痛风者禁用。

3）高纯度鱼油制剂：鱼油主要成分为 ω-3 脂肪酸，可降低 TG 和轻度升高 HDL-C，对 TC 和 LDL-C 无影响。常用剂量为每次 0.5～1.0g，每日 3 次，主要用于治疗高 TG 血症。不良反应少见，鱼油腥味所致恶心、腹部不适是常见的不良反应。偶见出血倾向，有出血倾向者禁用。

知识链接

新型调脂药物

近年来在国外已有 3 种新型调脂药被批准临床应用。

1. 微粒体 TG 转移蛋白抑制剂　洛美他派（lomitapide，商品名为 Juxtapid）于 2012 年由美国 FDA 批准上市，主要用于治疗家族性高胆固醇血症，可使 LDL-C 降低约 40%。

2. 载脂蛋白 B100 合成抑制剂　米泊美生（mipomersen）是第 2 代反义寡核苷酸，2013 年 FDA 批准可单独或与其他调脂药联合用于治疗 HoFH，可使 LDL-C 降低 25%。

3. 前蛋白转化酶枯草溶菌素 9（PCSK9）抑制剂　欧盟医管局和美国 FDA 已批准 evolocumab 与 alirocumab 两种注射型 PCSK9 抑制剂上市。该药可使 LDL-C 降低 40%～70%，并减少心血管事件。

（三）用药注意事项和患者教育

1. 用药注意事项

（1）高脂血症、动脉硬化或糖尿病等心脑血管疾病高危患者需要在医师的指导下长期甚至终生接受调脂治疗。不同个体对同一药物的疗效和不良反应差异很大。

（2）他汀类药物多数需要晚间或睡前服用，阿托伐他汀与瑞舒伐他汀可每天固定一个时间服用。

（3）避免与大环内酯类抗菌药物同用；服药期间如出现不明原因的肌痛或压痛，尤其是伴有全身不适或发热时，应立即就诊。

（4）调脂药物开始治疗前，应检测肝酶和肌酶基线值。首次服用调脂药者，应在用药6周内复查血脂、肝酶和肌酶，如血脂达标且无药物不良反应，逐步改为每6～12个月复查1次。如治疗3～6个月后血脂未达标，则需调整调脂药物剂量或种类，或联用不同作用机制的调脂药治疗。每当调整调脂药种类或剂量时，都应在治疗6周内复查。

（5）药物治疗过程中，应监测血脂水平和不良反应，定期检查肝、肾功能和血常规等。服用多种治疗药物的老年患者，由于肝、肾功能减退，易于发生药物相互作用和不良反应。因此，调脂药物剂量的选择需要个体化，起始剂量不宜过大，应在监测肝、肾功能和CK的条件下合理调整药物用量。在出现肌无力、肌痛等症状时需与老年性骨、关节和肌肉疾病相鉴别，及时复查血清CK水平。

2. 患者教育　治疗性生活方式改变是治疗血脂异常的基础措施，无论是否选择药物调脂治疗，都必须坚持控制饮食和改善生活方式（表6-10）。在满足每日必需营养要素量的基础上控制总能量；合理选择各营养要素的构成比例。建议每日摄入胆固醇小于300mg，尤其是ASCVD等高危患者，摄入脂肪不应超过总能量的20%～30%。高TG血症者更应尽可能减少每日摄入脂肪总量，每日烹调油应少于30g。脂肪摄入应优先选择富含ω-3多不饱和脂肪酸的食物（如深海鱼、鱼油、植物油）。建议每日摄入糖类占总能量的50%～65%。选择使用富含膳食纤维和低升糖指数的糖类替代饱和脂肪酸，每日饮食应包含25～40g膳食纤维（其中7～13g为水溶性膳食纤维）。糖类摄入以谷类、薯类和全谷物为主，其中添加糖类摄入不应超过总能量的10%（对于肥胖和高TG血症者要求比例更低）。食物添加剂如植物固醇/烷醇（2～3g/d），水溶性/黏性膳食纤维（10～25g/d）有利于血脂控制，应长期监测其安全性。

表6-10 生活方式改变基本要素

要素	建议
限制使LDL-C升高的膳食成分	
饱和脂肪酸	总能量的7%
膳食胆固醇	300mg/d
增加降低LDL-C的膳食成分	
植物固醇	2～3g/d
水溶性膳食纤维	10～25g/d
总能量	调节到能够保持理想体重或减轻体重
身体活动	保持中等强度锻炼，每天至少消耗200kcal热量

注：LDL-C为低密度脂蛋白胆固醇；1 Kcal≈4.18J。

（1）体重：肥胖是血脂代谢异常的重要危险因素。维持健康体重（BMI 20.0～23.9kg/m²），有利于血脂控制。血脂代谢紊乱的超重或肥胖者应控制体重增长，能量摄入应低于身体能量消耗，争取逐渐减少体重至理想状态。减少每日食物总能量（每日减少300～500kcal），改善饮食结构，增加身体活动，可使超重者和肥胖者体重减少10%以上。

（2）身体活动：建议每周5～7天、每次30分钟中等强度运动。对于ASCVD患者应先进行运动负荷试验，充分评估其安全性后，再进行身体活动。

（3）戒烟：完全戒烟和有效避免吸入二手烟，有利于预防 ASCVD，并升高 HDL-C 水平。可以选择戒烟门诊、戒烟热线咨询及药物来协助戒烟。

ER6-20 扫一扫测一测

（4）限制饮酒：中等量饮酒（男性每天 20～30g 乙醇，女性每天 10～20g 乙醇）能升高 HDL-C 水平。但即使少量饮酒也可使高 TG 血症患者的 TG 水平进一步升高。饮酒对于心血管事件的影响尚无确切证据，提倡限制饮酒。

三、冠状动脉粥样硬化性心脏病的用药

案例分析　　患者，男，64 岁。身高 174cm，体重 92kg，既往有高血压、高脂血症及心肌梗死病史，近日因反复胸闷就诊，给予特拉唑嗪片、氨氯地平片、阿司匹林肠溶片、曲美他嗪片、硝酸甘油片进行治疗。

　　问题：1. 硝酸甘油的药理作用和临床应用是什么？
　　　　　2. 硝酸甘油的用药注意事项有哪些？
　　　　　3. 对冠心病患者如何开展健康教育？

冠状动脉粥样硬化性心脏病指冠状动脉发生粥样硬化引起管腔狭窄或闭塞，导致心肌缺血、缺氧或坏死而引起的心脏病，简称冠心病（coronary heart disease，CHD），也称缺血性心脏病。

冠心病是动脉粥样硬化导致器官病变的最常见类型，也是严重危害人类健康的常见疾病。本病多发于 40 岁以上成人，男性发病早于女性，经济发达国家病发率较高。近年来发病呈年轻化趋势，已成为威胁人类健康的主要疾病之一。冠心病可分为 5 种临床类型：无症状性心肌缺血型、心绞痛型、心肌梗死型、缺血性心肌病、猝死型。不同临床分型提示患者的冠状动脉病变及心肌供血不足的部位、范围、程度和发展速度等的不同，有利于指导临床诊治。本部分主要介绍稳定型心绞痛的治疗。

稳定型心绞痛也称劳力性心绞痛，是在冠状动脉固定性严重狭窄基础上，由于心肌负荷增加引起的心肌急剧、暂时性的缺血缺氧。其特点为阵发性的前胸压榨性疼痛或憋闷感。常发生于劳力负荷增加时，持续数分钟。休息或应用硝酸酯类制剂后疼痛消失。疼痛发作的程度、频率、性质及诱发因素在数周至数月内无明显变化。

（一）临床表现

以发作性胸痛为主要临床表现其特点。

1. 部位　主要在胸骨体之后，可波及心前区，常放射至左肩、左臂内侧达环指和小指，或至颈、咽或下颌部。

2. 性质　胸痛常为压迫、发闷或紧缩性，但不是针刺或刀扎样钝痛，也可有灼烧感或仅觉胸闷。偶伴濒死的恐惧感。发作时，患者常被迫停止正在进行的活动，直至症状缓解。

3. 诱因　常被体力劳动或情绪激动所诱发，如暴食、寒冷、吸烟、心动过速、休克等亦可诱发。疼痛多发生于劳累或激动当时，而不是在劳累之后发生，常在相似的条件下重复发生。

4. 持续时间　心绞痛一般持续数分钟至 10 余分钟，多为 3～5 分钟，很少超过 30 分钟。

5. 缓解方式　在停止诱发症状的活动后即可缓解，舌下含服硝酸甘油等硝酸酯类药物也能在几分钟内缓解。

（二）辅助检查

1. 实验室检查　血清心肌损伤标志物包括心肌肌钙蛋白Ⅰ或T、肌酸激酶（CK）及同工酶（CK-MB）检查。

2. 心电图（ECG）检查

（1）静息时心电图：约50%患者在正常范围，也可能有陈旧性心肌梗死的改变或非特异ST段和T波异常。

（2）心绞痛发作时心电图：绝大多数患者可出现暂时性心肌缺血所引起的ST移位，常见反映心内膜下心肌缺血的ST段压低（≥0.1mV），发作缓解后恢复，有时可出现T波倒置。心电图的连续监测（动态心电图）可辅助诊断心绞痛。

3. 可进一步做超声心动图、平板运动试验、核素心肌显像、冠状动脉双源CT成像及冠脉造影检查以明确诊断，冠脉造影为微创性检查手段，是诊断冠心病的金标准。

（三）治疗

1. 发作时的治疗

（1）发作时应立刻休息。

（2）药物治疗：可含服作用较快的硝酸酯类制剂。一方面可扩张冠状动脉，降低阻力，增加冠状动脉循环的血流量；另一方面还能扩张外周血管，减少静脉回心血量，降低心室容量、心排血量和血压，减低心脏前、后负荷和心肌需氧量，从而缓解心绞痛。①硝酸甘油0.25～0.5mg，舌下含服，1～2分钟即开始起效，约30分钟后作用消失。延迟见效或完全无效时提示患者并非患冠心病或为更严重的冠心病类型。②硝酸异山梨酯5～10mg，舌下含服，2～5分钟见效，作用维持2～3小时。硝酸酯类制剂的不良反应有头痛、颜面潮红、反射性心率加快和低血压等，首次含服硝酸甘油时，应注意可能发生直立性低血压。除硝酸甘油片剂外，还有供吸入用的喷雾制剂。

2. 缓解期的治疗

（1）调整生活方式，避免各种诱因。

（2）药物治疗

1）抗血小板药物：只要没有用药禁忌证，所有患者都应坚持服用。阿司匹林的最佳剂量范围为75～150mg/d。不能耐受阿司匹林的患者可用氯吡格雷或替格瑞洛作为替代治疗，主要用于支架植入后有阿司匹林使用禁忌证的患者。该药起效快，顿服300mg后2小时即能达到有效血药浓度。常用维持剂量为75mg，每日1次。术后由于支架内再狭窄可能，国内外指南推荐使用双联抗血小板疗法。

ER6-21 扫一扫测一测

2）β受体阻滞药：该药抑制心脏β肾上腺素能受体，减慢心率、减弱心肌收缩力、降低血压，从而降低心肌耗氧量以减少心绞痛发作和增加运动耐量。长期服用可显著降低心血管事件及病死率。用药后要求静息心率降为55～60次/分。常用药物包括：美托洛尔普通片（25～100mg，每日2次）、美托洛尔缓释片（23.75～190mg，每日1次）和比索洛尔（25～10mg，每日1次）等。

3）ACEI 或 ARB：可显著降低冠心病患者的心血管病死率、非致死性心肌梗死等主要终点事件的发生风险。在稳定型心绞痛患者中，合并高血压病、糖尿病、心力衰竭的患者建议使用 ACEI。常用药物包括：卡托普利（12.5~50mg，每日 3 次）、依那普利（5~10mg，每日 2 次）、培哚普利（4~8mg，每日 1 次）、雷米普利（5~10mg，每日 1 次）等。

4）他汀类药物：能有效降低 TC 和 LDL-C，还有延缓斑块进展、稳定斑块和抗炎等调脂以外的作用。所有冠心病患者，无论其血脂水平如何，均应给予他汀类药物，并根据目标 LDL-C 水平调整剂量。临床常用的他汀类药物包括辛伐他汀（20~40mg，每晚 1 次）、托伐他汀（10~80mg，每晚 1 次）、普伐他汀（20~40mg，每晚 1 次）、氟伐他汀（40~80mg，每晚 1 次）、瑞舒伐他汀（5~20mg，每晚 1 次）等。

5）硝酸酯类药物：为内皮依赖性血管扩张药，能减少心肌需氧和改善心肌灌注，从而降低心绞痛发作的频率和程度，增加运动耐量。缓解期常用的药物包括：硝酸甘油（皮肤贴片 5mg，每日 1 次，注意要定时揭去）、硝酸异山梨酯（普通片 5~20mg，每日 3~4 次；缓释片 20~40mg，每日 1~2 次）和单硝酸异山梨酯（普通片 20mg，每日 2 次；缓释片 40~60mg，每日 1 次）等。

6）钙通道阻滞药：通过抑制钙离子进入细胞内，抑制心肌细胞兴奋 - 收缩耦联中钙离子的利用，从而抑制心肌收缩，减少心肌耗氧量；同时扩张冠状动脉，解除冠状动脉痉挛，改善心内膜下心肌的供血；扩张周围血管，降低动脉压，减轻心脏负荷；还能降低血黏度，抗血小板聚集，改善心肌的微循环。尤其适用于伴有高血压的心绞痛患者。常用制剂有：硝苯地平控释片（30mg，每日 1 次）、氨氯地平（5~10mg，每日 1 次）、左旋氨氯地平（2.5mg，每日 1 次）、地尔硫䓬（普通片 30~60mg，每日 3 次；缓释片 90mg，每日 1 次）、维拉帕米（普通片 40~80mg，每日 3 次；缓释片 240mg，每日 1 次）。地尔硫䓬和维拉帕米能减慢房室传导，常用于伴有心房颤动或心房扑动的心绞痛患者，

7）其他：曲美他嗪（20~60mg，每日 3 次）可抑制脂肪酸氧化和增加葡萄糖代谢，提高氧的利用效率而治疗心肌缺血；尼可地尔（2mg，每日 3 次）与硝酸酯类制剂具有相似药理特性，更适合于有微循环障碍的女性冠心病患者。

（四）用药注意事项与健康教育

1. 用药注意事项

（1）抗血小板药物：阿司匹林主要不良反应为胃肠道出血或对阿司匹林过敏，不能耐受的患者可用氯吡格雷作为替代治疗，因可延缓溃疡愈合，活动性消化性溃疡或肠息肉切除术后患者应暂时停服一段时间。首次使用抗血小板聚集药物及抗凝血药时应密切监测出血症状，如皮下出血点、粪便隐血等。

（2）β 受体阻滞药：使用剂量应个体化，从较小剂量开始，逐级增加剂量。β 受体阻滞药禁用于有严重心动过缓、高度房室传导阻滞及支气管哮喘急性发作的患者。外周血管疾病及严重抑郁是相对禁忌证。慢性肺源性心脏病患者应谨慎使用有高度选择性 β 受体阻滞药如比索洛尔。

（3）ACEI 类或 ARB 类：ACEI 类可引起干咳，若患者不能耐受，可使用 ARB 类药物。

（4）他汀类药物：他汀类药物的总体安全性很高，但在使用时仍应注意监测转氨酶及肌酸激酶等生化指标，及时发现药物可能引起的肝脏损害和肌病，尤其是在采用大剂量他汀类药物

进行强化调脂治疗时，更应注意监测药物的安全性。

（5）硝酸酯类药物：不良反应包括头痛、颜面潮红、反射性心率加快和低血压等。

1）注意药品保管：硝酸甘油性质不稳定，应保存在密闭褐色小瓶内，避光、防潮、防热保存。同时注意检查有效期，以防变质失效。

2）选择正确用药途径：缓解心绞痛急性发作时应舌下含服硝酸甘油片。

3）保持正确服药体位：含服硝酸甘油时，正确的姿势应采取坐位含药，最好是靠坐在沙发上，含药后静坐 15 分钟。

ER6-22 扫一扫　硝酸甘油的用药教育

4）控制用药剂量：硝酸甘油用量过大，可诱发或加重心绞痛。因此应从小剂量开始，一次成人量为 0.5mg。如不见效，隔 5 分钟再含服 0.5mg，最多连用 3 次。如仍无效，应考虑是心肌梗死，应及时就医。

5）每天用药时应注意保持足够的无药间期，以减少耐药性的发生。

（6）钙通道阻滞药：硝苯地平常见不良反应有外周水肿、便秘、心悸、颜面潮红，低血压也时有发生，其他不良反应包括头痛、头晕、无力等。地尔硫䓬和维拉帕米禁用于严重心动过缓、高度房室传导阻滞和病态窦房结综合征的患者。

2. 健康教育

（1）一级预防：针对尚未发生冠心病的人群采取的干预措施属于一级预防。目的是预防冠心病的发生。这些干预措施通常指改变不健康的生活方式，例如：戒烟、减少钠盐摄入量、限制乙醇摄入量、增加身体活动、控制体重及合理膳食等，同时配合药物控制代谢性危险因素（血压、血脂及血糖异常）的水平。这些生活方式干预的措施对于冠心病患者的二级预防同样重要。但每个患者执行的方式和力度要根据具体情况而定。

（2）二级预防：指对于已有冠心病的患者，通过严格控制危险因素，防止心血管事件复发和心力衰竭。其目的是降低冠心病的致死率和致残率，改善生存和生活质量。冠心病二级预防措施包括非药物干预（治疗性生活方式改善和运动康复）、药物治疗以及心血管危险因素的综合防控，以最大程度改善患者的预后。明确诊断冠心病的患者，一般要坚持长期药物治疗，控制缺血症状，降低心肌梗死的发生率和病死率，包括服用一种或两种抗血小板药物、β 受体阻滞药、他汀类药物和 ACE/ARB，严格控制危险因素。进行有计划及适当的运动锻炼。根据患者具体情况，予以个体化治疗。所谓 "ABCDE 方案" 对于指导二级预防有所帮助（"A" 指阿司匹林和 ACEI，"B" 指 β 受体阻滞药，"C" 指控制胆固醇和戒烟，"D" 指控制饮食和糖尿病，"E" 指健康教育和运动）。

（3）去除诱因：一次进食不应过饱，戒烟限酒；调整日常生活与工作量；减轻精神负担；保持适当的体力活动，以不发生疼痛症状为度，一般不需卧床休息。

ER6-23 扫一扫测一测

（4）一旦怀疑急性冠心病发作，立即嚼服阿司匹林 300mg，舌下含服硝酸酯类，拨打急救号码 "120"。同时密切注意血压、心率、心律的变化。

第5节　消化系统疾病的用药指导

> **学习目标**
>
> 1. 掌握消化不良、腹泻、便秘、胃食管反流和消化性溃疡的常用药物治疗方案。
> 2. 熟悉消化不良、腹泻、便秘、胃食管反流和消化性溃疡的用药指导与用药咨询。
> 3. 了解消化不良、腹泻、便秘、胃食管反流和消化性溃疡的临床表现。
> 4. 学会对消化不良、腹泻、便秘、胃食管反流和消化性溃疡的患者开展药学服务。

案例导入　　患者，男，28岁。因反复上腹疼痛、反酸、嗳气4年，加重2周就诊。主诉4年前无明显诱因，始自入冬以来，常感上腹烧灼样疼痛伴反酸。疼痛发生于上午10时及下午4时左右，延续至进餐，饭后疼痛缓解。凌晨1时左右，常从睡眠中痛醒，如能进少许食物，疼痛可暂时缓解。每次发作持续5～10天不等，自服雷尼替丁后症状可缓解。2周前因过劳及饮食不规律疼痛加重，伴有腹胀、反酸，自服"雷尼替丁"症状无缓解而就诊。自发病以来体重无下降，既往无特殊服药史，有烟酒嗜好。查体：生命体征平稳，脐右上有局限性压痛。

问题：1. 该患者最可能的诊断是什么？
　　　2. 如何制订用药方案？

一、消化不良的用药

（一）疾病概述

消化不良是一种慢性或复发性的上腹不适或疼痛（上腹胀、早饱、上腹烧灼感、嗳气、食欲缺乏、恶心、呕吐等）的症状，可分为器质性消化不良和功能性消化不良（functional dyspepsia，FD）。

ER6-24 扫一扫　关于疾病

消化不良是一种常见疾病，超过50%的人有过消化不良；我国普通人群中有过消化不良症状者达19%～40%，老年人最多见。

（二）临床表现

1. 功能性消化不良　至少6个月持续性或间断性在上腹部出现上述症状，经检查可排除引起这些症状的器质性病变，且排便后不能缓解。FD发病原因包括胃动力紊乱和内脏敏感性增高及心理、环境、社会因素，幽门螺杆菌（*Helicobacter pylori*, Hp）感染也可能是FD发病的一种原因，根除Hp并不能缓解大多数FD患者的症状。根据症状FD可分为2型。①上腹痛综合征：表现为与进餐相关的上腹疼痛、烧灼感。②餐后不适综合征：饮食量正常，餐后上腹胀、早饱、嗳气。FD可能经常与非糜烂性反流病（non-erosive reflux disease, NERD）、肠易激综合征（irritable bowel syndrome, IBS）、便秘等胃肠病相重叠。

2. 继发性消化不良　由胃疾病（消化性溃疡、胃癌等）、肝脏疾病（肝炎、脂肪肝、肝硬化）、胆囊疾病（胆囊炎）、胰腺疾病（慢性胰腺炎）等腹腔器官疾病，以及全身性疾病（儿童缺锌、贫血、甲状腺功能减退、抑郁等）所致。对于中老年人要注意排除器质性病变。

暂时性消化不良可能与饮食过量、油腻食物、饮酒、某些药物、感冒、早孕反应等有关，需要寻找病因，对症处理。

（三）常用药物治疗方案

根据 FD 分型确定药物治疗方案。①上腹痛综合征：抑酸药（根据症状出现时间给药，如白天出现症状，服药时间在早餐前），抗酸药（症状出现前 30 分钟，或餐前 1 小时给药），胆汁反流者可服用铝碳酸镁；对于新近出现的上腹痛综合征应首先考虑根除 Hp 感染。②餐后不适综合征：可以应用消化酶、促动力药、微生态制剂等。

1. 对餐后不适综合征可选用 5- 羟色胺受体激动药，其通过兴奋胃肠道的 $5-HT_4$ 受体，促进乙酰胆碱释放，使胃肠道运动增强，从而改善功能性消化不良的症状。5- 羟色胺受体激动药剂量为一次 5mg，每日 3 次，餐前服用。

2. 对上腹痛综合征常选用抗酸药和胃黏膜保护药，常用的抑酸药有 H_2 受体拮抗药和质子泵抑制剂（proton pump inhibitor, PPI）两大类。H_2 受体拮抗药（histamine 2 receptor antagonist, H_2RA）的常用药物有雷尼替丁和法莫替丁，常用剂量为成人每次 1 粒，每日 2 次，服用时间为清晨和睡前。小剂量的 PPI 可有效治疗功能性消化不良，常用的 PPI 制剂有奥美拉唑、兰索拉唑、泮托拉唑、雷贝拉唑和埃索美拉唑等。通常每日 1 次，每次 1 片，早餐前服用；如患者同时有腹痛、发热、尿颜色深等症状，说明患者可能患有慢性胆囊炎、消化性溃疡或肝炎，应去医院就诊。

ER6-25 扫一扫测一测

3. 食欲减退的患者应服用促进食欲药，如口服干酵母片，每次 $0.5\sim2.0g$，每日 3～4 次；或维生素 B_1、维生素 B_6 口服，每次 10mg，每日 3 次；对胰腺功能低下或由于胃肠、肝胆疾病引起的消化酶减少的患者可选用胰酶片，成人每次 $0.3\sim1.0g$，5 岁以上儿童每次 0.3g，每日 3 次，餐中服用。多酶片每片含淀粉酶 0.12g，胃蛋白酶 0.04g，胰酶 0.12g，用于消化不良可增进患者食欲，口服成人每次 2～3 片，每日 3 次，儿童酌减；对偶然性消化不良或大量食用蛋白质者可选乳酶生、胃蛋白酶合剂等。乳酶生每次 $0.3\sim1.0g$，每日 3 次；胃蛋白酶每次 $0.2\sim0.4g$，每日 3 次，餐前服用。

（四）用药安全与用药咨询

1. 消化不良的治疗目的为迅速减轻患者症状，提高患者的生活质量，去除诱因，恢复胃肠道正常生理功能，积极预防复发。帮助患者认识、了解病情，指导其改善生活方式、调整饮食习惯和饮食结构、避免可能与疾病发生有关的所有因素。

2. 消化酶和微生态制剂常作为消化不良的辅助用药。复方消化酶和益生菌制剂可减轻与进餐相关的腹胀、食欲缺乏等症状。由于酶和益生菌的性质不稳定，必须根据说明书要求正确贮存与服用，如低温贮存，送服时不宜用热水。

3. 抗菌药会抑制或杀灭益生菌制剂中活菌的活性，使药效降低；吸附剂也可吸附药物，降低疗效，如必须合用时服药时间必须间隔 2～3 小时。

4. 干酵母和乳酶生的不良反应较少，但不可过量使用，过量可能导致腹泻的发生。胰酶所致的不良反应有：偶见腹泻、便秘、恶心及皮疹，其在酸性条件下会被破坏，故须用肠溶片。肠溶片口服时不可嚼碎，应整片吞下。

5. 多潘立酮（吗丁啉）在国内属于非处方药，可到药房自行购买使用，但若患有心脏病，服药前最好咨询药师。正在服用酮康唑、克拉霉素有心脏毒性药物的患者，这些药物可能影响多潘立酮代谢，应先咨询医师或药师该如何用药。服用多潘立酮期间，如果出现了心率异常或心律失常等症状，例如头晕、心悸、晕厥或痉挛，患者应当立刻停用多潘立酮，并及时到医院就诊。多潘立酮对乳腺癌、嗜铬细胞瘤、机械性肠梗阻、胃肠出血患者禁用，对心律失常、接受化疗的肿瘤患者、妊娠期妇女慎用，同时在服用期间排便次数可能增加或出现腹泻症状。

6. 如上述治疗效果欠佳且伴有明显精神症状，可试用盐酸帕罗西汀20mg，口服，每日早晨1次，但不宜长期服用。

二、腹泻的用药

（一）疾病概述

腹泻是指患者排便次数增多（＞3次/日），粪便量增加（＞200g/d），粪便性状稀薄（含水量＞80%）。腹泻可分为急性和慢性两类，病程于3周内者为急性腹泻，超过3周或反复发作者为慢性腹泻，是临床上多种疾病的常见症状。急性腹泻的常见病因有肠道感染、食物中毒、出血坏死性肠炎、急性局限性肠炎、肠型紫癜等。慢性腹泻可见于消化系统疾病，如肠道非感染性疾病、肠道肿瘤、胃部疾病、胰腺疾病、肝胆疾病及全身性疾病，如内分泌及代谢障碍疾病、其他系统疾病、药物不良反应及神经功能紊乱。集体食堂就餐人员成批发病且症状相同一般是由食物中毒、流行性腹泻或传染病导致的。

（二）临床表现

1. 病程　急性腹泻起病急，病程短；慢性腹泻则起病缓慢。

2. 腹痛情况　如为小肠炎导致的腹泻，腹泻后腹痛多不缓解，而结肠炎导致的腹泻，在腹泻后腹痛大多可缓解。

3. 大便性状　各种腹泻在粪便的性状上也不尽相同。粪便量多，呈稀薄水样，为分泌性腹泻；脓血便、黏液便可见于感染性腹泻、炎症性肠病等；暗红色果酱样便见于阿米巴痢疾；血水或洗肉水样便见于嗜盐菌性食物中毒和急性出血坏死性肠炎；黄水样便见于沙门菌属或金黄色葡萄球菌食物中毒；米泔水样便见于霍乱或副霍乱；脂肪泻和白陶土色便见于胆道梗阻；黄绿色便混有奶瓣见于儿童消化不良。而动力性腹泻时多为水便伴有粪便的颗粒，下泻急促，同时伴有肠鸣音增强、腹痛剧烈。

（三）常用药物治疗方案

临床上常用止泻药其活性成分和制剂有：药用炭、鞣酸蛋白、小檗碱（黄连素）、口服补液盐、乳酸菌素、双歧三联活菌制剂、地衣芽孢杆菌活菌制剂、复方嗜酸乳杆菌片、复合乳酸菌胶囊、地芬诺酯等（表6-11）。

表6-11　常用止泻药

作用机制	药物	剂量
吸附、保护黏膜	双八面体蒙脱石	每次3g，每日3次
	次碳酸铋	每次0.2～0.9g，每日3次
	药用炭	每次1.5～4.0g，每日2～3次
	鞣酸蛋白	每次1～2g，每日3次
抑制肠蠕动	复方樟脑酊	每次2～5ml，每日3次
	地芬诺酯	每次2～5mg，每日3次
	洛哌丁胺	每次4mg，每日3次

ER6-26 扫一扫测一测

1．非处方药

（1）感染性腹泻：对痢疾、大肠埃希菌导致的感染性腹泻应首选小檗碱（黄连素），口服，成人每次 0.1～0.4g；儿童，1 岁以下每次 0.05g，1～3 岁每次 0.05～0.10g，4～6 岁每次 0.10～0.15g，7～9 岁每次 0.15～0.20g，10～12 岁每次 0.20～0.25g，12 岁以上每次 0.3g，每日 3 次。也可口服药用炭或鞣酸蛋白，前者吸附肠道内气体、细菌和毒素；后者可减轻肠炎症，保护肠道黏膜。药用炭的常用量为：成人每次 1～3g，儿童每次 0.3～0.6g，每日 3 次，餐前服用。鞣酸蛋白的常用量：成人每次 1～2g，每日 3 次；儿童，1 岁以下每次 0.125～0.2g，2～7 岁每次 0.2～0.5g，每日 3 次，空腹服用。

（2）胰腺功能不全导致的消化不良性腹泻者应服用胰酶，摄食脂肪过多者可服用胰酶及碳酸氢钠，摄食蛋白过多而致的消化不良者宜服胃蛋白酶。

（3）因化学刺激引起的腹泻，应服用双八面蒙脱石，此药可覆盖于消化道黏膜表面，与黏膜蛋白结合后使黏液屏障增强，防止酸、病毒、细菌、毒素等对消化道黏膜的侵害。口服成人每次 1 袋（首剂加倍），每日 3 次；儿童，1 岁以下每日 1 袋，分 2 次给予，1～2 岁每次 1 袋，每日 1～2 次，2 岁以上每次 1 袋，每日 2～3 次。

（4）肠道菌群失调性腹泻可补充微生态制剂。例如双歧杆菌服用后与其他厌氧菌一起占据肠黏膜表面，形成一道生物屏障，阻止致病菌的侵入；复方嗜酸乳杆菌片（乳杆菌）含嗜酸乳杆菌，在肠内可抑制腐败菌的生长，防止肠内蛋白质的发酵，减少腹胀和止泻。双歧三联活菌胶囊含有双歧杆菌、乳酸杆菌和肠球菌，通过竞争抑制病菌生长。

2．处方药

（1）感染性腹泻：对细菌感染的急性腹泻，可选用氟喹诺酮类药，如诺氟沙星、左氧氟沙星、环丙沙星等。

（2）病毒性腹泻：选用抗病毒药，如阿昔洛韦、伐昔洛韦。

（3）腹痛较重者或反复呕吐腹泻者：腹痛剧烈时可服用胃肠道解痉药物，如山莨菪碱片，每次 5mg，每日 3 次或痛时服用。

（4）非感染性的急性、慢性腹泻：抗动力药可缓解急性腹泻症状，首选洛哌丁胺，能抑制肠蠕动，延长肠内容物的滞留时间，抑制大便失禁和急便，增加大便的稠度，使排便次数减少。初始量成人每次 2～4mg，儿童 2mg，以后每次腹泻后 2mg，1 日总量不超过 16mg；用于慢性腹泻，初始每次 4mg，儿童为 2mg，以后依据症状调节剂量，每日 2～12mg。或选地芬诺酯，成人每次 2.5～5.0mg，每日 2～4 次；儿童，2～5 岁每次 2mg，每日 3 次，5～8 岁每次 2mg，每日 4 次，8～12 岁每次 2mg，每日 5 次。

（5）口服补液盐（oral rehydration salt, ORS）：ORS 渗透压低，是治疗腹泻的首选药。低渗 ORS 有助于缩短腹泻持续时间，减少静脉补液约 33%，粪便排出量减少约 20%，呕吐次数减少约 30%，低渗 ORS 可同时用于预防及纠正脱水。

（四）用药安全与用药咨询

1．腹泻的病因多种多样，临床上在应用止泻药治疗的同时，必须积极寻找原发病等病因，实施对因治疗。

2．胃肠消化液中含大量钾离子，腹泻常可致钾离子大量丢失引起低血钾，低血钾会影响到心脏功能，故腹泻患者应特别注意钾盐的补充。

3．长期或剧烈腹泻时，会导致体内水、电解质代谢紊乱，常见为脱水症和钠、钾代谢的紊乱，严重者可危及生命。因此在治疗原发病的同时，应及时补充水和电解质，纠正水、电解质失衡。ORS 粉剂，每袋加 1000ml 凉开水溶解后随时口服，4～6 小时服完。

4. 腹泻时由于水分大量丢失，易引起低血容量、血黏度增加及流动缓慢，这些因素可使脑部血液循环恶化，从而诱发脑血栓、脑血流不足、脑梗死等，应给予关注。

5. 小檗碱（黄连素）不宜与鞣酸蛋白合用。另外鞣酸蛋白大量服用可能会引起便秘，故不宜与铁剂同服。

6. 微生态制剂主要用于肠道菌群失调引起的腹泻，或由寒冷和各种刺激所致的激惹性腹泻。由细菌或病毒引起的感染性腹泻早期不可应用微生态制剂，在应用抗感染药和抗病毒药后期，可辅助给予，以帮助恢复肠道菌群的平衡。微生态制剂多为活菌制剂，不宜与抗生素、药用炭、黄连素和鞣酸蛋白同时应用，以避免效价的降低。如必须合用，至少应间隔 2～3 小时。

7. 药用炭可影响儿童的营养吸收，3 岁以下儿童禁用；另外药用炭也不宜与维生素制剂、抗生素、生物碱、乳酶生及各种消化酶同时服用，原因是能吸附上述药物，影响其疗效。

8. 洛哌丁胺不能作为伴有发热、便血的细菌性痢疾的治疗药物。对急性腹泻者在服用本品 48 小时后症状无改善，应及时停用。肝功能障碍者、妊娠期妇女慎用，哺乳期妇女尽量避免使用，2 岁以下儿童禁用。

知识链接

小儿腹泻家庭治疗四原则

1. 给患儿补充足够的液体以预防脱水　母乳喂养的患儿可增加哺乳次数，另可让患儿服用 ORS 及清水；非母乳喂养儿可多次喂 ORS、流质食物（如菜汤、米汤和果汁等），当然同时应多加清洁水。当患儿腹泻加重时服用 ORS 就显得特别重要。同时应告知家长要比平时多给孩子喂水量：即每次腹泻后，2 岁以下患儿予以约 100ml，2 岁以上约 200ml，最好多次少量喂。

2. 加强营养，以防营养不良　母乳喂养的患儿应坚持母乳喂养，母乳有利于减轻腹泻症状；非母乳喂养儿应坚持日常食物，每日喂食次数可增加 1～2 次。

3. 补锌　在患儿整个腹泻期间及腹泻停止后 1 周，应补锌。

4. 严密监护患儿病情，出现下列情况，应及时就医：腹泻次数明显增加、呕吐严重、出现脱水症状、粪便中带血。

三、便秘的用药

（一）疾病概述

便秘（constipation）指肠蠕动减少，大便过于干燥、排便困难或费力、排便不畅、排便次数变少、粪便量少而干结，量化指标为排便<3 次/周，或比以前减少，一般成人 2 天或儿童 4 天以上不排大便者为便秘，长期经常便秘者称为习惯性便秘。调查显示，我国老年人便秘多达 15%～20%，女性多于男性，随着年龄的增长，患病率明显增加。

ER6-26 扫一扫　关于疾病

（二）临床表现

由于粪便在肠内停留过久，水分被肠黏膜吸收，导致大便干结，患者会感到排便费力和排不干净。有些患者可同时出现下腹部膨胀感、恶心、腹痛、食欲缺乏、口臭、口苦、全身无力、头晕、头痛等症状，有些患者在小腹左侧（即左下腹部乙状结肠部位）可摸到包块（即粪便）及发生痉挛的肠管。

（三）常用药物治疗方案

1. 泻药　泻药是一类能引起、加强排便反射，使排便顺利的药物。按作用机制可分为容积性、刺激性、润滑性泻药。常见缓泻药的活性成分有乳果糖、比沙可啶、甘油、硫酸镁、大黄、山梨醇，制剂有开塞露、聚乙二醇粉剂、羧甲基纤维素钠颗粒。

（1）乳果糖：在结肠中被消化道细菌转化成乳酸等，导致肠道内 pH 下降，并通过渗透作用增加结肠内容量。上述作用刺激结肠蠕动，保持大便通畅，缓解便秘，同时恢复结肠生理性蠕动节律。

成人起始剂量每日 30ml，维持剂量每日 10～25ml；7～14 岁儿童起始剂量每日 15ml，维持剂量每日 10～15ml；1～6 岁儿童起始剂量每日 5～10ml，维持剂量每日 5～10ml；婴儿起始剂量每日 5ml，维持剂量每日 5ml。服药几天后，可根据患者情况酌减剂量。本品宜在早餐时顿服。服用乳果糖的患者，1～2 天可取得临床效果。如 2 天后仍未有明显效果，应考虑加量。

（2）比沙可啶：此药服用后与肠黏膜接触，刺激肠壁的感受器，引起肠反射性蠕动增强，排出柔软而成形的粪便。6 岁以上儿童，每次 1 片；成人，每次 1～2 片；每日 1 次；整片吞服。应用阿片类镇痛药的患者，对本品耐受性差，易造成腹痛、腹泻和大便失禁，不宜合用。另外本品不应同时与抗酸药服用。

（3）甘油栓：能润滑并刺激肠壁，软化大便，利于粪便排出，其作用温和持久。一次 1 枚塞入肛门，每日 1～2 次，大多数患者给药后 30 分钟见效。

（4）硫酸镁：为容积性泻药，口服不易吸收，停留在肠腔内，使肠内容积的渗透压升高，阻止肠腔对水分的吸收，同时可吸收组织中的水分，使肠内容积增大，对肠壁产生强烈刺激，通过反射性地增加肠蠕动导泻。其作用强烈，排出大量水样便。硫酸镁可单独使用，也可与山梨醇或甘油配伍。成人每次 5～20g，同时应大量饮水，防止脱水。

（5）聚乙二醇 4000：为长链线性聚合物，口服后几乎不吸收，不分解，以氢键结合水分子，有效增加肠道体液成分，刺激肠蠕动，引起水样腹泻，达到清洗肠管的目的。处方中无机盐成分与服用的适量水分，保证了肠道与体液之间的水、电解质交换平衡。成人每次服用 125ml 溶液，每日 2 次；老年人开始时每日 1 次，必要时同成人剂量。

（6）酚酞：主要作用于结肠，口服后在碱性肠液的作用下慢慢分解，形成可溶性钠盐，从而刺激肠壁内神经丛，直接作用于肠平滑肌，增加肠蠕动，同时又能抑制肠道内水分的吸收，使水和电解质在结肠蓄积，增加肠内容积并产生缓泻作用。作用缓和，很少引起肠道痉挛。口服，成人每次 50～200mg，2～5 岁儿童每次 15～20mg，6 岁以上儿童每次 25～50mg。用量根据患者情况而增减，睡前服。

（7）微生态制剂：可直接补充人体正常生理细菌，调整肠道菌群平衡，抑制并杀灭肠道中对人体具有潜在危害的细菌。口服，每次 4 片，每日 2～3 次。温开水或温牛奶冲服。

2. 促动力药

（1）莫沙必利：为选择性 5- 羟色胺（5-HT_4）受体激动药，通过兴奋胃肠道的 5-HT_4 受体，促进乙酰胆碱的释放，从而增强食管、胃和小肠运动。成人常用量为每日 3 次，每次 1 片（5mg），饭前或饭后口服。

（2）普芦卡必利：为选择性、高亲和力的 5-HT_4 受体激动药，具有促肠动力活性。体内外研究结果显示，普芦卡必利可通过 5-HT$_4$ 受体激活作用来增强胃肠道蠕动。用法：口服。服用时间为 1 天中任何时间，餐前、餐后均可。用量：成人，每日 1 次，每次 2mg。老年患者（>65 岁），起始剂量为每日 1 次，每次 1mg，如有需要，可增加至每日 1 次，每次 2mg。不建议儿童及小于 18 岁者使用本品。肾功能障碍患者：严重肾功能障碍患者的剂量为每日 1 次，每次 1mg。轻度、中度肾功能障碍患者无须调整剂量。肝功能障碍患者：严重肝功能障碍患者的剂量为每日 1 次，每次 1mg。轻度到中度肝功能障碍患者无须调整剂量。考虑到本品促肠动力的特有作用机制，其每日剂量超过 2mg 时，可能不会增加疗效。如本品治疗 4 周后无效，应该对患者进行重新评估。

（四）用药安全与用药咨询

1. 告知患者饮食中应增加膳食纤维并且多饮水，养成定时排便的习惯，多运动，避免滥用泻药等。补充膳食纤维是治疗功能性便秘的首选方法。膳食纤维本身不被吸收，并且纤维素具有亲水性，能吸收肠腔水分，增加粪便容量，刺激结肠蠕动，增强排便能力，富含膳食纤维的食物有麦麸、蔬菜、水果等。

2. 导致便秘形成的原因很多，各种急性、慢性病均可引起，暂时减轻便秘症状并非根治。故应找准病因进行针对性治疗，或增加运动量，改变不良饮食习惯，多食用蔬菜和水果，尽量少用或不用缓泻药。

3. 各种缓泻药的作用机制不一，适应证也不同。对长期慢性便秘者，不宜长期大量使用刺激性泻药，因为这些药物可损伤肠壁神经丛细胞，进一步加重便秘。对结肠低张力所致的便秘，于睡前服用刺激性泻药，可次日清晨排便，当然也可应用开塞露通便。对结肠痉挛所致的便秘，可用膨胀性或润滑性泻药，并增加食物中纤维的数量。

4. 乳果糖适用于肝性脑病患者及长期卧床的老年患者，需长期规律应用，最好不要间断，以维持正常排便，预防粪便嵌塞。对妊娠期妇女，在调整饮食和生活习惯后仍不能解除便秘时，也可用中等剂量乳果糖。对糖尿病患者慎用；对乳酸血症患者禁用。乳果糖在开始服药时常会引起胃肠胀气和绞痛，一般为暂时性的，剂量过大，可引起水样腹泻。

ER6-27 扫一扫测一测

5. 比沙可啶有较强刺激性，应避免吸入或与眼睛、皮肤黏膜接触，在服药时不得嚼碎，服药前后 2 小时不要喝牛奶、口服抗酸药或刺激性药；另对妊娠期妇女慎用；对急腹症者禁用。

ER6-28 扫一扫测一测

硫酸镁宜在清晨空腹服用，并大量饮水，以加速导泻和防止脱水。另在排便反射减弱引起腹胀时，应禁用硫酸镁导泻，以免突然增加肠内容物而不能引起排便。

6. 儿童如大便延迟，3 天以上可能造成排干硬时疼痛，并致肛裂、肛周痉挛，最终引起不敢排便的条件反射，因此，应在经验丰富的儿科医师指导下应用泻药，以建立规律的排便习惯，保持粪便成形，干结，无排便不适感。发生粪便嵌塞的儿童，可服聚乙二醇以软化、清除粪便，直肠给药可能更有效。但儿童不宜应用缓泻药，因可造成缓泻药依赖性便秘。

7. 一般缓泻药可在睡前给药，外用药物甘油栓，每晚 1 枚，插入肛门内即可。使用时将容器顶端剪开成钝口，涂上少许油脂，徐徐插入肛门，再将药液挤入直肠内，引起排便，一般即时应用。

8. 对痉挛性和功能性便秘者，也可选用微生态制剂，其成分为乳酸菌、双歧杆菌，在繁殖中会产生有机酸，使肠管水分的分泌增加，同时肠道的酸性降低，促使大便中水分含量增多而使粪便易于排出。缓泻药对伴有阑尾炎、肠梗阻、不明原因的腹痛、腹胀者禁用，妊娠期妇女慎用。

9．经常服用番泻叶、芦荟、大黄等含蒽醌类泻药会发生结肠黑变病，结肠镜下大肠黏膜色素沉着，出现蛇皮或豹斑样改变。长期服用刺激性泻药可能引起泻药性肠病，钡剂灌肠显示，结肠袋的形状消失、回肠末端和结肠扩张，产生泻药依赖。上述两种与泻药相关的并发症在停药后均可逐渐恢复。

ER6-29 扫一扫测一测

10．口服缓泻药是临时措施，一旦便秘缓解，应立刻停用。缓泻药连续使用不宜超过 7 天，若还未缓解应及时就医。

四、胃食管反流的用药

（一）疾病概述

胃食管反流（gastroesophageal reflux，GER）是指胃十二指肠内容物反流入食管引起胃灼热等症状，根据是否导致食管黏膜糜烂、溃疡，分为反流性食管炎（reflux esophagitis，RE）及非糜烂性反流病（NERD）。GER 也可引起咽喉、气道等食管邻近组织损害，出现食管外症状。

GER 是一种常见病，发病率随年龄增长而增加，男女发病无明显差异。胃镜检查是诊断胃食管反流病最有价值的方法。

（二）临床表现

GER 的临床表现多样，轻重不一，主要表现如下。

1．食管症状

（1）典型症状：胃灼热和反流是本病最常见和典型的症状。反流是指胃内容物在无恶心和不用力的情况下涌入咽部或口腔的感觉，含酸味或仅为酸水时称反酸。胃灼热是指胸骨后或剑突下烧灼感，常由胸骨下段向上延伸。胃灼热和反流常在餐后 1 小时出现，卧位、弯腰或腹压增高时可加重，部分患者胃灼热和反流症状可在夜间入睡时发生。

（2）非典型症状：胸痛由反流物刺激食管引起，发生在胸骨后。严重时为剧烈刺痛，可放射到后背、胸部、肩部、颈部、耳后，有时酷似心绞痛，可伴有或不伴有胃灼热和反流。由 GER 引起的胸痛是非心源性胸痛的常见病因之一。吞咽困难或胸骨后异物感，见于部分患者，可能是由于食管痉挛或功能紊乱所致，症状呈间歇性，进食固体或液体食物均可发生；少数患者吞咽困难是由食管狭窄引起，呈持续或进行性加重。

2．食管外症状　由反流物刺激或损伤食管以外的组织或器官引起，如咽喉炎、慢性咳嗽和哮喘。对一些病因不明、久治不愈的上述疾病患者，要注意是否存在 GER，伴有胃灼热和反流症状有提示作用，但少部分患者以咽喉炎、慢性咳嗽或哮喘为首发或主要表现。严重者可发生吸入性肺炎，甚至出现肺间质纤维化。一些患者诉咽部不适，有异物感或堵塞感，但无吞咽困难，称为癔球症，目前也认为与 GER 相关。

（三）常用药物治疗方案

1．促胃肠动力药　如多潘立酮、莫沙必利、依托必利等，这类药物可能通过增加食管下括约肌压力、改善食管蠕动功能、促进胃排空，从而达到减少胃内容物食管反流及减少其在食管的暴露时间。由于这类药物疗效有限且不确定，因此只适用于轻症患者，或作为与抑酸药合用的辅助治疗。

2. 抑酸药　有效降低损伤因素的作用，是目前治疗本病的主要措施，对初次接受治疗的患者或有食管炎的患者宜用 PPI 治疗，以求迅速控制症状、治愈食管炎。

（1）PPI：这类药物抑酸作用强，疗效优于组胺 H_2 受体拮抗药（H_2RA），适用于症状重、有严重食管炎的患者。一般按治疗消化性溃疡常规用量，疗程 4～8 周。对个别疗效不佳者可加倍剂量或与促胃肠动力药联合使用，并适当延长疗程。

（2）H_2RA：如雷尼替丁、法莫替丁等。H_2RA 能减少 24 小时胃酸分泌的 50%～70%，但不能有效抑制进食刺激引起的胃酸分泌，因此适用于轻、中症患者。可按治疗消化性溃疡常规用量，分次服用，疗程 8～12 周。增加剂量可提高疗效，同时亦增加不良反应。

（3）抗酸药：仅用于症状轻、间歇发作的患者作为临时缓解症状用。

ER6-30 扫一扫测一测

（四）用药安全与用药咨询

1. 应警惕长期服用抑酸药带来的不良反应，如降低钙的吸收，引起骨质疏松和脆性骨折，社区获得性肺炎，肠道感染，维生素 B_{12} 和维生素 C 吸收障碍。奥美拉唑应餐前 30 分钟服用，服用后可导致头晕、恶心及腹泻。长期服用可能会出现维生素 K 缺乏及骨质疏松。另外，奥美拉唑肠溶片应整片吞服，不可嚼碎。

2. 多潘立酮（吗丁啉）会引起心脏病相关风险，建议限制使用。没有恶心呕吐的老年患者可先选择其他促动力药物。

3. 食管外反流表现，如夜间哮喘可采用诊断性晚间抑酸剂治疗，观察疗效；慢性咽炎则需要至少抑酸治疗 3～6 个月方能见效，要考虑长期抑酸药治疗的不良反应，如症状消失，应将维持药物剂量减少至最低。

4. 避免可能加重反流症状的药物，如钙通道阻滞药、α-受体激动药、β-受体激动药、茶碱类、硝酸盐、镇静药、雌激素。停服多西环素、氯化钾、铁剂、奎尼丁、阿仑膦酸盐等可损害食管的药物。

ER6-31 扫一扫测一测

5. 控制体重：避免饱餐和餐中饮水、睡前 3 小时内进食，每餐八分饱，也可在两餐之间加餐（如上午 10 时、下午 3 时）；避免性凉、辛辣、酸性饮食和咖啡，减少脂肪摄入；戒烟少酒；餐后散步，不要立即平卧，夜间反流严重者可头侧床脚加高 10～20cm。避免引起负压增高，如穿紧身衣、慢性便秘、咳嗽、举重。

ER6-32 扫一扫测一测

五、消化性溃疡的用药

（一）疾病概述

消化性溃疡（peptic ulcer，PU）指胃肠道黏膜被自身消化而形成的溃疡，可发生于食管、胃、十二指肠、胃-空肠吻合口附近及含有胃黏膜的 Meckel 憩室。胃、十二指肠球部溃疡最为常见。PU 发病率占总人口的 10%，各年龄段均可发病，青壮年多发，男多于女。

ER6-33 扫一扫　关于疾病

PU 是黏膜攻击因子和防御因子之间失平衡的结果。常见的防御因子有：①胃黏液屏障；②碳酸氢盐分泌；③细胞再生，维持上皮细胞完整性；④黏膜血流；⑤前列腺素 E 和表皮生长因子。常见的攻击因子有：①胃酸和胃蛋白酶；②胃黏膜幽门螺杆菌感染；③非甾体抗炎药及糖皮质激素等药物；④十二指肠内容物反流；⑤应激、吸烟及饮酒等。胃酸在溃疡形成中起到关键作用，即"无酸不溃疡"；幽门螺杆菌感染也在 PU 发展中起了关键作用；黏膜屏障的完整性受到破坏，修复能力下降在 PU 的发病过程中起到了重要作用。

ER6-34 扫一扫测一测

（二）临床表现

上腹痛或不适为主要症状，性质可有钝痛、灼痛、胀痛、饥饿样不适，可能与胃酸刺激溃疡面的神经末梢有关，常具有下列特点：①慢性过程，病史可达数年或 10 余年；②周期性发作，发作期可为数周或数月，缓解期亦长短不一，发作有季节性，多在秋冬和冬春之交发病；③部分患者有与进食相关的节律性上腹痛，如饥饿痛或餐后痛；④腹痛可被抑酸药或抗酸药缓解。部分病例无上述典型的疼痛，仅表现腹胀、厌食、嗳气、反酸等消化不良症状。

ER6-35 扫一扫测一测

知识链接

消化性溃疡的发病机制

1. **胃酸** 胃酸可腐蚀胃肠道黏膜，出现溃疡病变，同时胃酸可激活胃蛋白酶原，进一步增加黏膜损伤。

2. **幽门螺杆菌（Hp）感染** 约 90% 的 DU 和 80% 的 GU 是由 Hp 感染所导致的。Hp 可破坏胃黏膜屏障（"屋顶"），致使 H^+ 反向弥散（"漏雨"），即"屋漏学说"。只有根除 Hp，修复"屋顶"，才能显著降低 PU 的复发率。

3. **黏膜屏障修复能力下降，保护作用下降** 常见情况为药物性溃疡和应激性溃疡。

这些因素叠加能增大发病风险，如长期服用阿司匹林的患者出现了 Hp 感染，即可增加 PU 或胃黏膜损伤的风险。

（三）常用药物治疗方案

1. 抑制胃酸分泌

（1）H_2RA：是治疗消化性溃疡的主要药物，疗效好，服药方便，价格适中，长期使用不良反应少。H_2RA 治疗胃溃疡和十二指肠球部溃疡的 6 周愈合率分别达到 80%～95% 和 90%～95%。常用的 H_2RA 见表 6-12。

ER6-36 扫一扫测一测

表 6-12　常用的 H_2RA

药名	治疗剂量	维持剂量
法莫替丁	每次 20mg，每日 2 次	每次 20mg，每晚 1 次
雷尼替丁	每次 150mg，每日 2 次	每次 150mg，每晚 1 次
尼扎替丁	每次 150mg，每日 2 次	每次 150mg，每晚 1 次

（2）PPI：使 H^+-K^+-ATP 酶失去活性，抑酸作用很强，可使胃内达到无酸水平。由于 PPI 与 H^+-K^+-ATP 酶结合后，其作用是不可逆的。壁细胞要再泌酸，需待新的 ATP 酶产生之后，故其抑酸时间长，可达 72 小时。PPI 多在 2～3 天控制症状，溃疡愈合率略高于 H_2RA，对一些难治性溃疡的疗效优于 H_2RA，治疗胃和十二指肠溃疡 4 周后愈合率分别为 80%～96% 和 90%～100%。此外 PPI 可增强抗 Hp 抗菌药物的杀菌作用。PPI 在酸性胃液中不稳定，口服时不宜破坏药物外裹的保护膜。常用的 PPI 见表 6-13。

表 6-13　常用的 PPI

药名	治疗剂量	维持剂量
奥美拉唑	每次 20mg，每日 2 次	每次 20mg，每日 1 次
兰索拉唑	每次 30mg，每日 1 次	每次 30mg，每日 1 次
埃索美拉唑	每次 40mg，每日 1 次	每次 20mg，每日 1 次
雷贝拉唑	每次 20mg，每日 1 次	每次 10mg，每日 1 次

2. 根除 Hp　消化性溃疡不论活动与否，都是根除 Hp 的主要指征。对有并发症和经常复发的消化性溃疡患者，应追踪抗 Hp 的治疗效果，一般应在治疗后至少 4 周复检 Hp。根除 Hp 可显著降低溃疡的复发率。由于耐药菌的出现、抗菌药物不良反应、患者依从性差等因素，部分患者的 Hp 难以根除，此时应因人而异制订多种根除 Hp 方案。

ER6-37 扫一扫测一测

3. 保护胃黏膜

（1）铋剂：此类药物分子量较大，在酸性溶液中呈胶体状，与溃疡基底面的蛋白形成蛋白-铋复合物，覆盖于溃疡表面，阻断胃酸、胃蛋白酶对黏膜的自身消化。此外，铋剂还可通过包裹 Hp 菌体，干扰 Hp 代谢，产生杀菌作用。

ER6-38 扫一扫测一测

铋剂止痛效果较慢，4～6 周愈合率与应用 H_2RA 相仿。短期治疗血铋浓度（5～14μg/L）低于安全阈限 50μg/L，不良反应较少，常见舌苔和粪便变黑。由于肾脏为铋的主要排泄器官，所以肾功能不良者忌用铋剂。

（2）弱碱性抗酸药：常用制剂有铝碳酸镁、磷酸铝、硫糖铝、氢氧化铝凝胶等。这些药可中和胃酸，暂时缓解疼痛。由于其能促进前列腺素合成、增加黏膜血流量、刺激胃黏膜分泌 HCO_3^- 和黏液，碱性抗酸药目前多被视为黏膜保护剂。

为使溃疡愈合率达到 90% 以上，抑酸药物的疗程通常为 4～6 周，部分患者需要达到 8 周。根除 Hp 所需的 1～2 周疗程可重叠在 4～8 周的抑酸药物疗程内，也可在抑酸治疗结束后进行。

（四）用药安全与用药咨询

1. 根除 Hp 用药前权衡全身情况，核查患者用药记录单，根据情况及时调整联合用药方案，要在用药 4 周后评价治疗效果，但在检查前 2 周应停用铋剂。

2. 服用高剂量二甲双胍的糖尿病患者，长期服用 PPI，可导致维生素 B_{12} 缺乏，需要补充。

3. 使用抗酸药和铋剂，主要为 H_2 受体拮抗药和质子泵抑制药，要注意：①排便情况，如氢氧化铝凝胶和铋剂导致便秘作用，铝碳酸镁则导致轻泻或便秘作用；②老年人长期服用氢氧化铝片或凝胶时，可影响肠道吸收磷酸盐，可导致骨质疏松；铝盐吸收后沉积于脑，易致老年性痴呆；阑尾炎或急腹症时，应用氢氧化铝制剂可使病情加重，将增加阑尾穿孔的危险，应禁用。

4. 抗酸药、铋盐、氢氧化铝凝胶和铝碳酸镁等形成保护膜制剂不能在餐后服用，多在上腹痛前、腹痛时临时服用；不能与铁剂、钙剂及喹诺酮类等多种药物合用，以免影响药物吸收。

5. 溃疡活动期应停用胃黏膜损害药物，如 NSAID；如果需要服用这些药物，应事先询问有无消化道疾病和有无出血、上腹痛等病史；并先行根除 Hp 治疗；可选用胃肠损害相对小的药物，或最小有效量，或联合使用抑酸药物（如 H_2RA、PPI）。

6. 教育患者

（1）生活规律，按时进餐，应达到八分饱，可在两餐之间加餐；避免食用一些刺激胃酸分泌的食物（如稀粥）；如为 Hp 患者家庭，建议采取分餐制避免再次感染。

（2）戒烟酒及生活无规律熬夜等情绪紧张活动。

（3）如出现季节性（如秋冬、冬春）上腹不适，可每晚服用维持量 H_2RA。

（4）需告知患者 Hp 根除方案按疗程服用的重要性，提高患者依从性。

第 6 节　血液系统疾病的用药指导

📖 **学习目标**

1. 掌握缺铁性贫血和巨幼细胞贫血的药物治疗方案。
2. 熟悉缺铁性贫血和巨幼细胞贫血的用药安全与用药咨询。
3. 了解缺铁性贫血和巨幼细胞贫血的临床表现。
4. 学会对缺铁性贫血和巨幼细胞贫血的患者开展药学服务。

案例分析　　　患者，女，20 岁。月经过多 5 余年，经期、月经周期正常。最近出现乏力、头晕、头痛、心慌、气短等症状而入院。入院血液检查：血红蛋白 85g/L。

问题：1. 该患者最可能的疾病诊断是？
　　　2. 该制订怎样的用药方案？

一、缺铁性贫血的用药

（一）疾病概述

当机体对铁的供给与需求失衡，导致体内贮存铁耗尽（iron depletion，ID），继之红细胞内铁缺乏（iron deficient erythropoiesis，IDE），最终引起缺铁性贫血（iron deficiency anemia，IDA）。妊娠期妇女和育龄期女性、婴幼儿和儿童是缺铁性贫血的高危人群。6 个月至 2 岁婴幼儿 IDA 的发病率为 33.5%～45.5%，妊娠 3 个月以上的妇女、育龄期妇女、10～17

岁的青少年发病率分别为 19.3%、11.4% 和 92.8%。大于 65 岁的老年人群中贫血的发病率比成年人群高 4～6 倍。

ER6-39 扫一扫　关于疾病

铁剂主要吸收部位为十二指肠，铁缺乏时也可在胃和小肠下部吸收。其吸收受多种因素影响：①铁剂常与酸结合成盐形式存在，以二价铁（Fe^{2+}）形式吸收；胃酸和维生素 C 可使三价铁（Fe^{3+}）还原成 Fe^{2+}，使铁易于吸收。②体内贮铁量影响铁吸收，贮铁量多时，血浆铁的运转率降低，铁的吸收减少。正常人对铁的吸收率为 10%～20%，缺铁时可高达 20%～60%。

ER6-40 扫一扫　测一测

IDA 为多因素发病，主要包括：①需铁量增加，如妊娠期或哺乳期妇女、儿童生长发育迅速（正常人维持体内铁平衡需要每天从食物中摄入铁 1.0～1.5mg，孕妇 2～4mg）；②铁丢失增加，慢性失血更常见，如消化性溃疡病、痔、月经过多、鼻出血、结直肠息肉或肿瘤、钩虫病、肠道血管畸形等慢性失血性疾病；③铁摄入不足，常见如偏食；④铁吸收或利用减少，胃酸缺乏（胃大部切除术后、萎缩性胃炎、长期服用抑酸药），食物相互作用（如浓茶等含鞣酸食物），小肠疾病（如克罗恩病、肠结核）。

ER6-41 扫一扫测一测

（二）临床表现

缺铁性贫血可以分为 3 期。①铁负平衡期：身体所需要的（或丢失的）铁超过从饮食中吸收的铁，机体动员储存铁进行代偿，铁储存检查出现异常，包括血清铁蛋白下降或骨髓铁染色提示缺铁。②缺铁造血期：储存铁耗竭，血清铁开始下降。当血清铁<15μg/L 时提示储存铁已经耗竭，只要血清铁正常，红系造血就不会受到影响。转铁蛋白饱和度下降至 15%～20% 时则会影响红系造血。③缺铁性贫血期：此时转铁蛋白饱和度下降为 10%～15%，血红蛋白含量和红细胞比容开始下降。

ER6-42 扫一扫测一测

轻度贫血时，骨髓呈低增生表现；贫血加重时，会出现小细胞低色素性贫血；如果重度缺铁性贫血持续存在，骨髓多表现为红系增生，并出现以下临床表现。

1. 缺铁原发病表现　如消化性溃疡、肿瘤或痔导致的黑便、血便及腹部不适等，肠道寄生虫感染导致的腹痛或大便性状的改变，妇女月经过多，肿瘤性疾病引起消瘦，血管内溶血的血红蛋白尿等。

2. 贫血表现　常见症状为乏力、易倦、头晕、头痛、眼花、耳鸣、心慌、气短、食欲缺乏、皮肤苍白等。

3. 组织缺铁表现　精神行为异常，如烦躁、易怒、精力不集中、异食癖；体力、耐力下降；易感染；少儿生长发育迟缓、智力低下；口腔炎、舌炎、舌乳头萎缩、口角皲裂、吞咽困难；毛发干枯、脱落；皮肤干燥、皱缩；指（趾）甲无光泽、脆薄易裂，重者指（趾）甲变平，甚至下凹呈勺状（匙状甲）。

知识链接

缺铁性贫血的预防措施

做好全民避免缺铁性贫血，保健预防非常重要，其中重点是婴幼儿、青少年和妇女的营养保健。

对婴幼儿，无论是否母乳喂养，均应及早添加富含铁的辅食，如肝泥、蛋类、豆制品等；对青少年、儿童则应纠正偏食的毛病，做到营养均衡，另外定期检查、治疗寄生虫感染；对育龄期女性应防治导致月经过多的疾病，如月经失调、功能失调性子宫出血等；对孕妇、哺乳期妇女可及时补充铁剂。另外，还要做好肿瘤性疾病和慢性出血性疾病（如痔、消化性溃疡）的人群防治。

（三）常用药物治疗方案

原则：查明病因，对因治疗是最基本的治疗原则。口服铁剂是治疗贫血的首选方法，根据血红蛋白水平估计出铁剂的治疗剂量。对于中重度贫血同时需要补铁治疗。急性重度贫血则需要输血治疗，1 袋红细胞悬液（2 个单位）能补充 500mg 铁，Hb 上升 10g/L。

补铁治疗：治疗性铁剂分为无机铁和有机铁两类。无机铁以硫酸亚铁为代表，有机铁则包括右旋糖酐铁、葡萄糖酸亚铁、山梨醇铁、富马酸亚铁和琥珀酸亚铁等。无机铁剂的不良反应比有机铁剂明显。应首选口服铁剂：如硫酸亚铁 0.3g，每日 3 次；或右旋糖酐铁 50mg，每日 2～3 次。餐后服用胃肠道反应小且易耐受。口服铁剂有效的表现首先是外周血网织红细胞增多，高峰出现在开始服药后 5～10 天，2 周后血红蛋白浓度上升，一般 2 个月左右恢复正常。铁剂治疗应在血红蛋白恢复正常后至少再持续 4～6 个月，等铁蛋白正常后才可停药。若口服铁剂不能耐受或胃肠道正常解剖部位发生病变而影响铁的吸收，可用铁剂进行肌内注射。右旋糖酐铁是最常用的注射铁剂，首次给药应予 0.5ml 作为试验剂量，1 小时后无过敏反应才可给足量治疗，注射用铁的总需量按公式计算：（需达到的血红蛋白浓度 - 患者的血红蛋白浓度）×0.33× 患者体重（kg）。常见铁制剂见表 6-14。

ER6-43 扫一扫测一测

表 6-14 常用铁制剂的用法及特点

药名	剂量	特点
硫酸亚铁	0.3g/d，儿童 0.05～0.1g，每日 3 次	胃肠道不良反应多见，如腹痛、恶心呕吐、便秘等
葡萄糖酸亚铁	0.4～0.6g，儿童 0.1g，每日 3 次	胃肠道反应较轻
富马酸亚铁	0.2～0.4g，儿童 0.05～0.2g，每日 3 次	含铁量比较高
右旋糖酐铁	25mg，每日 3 次	其他铁制剂疗效不佳者
琥珀酸亚铁	0.2～0.4g/d，儿童 0.1～0.2g/d	不良反应少，对胃黏膜刺激小

（四）用药安全与用药咨询

1. 尽管空腹服用亚铁制剂吸收最好，其胃肠道反应（如胃灼热感、恶心、上腹不适和腹泻等）常使患者不能耐受，建议在餐后服用。

2. 食物 - 铁剂相互作用 肉类、果糖、谷类、脂肪、维生素 C 可促进铁剂吸收，牛奶、蛋类、钙剂、磷酸盐、草酸盐等可减少铁剂吸收（减少 40%～50%），茶和咖啡中的鞣质会与铁形成不可吸收的盐，故采用分开服用。

ER6-44 扫一扫测一测

3. 药物 - 铁剂相互作用　抑酸药物（质子泵抑制剂、H_2受体拮抗药）影响三价铁转化为二价铁，应避免长期服用；口服铁剂要以二价铁为主；四环素、喹诺酮类、青霉素类与铁剂合用，会影响前者的疗效，同时影响铁剂的吸收。口服铁剂可加用维生素 C，胃酸缺乏者与稀盐酸合用有利于铁剂的解离及吸收，但是易致胃肠道反应。

4. 疗效监测　监测血红蛋白、网织红细胞计数、血清铁蛋白和血清铁。在累积剂量达到 5g 时应检测血红蛋白和铁蛋白水平。如口服铁剂治疗有效，骨髓中铁粒幼红细胞和外周血中的网织红细胞上升最早，高峰在 5～10 天。2 周后血红蛋白上升，2 个月后达正常。铁剂治疗应在血红蛋白正常后至少再补充铁剂 4～6 个月，或在血清铁蛋白升至 30～50μg/L 后停药，以补充机体铁的储备。有持续出血或溶血伴随血红蛋白尿的患者要持续补铁。

5. 在血色素病、含铁黄素沉着症和不伴缺铁的其他类型贫血患者、肝肾功能严重损害、伴随尿道感染者则不宜应用铁剂治疗。

6. 对酒精中毒、肝炎、急性感染、溃疡性结肠炎、消化性溃疡患者慎用铁剂治疗，对硫酸亚铁的耐受性差，易导致明显的不良反应。

7. 教育患者

（1）除补铁外，合理膳食同样重要，宜多食含铁丰富的食物如猪肝、黄豆等。提倡使用铁锅烹饪或煮粥，会有助于补充铁元素。

ER6-45 扫一扫测一测

（2）老年人用药数量多，应事先核查，必须注意与其他药物之间的相互作用。红细胞沉降率减少患者，血红蛋白与药物结合率仅为 25%，故会影响药物疗效，要按医嘱用药。

（3）服药前需要解释：铁剂可导致肠蠕动减慢、引起便秘；铁剂会使大便颜色变黑，从而掩盖消化道出血或误认为出血引起担心。

知识链接

维生素 B_{12} 的代谢和生理功能

　　维生素 B_{12} 在人体内以甲基钴胺素形式存在，以 5- 脱氧腺苷钴胺素形式存于肝及其他组织。正常人每日需维生素 B_{12} 1μg，主要来源于动物内脏、鱼肉、蛋及乳制品等食物。食物中的维生素 B_{12} 与蛋白结合，经胃酸和胃蛋白酶消化，与载体蛋白分离，再与胃黏膜壁细胞合成的 R 蛋白结合。结合性维生素 B_{12} 进入十二指肠经胰蛋白酶作用，R 蛋白被降解。两分子维生素 B_{12} 又与同样来自胃黏膜上皮细胞的内因子（IF）结合形成 IF-B_{12} 复合物。IF 可保护维生素 B_{12} 不受胃肠道消化液的破坏，在小肠内被吸收入血，继而经门静脉入肝。人体内维生素 B_{12} 的储存量为 2～5mg，其中 50%～90% 储存在肝内。维生素 B_{12} 主要经粪便、尿排出体外。

二、巨幼细胞贫血的用药

（一）疾病概述

　　叶酸或维生素 B_{12}（Vit B_{12}）缺乏及某些影响核苷酸代谢的药物导致细胞核脱氧核糖核酸

（DNA）合成障碍所引起的贫血称巨幼细胞贫血（megaloblastic anemia，MA）。本病的特点是出现大红细胞性贫血，骨髓内出现巨幼红细胞、粒细胞及巨核细胞系列。该贫血患者的幼红细胞DNA 合成障碍，故又称为幼红细胞增殖异常性贫血。该病在经济不发达地区或进食新鲜蔬菜、肉类较少的人群中多见。

ER6-46 扫一扫测一测

人体所需叶酸均来自食物，主要在十二指肠和空肠近端吸收，不需要内因子参与，主要经肾脏和肠道排出体外。健康人体内叶酸总储量为 5～20mg，仅够 4 个月消耗。在妊娠、哺乳等情况下，叶酸需要量会增加 3～6 倍，如补充不足则可发生叶酸缺乏。人体每日最小需要量为 50μg，每天经肾脏排出仅有 2～5μg，少量经粪便排出的叶酸源于肠肝循环的溢出。维生素 B_{12} 是水溶性维生素，主要来自动物性食物（肝脏、肉类、蛋及乳制品）。维生素 B_{12} 与胃壁细胞分泌的内因子结合后在回肠末端吸收。健康人每天有 0.5～9μg 维生素 B_{12} 分泌入胆汁经肠肝循环后被重吸收，主要经肾脏排泄。维生素 B_{12} 的总储量为 2～5mg，可供 3～5 年使用；人体每日最小需要量为 3μg。导致叶酸和维生素 B_{12} 缺乏的主要原因有摄入减少、需要量增加、吸收或利用障碍等。

ER6-47 扫一扫测一测

根据缺乏物质的种类，该病可分为单纯叶酸缺乏性贫血、单纯维生素 B_{12} 缺乏性贫血及叶酸与维生素 B_{12} 同时缺乏性贫血。根据病因可分为：①食物营养不够，叶酸或维生素 B_{12} 摄入不足；②吸收不良，胃肠道疾病、药物干扰及内因子抗体形成（恶性贫血）；③代谢异常，肝病及某些抗肿瘤药物的影响；④需要量增加，哺乳期妇女、孕妇；⑤利用障碍，嘌呤、嘧啶自身合成异常或化疗药物等影响。

（二）临床表现

1. 血液系统表现　通常起病缓慢，常有面色苍白、乏力、耐力下降、头晕、头昏、心悸等贫血症状。重者则全血细胞减少，反复感染和出血。少数患者可出现轻度黄疸。

2. 消化系统表现　常见有口腔黏膜、舌乳头萎缩，舌面呈"牛肉样舌"，可伴舌痛。胃肠道黏膜萎缩会引起食欲缺乏、恶心、腹胀、腹泻或便秘。

3. 神经系统表现和精神症状　对称性远端肢体麻木、深感觉障碍；共济失调或者步态不稳；味觉、嗅觉减弱；锥体束征阳性、肌张力增大、腱反射亢进；视力下降、黑蒙；重者可有大、小便失禁。叶酸缺乏者出现易怒、妄想等精神症状。维生素 B_{12} 缺乏者有抑郁、失眠、记忆力下降、谵妄、幻觉、妄想，甚至出现精神错乱、人格变态等。

（三）常用药物治疗方案

去除病因和诱因，纠正不良饮食习惯，同时规范补充叶酸及维生素 B_{12}。

1. 叶酸缺乏　口服叶酸 5～10mg，每日 3 次；如胃肠道吸收障碍可以用亚叶酸钙 6～9mg，肌内注射，每日 1 次，直至血红蛋白恢复正常。如果无原发病，则不需要维持治疗。如果同时有维生素 B_{12} 缺乏，则需要同时进行维生素 B_{12} 注射治疗，否则加重神经系统损伤。

ER6-48 扫一扫测一测

2. 维生素 B_{12} 缺乏　①在骨髓检查结果未明确前，不宜给予维生素 B_{12} 治疗，影响诊断结果。②如果是诊断明确的维生素 B_{12} 缺乏引起，要选择性地使用治疗药物。③因维生素 B_{12} 缺乏大多与胃肠道吸收障碍有关，恶性贫血者肌内注射维生素 B_{12} 100μg，每日 2 次，连续进行 4 周至血红蛋白正常后，调为每月注射 1 次，作维持治疗。全胃切除者需要终身维持治疗，肌内注射维生素 B_{12} 100μg，1 次 / 月。无吸收障碍者可以口服维生素 B_{12} 片剂 500μg 每日 1 次，直至血红蛋白含量恢复正常。伴有神经系统症状表现者对治疗反应不一，应连续肌内注射维生素 B_{12} 250～500μg，有些需要大剂量 1000μg，每周 1 次。对于不能明确是维生素 B_{12} 缺乏还是叶酸缺乏或同时缺乏者，应同时联合叶酸和维生素 B_{12} 进行治疗，否则单用叶酸会加重维生素 B_{12} 缺乏，加重神经系统损伤。

（四）用药安全与用药咨询

1. 积极治疗原发病，一般患者在服药开始后的第 4 天起网织红细胞水平开始上升，血红蛋白可在 1 个月内恢复正常，神经系统症状恢复较慢或未恢复。经上述补充治疗 8 周后，如临床症状、血象及骨髓象未改变，可能无效。如果叶酸和维生素 B_{12} 同时缺乏，或伴有铁或其他营养素缺乏，在治疗时应注意同时补充叶酸和维生素 B_{12}。

ER6-49 扫一扫测一测

2. 营养性贫血是多因素所致，需要针对多个病因进行个体化干预。对于高危人群应早期筛查。

3. 教育患者

（1）养成良好的饮食习惯：适当吃新鲜果蔬，避免饮食烹调时间过长或温度过高会造成叶酸的大量破坏。

（2）酗酒者应戒酒。

（3）婴儿提倡母乳喂养，6 个月后及时添加辅食（如菜泥、果菜汁、肝泥等）；孕妇宜每天补充专用的复合维生素制剂。

第 7 节　内分泌及代谢性疾病的用药指导

📖 学习目标

1. 掌握内分泌及代谢性疾病的常用药物治疗方案。
2. 熟悉内分泌及代谢性疾病的用药安全与用药咨询。
3. 了解内分泌及代谢性疾病的临床表现。
4. 学会对内分泌及代谢性疾病开展药学服务。

一、甲状腺功能亢进症的用药

（一）疾病概述

由于甲状腺腺体本身功能亢进，甲状腺腺体本身产生和释放过多甲状腺激素引起的以神经、循环、消化等系统兴奋性增高和代谢亢进为主要表现的一组临床综合征称为甲状腺功能亢进症（hyperthyroidism），简称甲亢。

甲状腺疾病有一定的遗传倾向，女性、有家族史、受到精神创伤和感染者发病率较高，或生活中碘摄入过多也易诱发。

（二）临床表现

1. 高代谢症候群：如多食、消瘦、畏热、多汗、心悸、激动等。

2. 神经和血管兴奋性增强，易激动，多言好动，心悸气短，可出现心律失常等症状。

3. 多数患者有不同程度的甲状腺肿大，呈弥漫性病变等特征性体征。

4. 严重者可出现甲亢危象、昏迷甚至危及生命。

5. 老年患者高代谢症状不典型，甲亢表现为胸闷气短，食欲减退，消瘦，表现冷漠等，容易被误诊为急性肿瘤。

ER6-50 扫一扫测一测

（三）常用药物治疗方案

1. 治疗目标　控制症状，使甲状腺功能恢复正常。

2. 常用药物　丙硫氧嘧啶、甲巯咪唑、碘化钾、碳酸锂。

甲亢的治疗药物主要是丙硫氧嘧啶、甲巯咪唑；碳酸锂也可抑制甲状腺激素分泌，主要用于对抗甲状腺药和碘剂均过敏的患者，临时控制甲状腺毒症，300～500mg，8 小时 1 次。常用抗甲状腺药见表 6-15。

表 6-15　常用抗甲状腺药

抗甲状腺药	日剂量	用法	主要不良反应
甲巯咪唑	30～45mg（最大剂量）	每日 3 次	皮疹、白细胞计数减少、粒细胞缺乏、肝功能损害
丙硫氧嘧啶	300～450mg（最大剂量 600mg）	每日 1 次起始，可增加至每日 3 次	关节痛、头痛、瘙痒、皮疹、药物热、轻度粒细胞减少、脉管炎、肝功能损害
碘化钾（甲亢术前准备）	180～750mg	每日 3 次	过敏反应、发热、红斑、关节痛、淋巴结肿大、腹泻、腹痛
碳酸锂	300～500mg	8 小时 1 次	口干、消化道不适、神经系统症状、白细胞计数升高

ER6-51 扫一扫测一测

对甲亢初治患者、新生儿、儿童和 20 岁以下的患者，首选抗甲状腺药治疗，分为 3 个阶段。

1. 初治阶段　丙硫氧嘧啶成人初始剂量为 300～450mg/d，分 3 次服；持续 6～8 周用药。儿童 6～10 岁初始剂量为 50～150mg/d 或 4mg/（kg·d），10 岁以上 150～300mg/d。甲巯咪唑初始剂 30～45mg/d，分 1～3 次口服，1～2 个月后甲状腺功能恢复正常，儿童初始剂量为 0.2～0.5mg/（kg·d），维持量减半。

服药 3 个月如症状仍明显，应检查有无干扰因素，如不规则服药、服用碘剂、感染或精神应激等。

2. 减药阶段　当症状显著减轻，体重增加，心率下降至 80～90 次/分，T_3 或 T_4 接近正常时，症状缓解 2～4 周减药量 1 次。应定期随访临床表现，包括基础心率、体重，监测血白细胞、T_4，必要时查 TSH。药量递减不宜过快，尽量保持甲状腺功能正常和稳定性逐步过渡至维持阶段，一般需要 3～4 个月。

3. 维持阶段　甲状腺功能在 1～3 个月恢复正常，应改为维持量，丙硫氧嘧啶成人 50～100mg/d，儿童 25～75mg/（kg·d）；甲巯咪唑 5～10mg/d，维持期 1.0～1.5 年。在疗效不稳定而不愿采用其他方案者，维持阶段可延至 2～3 年或更长。在整个疗程中，尽量避免间断服药，如有感染或精神等因素，应随时酌增药量，待稳定后再进行递减。

（四）用药安全和用药咨询

1. 用药安全

（1）妊娠伴甲亢应从最小有效剂量开始使用抗甲状腺药物，因妊娠期用药时甲巯咪唑、丙硫氧嘧啶等可透过胎盘致胎儿甲状腺肿大或功能减退，在分娩时造成难产、新生儿窒息。妊娠期妇女甲亢首选丙硫氧嘧啶，甲巯咪唑有新生儿皮肤缺损的致畸作用报道。甲巯咪唑和丙硫氧嘧啶可由乳汁分泌，故服用时不宜哺乳，若必须用药，首选丙硫氧嘧啶，其乳汁分泌量较小。

（2）白细胞计数偏低、对硫脲类过敏、肝功能异常等患者慎用。结节性甲状腺肿合并甲亢者、甲状腺癌患者禁用。

（3）甲巯咪唑、丙硫氧嘧啶的药物相互作用：与抗凝血药合用可增强抗凝作用。高碘食物或含碘药物可使甲亢病情加重、抗甲状腺药需要量增加，应避免。磺胺类、对氨基水杨酸、保泰松、巴比妥类、酚妥拉明、妥拉唑林、维生素 B_1、磺脲类等都有抑制甲状腺功能和促甲状腺肿大的作用。

ER6-52 扫一扫测一测

（4）服用碳酸锂时应监测药物浓度：当血锂浓度＞1.5mmol/L，可出现不同程度的中毒症状，如脑病综合征（意识模糊、震颤、反射亢进、癫痫发作、昏迷）、休克、肾功能损害等；当血锂浓度超过 1.5～2.0mmol/L 的范围可能危及生命。老年患者更易出现。

2. 用药咨询

（1）避免碘摄入过多：世界卫生组织推荐 12 岁以下儿童每日碘摄入量为 50～120μg，12 岁以上儿童为 150μg，妊娠期及哺乳期妇女为 200μ。碘摄入不足可以引起地方性甲状腺肿；碘摄入过量可引起甲亢、甲状腺肿和甲状腺炎等。应避免服用含碘的药物（如胺碘酮、西地碘等），并禁食富碘食物（如海带、紫菜、虾皮等海产品，碘盐等）。

（2）保证均衡膳食：给予充足热量、蛋白质和维生素及钙和铁。适当控制膳食纤维的摄入，因甲亢患者常有腹泻现象，过多膳食纤维会加重腹泻。

（3）保持良好生活习惯：按时作息，睡眠充足，劳逸结合，避免情绪波动。保证足量饮水，戒烟戒酒，禁用浓茶、咖啡等兴奋性饮料。

（4）预防感染。

（5）在拟妊娠或围生期，需到专科就诊评估病情，以便调整药物。

二、甲状腺功能减退症的用药

（一）疾病概述

由各种原因导致的低甲状腺激素血症或甲状腺激素抵抗而引起的全身性低代谢综合征称为甲状腺功能减退症（hypothyroidism），简称甲减。国外报道的临床甲减患病率 0.8%～1.0%，发病率 3.5‰。甲状腺功能减退症出现在胎儿或新生儿期称为呆小病。老年患者甲减产生的主要原因是慢性甲状腺炎，还有患者是甲状腺切除术或接受放射碘治疗后，致甲状腺细胞被破坏，导致甲状腺素减少而引起甲状腺功能减退。

（二）临床表现

1. 一般表现

（1）症状：多数患者表现不明显，呈现亚临床甲减，典型的患者则表现为：易疲劳、怕冷、体重增加、记忆力减退、反应迟钝、嗜睡、情绪低落、便秘、月经失调、肌肉痉挛等。

（2）体征：表情淡漠，面色苍白，皮肤干燥发凉、粗糙脱屑，颜面、眼睑和手部皮肤水肿，声音嘶哑，毛发稀疏。由于伴高胡萝卜素血症，手脚皮肤呈现姜黄色。

2. 肌肉与关节　肌肉乏力，暂时性肌强直、痉挛、疼痛咀嚼肌、胸锁乳突肌、股四头肌和手部肌肉可有进行性肌萎缩，肌腱反射时间延长。

3. 心血管系统　心肌黏液性水肿导致心肌间质水肿、心肌纤维肿胀、心肌收缩力损伤，表现为心动过缓心包积液和心力衰竭，称为"甲减心脏病"。冠心病在本病中高发。10% 患者伴发高血压。

4. 其他方面　可见多种原因引起贫血；可有厌食、腹胀、便秘，严重者出现麻痹性肠梗阻；女性月经过多或闭经；长期严重的病例可导致垂体增生；部分患者血清催乳素（PRL）水平增高，发生溢乳。

5. 黏液性水肿昏迷　见于病情严重患者，是甲状腺危象表现，老年病患的病死率高达 50%，与正常患者表现有所区别，要防止漏诊、误诊。多在冬季寒冷时发病。诱因为严重的全身性疾病、甲状腺激素替代治疗中断、寒冷、手术、麻醉和使用镇静药等。临床表现为嗜睡、低体温（$<35℃$）、呼吸徐缓、心动过缓、血压下降、四肢肌肉松弛、反射减弱或消失，甚至昏迷、休克、肾功能不全而危及生命。

（三）常用药物治疗方案

1. 治疗目标　缓解甲减的临床症状和体征，将血清 TSH 和甲状腺激素水平恢复到正常范围内，如果继发性病灶在下丘脑和垂体，不以降低血清 TSH 为治疗目标，将 T_3、T_4 恢复到正常范围为治疗目标。

2. 常用药物　左甲状腺素（L-T_4）、T_3。

（1）左甲状腺素治疗。

1）治疗剂量：取决于患者的病情、年龄、体重和个体差异。成年患者 L-T_4 替代剂量为 $50\sim200\mu g/d$，平均 $125\mu g/d$。按照体重计算的剂量是 $1.6\sim1.8\mu g/（kg\cdot d）$；儿童需要较高的剂量，约 $2.0\mu g/（kg\cdot d）$；老年患者则需要较低的剂量，约为 $1.0\mu g/（kg\cdot d）$；妊娠时的替代剂量需要增加 $30\%\sim50\%$；甲状腺癌术后的患者需要剂量大约 $22\mu g/（kg\cdot d）$。T_4 的半衰期是 7 天，所以可以每天早晨服药 1 次。口服后 $1\sim2$ 周达到最大疗效。

2）服药方法：起始的剂量和达到完全替代剂量需要的时间要根据年龄、体重和心脏状态确定。小于 50 岁，既往无心脏病病史患者可以尽快达到完全替代剂量，50 岁以上患者服用 L-T_4 前要常规检查心脏状态。一般从 $25\sim50\mu/d$ 开始，每 $1\sim2$ 周增加 $25\mu g/d$，直到达到治疗目标。缺血性心脏病患者起始剂量宜小，调整剂量宜慢，防止诱发和加重心脏病。补充甲状腺激素，重新建立下丘脑 - 垂体 - 甲状腺轴的平衡一般需要 $4\sim6$ 周，所以治疗初期，每 $4\sim6$ 周测定激素指标，然后根据检查结果调整 L-T_4 剂量，直到达到治疗的目标。治疗达标后，需要每 $6\sim12$

个月复查一次激素指标。

（2）亚临床甲减的处理：亚临床甲减近年来受到关注，因为其引起的血脂异常可以促进动脉粥样硬化的发生、发展。部分亚临床甲减发展为临床甲减。目前认为在下述情况需要给予 L-T$_4$ 治疗：高胆固醇血症血清 TSH＞10mU/L。

（3）黏液水肿性昏迷的治疗

1）补充甲状腺激素，首选 T$_3$ 静脉注射，每 4 小时 10μg，直至患者症状改善，清醒后改为口服；或 L-T$_4$ 首次静脉注射 300μg，以后每日 50～100μg，至患者清醒后改为口服。如无注射剂可予片剂鼻饲，T$_3$ 20～30μg，每 4～6 小时 1 次，以后 5～15μg，每 6 小时 1 次；或 L-T$_4$ 首次 100～200μg，以后 50μg，每日 1 次，至患者清醒后改为口服。

2）保温、供氧、保持呼吸道通畅，必要时行气管切开、机械通气等。

3）氢化可的松 200～300mg/d 持续静脉滴注，患者清醒后逐渐减量。

4）根据需要补液，但是液体输入量不宜过多。

（四）用药安全和用药咨询

1. 用药安全

（1）左甲状腺素钠片应于早餐前 30 分钟，空腹给药可增加吸收率，将一日剂量一次性用水送服，主要经肠道吸收。通常在服药 3～5 日发挥作用。

（2）对老年患者、冠心病患者，以及重度或长期甲状腺功能减退症的患者，应特别注意在使用甲状腺素治疗的开始阶段选择较低的初始剂量，剂量增加的间隔要长些，缓慢增加用量，定期监测血甲状腺素水平，老年患者应每 3 个月监测一次。

ER6-53 扫一扫测一测

（3）继发于垂体疾病的甲状腺功能减退症必须确定是否同时伴有肾上腺皮质功能不全，如果存在，必须首先给予糖皮质激素治疗，以防发生肾上腺危象及窦性心律失常。

（4）妊娠期不宜用左甲状腺素与抗甲状腺药物共同治疗甲状腺功能亢进症，因加用左甲状腺素会使抗甲状腺药物剂量增加，而与左甲状腺素不同，抗甲状腺药物能通过胎盘降低胎儿甲状腺功能。

（5）不良反应：个别病例由于对剂量不耐受或者服用过量，特别是由于治疗开始时剂量增加过快，可能出现甲状腺功能亢进症状，包括手抖、心悸、心律不齐、多汗、腹泻、体重下降、失眠和烦躁，必要时需停药，直至不良反应消失后再从更小的剂量开始。长期用药可导致药物性甲状腺功能亢进、骨质疏松。

（6）药物相互作用：①左甲状腺素可能会增强抗凝血药的作用，以及降低降血糖药的效果。故对糖尿病患者要慎用。②同时使用考来烯胺和左甲状腺素治疗，考来烯胺会抑制左甲状腺素的吸收，两药服用应间隔 4～5 小时。③快速静脉注射苯妥英可能导致游离的左甲状腺素和三碘甲状腺原氨酸血浆浓度增加，个别情况可导致心律不齐。④水杨酸盐、双香豆素、大剂量呋塞米（250mg）、安妥明等可促进左甲状腺素从其血浆蛋白结合位点上置换出来。

2. 用药咨询

（1）长期甲状腺素替代治疗患者建议每 2～3 个月监测 1 次 TSH 水平，用药方案个体化，正确掌握剂量，每日按时用药，甲状腺功能减退患者一般需要终身替代治疗。

（2）由于甲状腺功能减退症症状较隐匿、不典型，建议老年人体检时要注意进行 TSH 检查，如果患者同时患有多种疾病，避免因其他疾病表现，掩盖本病而漏诊。

（3）某些表现为抑郁、认知功能下降的患者，应常规筛查甲状腺功能，除外甲状腺功能减退引起的上述表现。

（4）甲状腺素替代治疗患者，其起始剂量和最终剂量与患者的病情、年龄、个体差异、伴发其他疾病状况相关，在治疗过程中要定期监测，并将检查结果与用药剂量调整相结合，已达到治疗目标。

三、糖尿病的用药

（一）疾病概述

糖尿病是一组以慢性高血糖为特征的代谢紊乱性疾病。高血糖的原因是由于胰岛素分泌缺陷或其生物作用受损，或两者兼有引起，与遗传、自身免疫、神经精神因素等有关。机体长期处于高血糖状态，易导致各种组织，特别是眼、肾、心脏、血管、神经的慢性损害、功能障碍。该病已经成为全世界病死率和发病率最高的疾病之一，主要分为胰岛素依赖性糖尿病（1型糖尿病）和非胰岛素依赖性糖尿病（2型糖尿病），2型糖尿病患者至少占患者总数的90%。糖尿病发病的病因有以下几种。

1. 遗传因素　糖尿病不论1型或2型均存在明显的遗传异质性。糖尿病存在家族发病倾向，1/4～1/2患者有糖尿病家族史。临床上有60种以上的遗传综合征可伴有糖尿病。当进食过多，体力活动减少导致肥胖的2型糖尿病遗传易感性的个体易发病。

2. 自身免疫　在1型糖尿病的血清中可发现自身免疫性抗体，在某些病毒如柯萨奇病毒，风疹病毒，腮腺病毒等感染后导致自身免疫反应，病毒等抗原特质进入体内，致内部免疫系统功能紊乱，对胰岛B细胞造成损害，从而影响胰岛素分泌缺乏，引发糖尿病。

3. 神经精神因素。

（二）临床表现

1. 部分人员出现多饮、多尿、多食和消瘦　严重高血糖时出现典型的"三多一少"症状，多见于1型糖尿病。发生酮症或酮症酸中毒时"三多一少"症状更为明显。

2. 多数人肥胖或超重，部分人员伴有疲乏无力症状　多见于2型糖尿病，但大部分患者无明显症状。

（三）常用药物治疗方案

1. 治疗目标　控制血糖水平，既要控制高血糖，又要防止低血糖，控制糖尿病并发症的发生。目前尚无根治糖尿病的方法，但通过多种治疗手段可以控制好糖尿病的疾病进展。

2. 常用药物

（1）胰岛素治疗：胰岛素制剂根据作用时间分为短效、中效和长效胰岛素，现有短效和中效制成的预混制剂，如诺和灵30R，优泌林70/30。

1）1型糖尿病：通常采用基础加餐时胰岛素的方案，包括每日多次注射胰岛素和持续皮下性胰岛素输注。胰岛素制剂治疗方案应该个体化，根据患者自身胰岛功能、血糖目标值、血糖波动幅度及低血糖发生率等因素综合制订胰岛素治疗方案。

2）2型糖尿病：联合使用口服降糖药失效者可采用多次胰岛素治疗。通常包括基础胰岛素加餐时胰岛素或者每日多次预混胰岛素。此时应停用胰岛素促泌剂。

胰岛素治疗的最大不良反应为低血糖。

（2）口服降糖药物

1）双胍类药物：降血糖的主要机制是增加外周组织对葡萄糖的利用，增加葡萄糖的无氧酵解，减少胃肠道对葡萄糖的吸收，有降低体重和降低血中胰岛素血症的效果，对正常人无明显降糖作用。代表药物为二甲双胍，适应证为肥胖型 2 型糖尿病，单用饮食治疗效果不满意者；2 型糖尿病单用磺脲类药物效果不好，可联合双胍类药物治疗；1 型糖尿病用胰岛素治疗病情不稳定，联用双胍类药物可减少胰岛素剂量；2 型糖尿病继发性失效改用胰岛素治疗时，加用双胍类药物，能减少胰岛素用量。

2）磺脲类药物：代表药物为格列美脲、格列吡嗪。2 型糖尿病患者经饮食控制，运动，降低体重等治疗后，疗效尚不满意者均可用磺脲类药物。其降糖机制主要是刺激胰岛素分泌，对有一定胰岛功能者疗效较好。对一些发病年龄较轻，体型不胖的糖尿病患者在早期也有一定疗效。但对肥胖者使用磺脲类药物时，要特别注意饮食控制，使体重逐渐下降，与双胍类或 α- 葡萄糖苷酶抑制剂降糖药联用较好。

3）α- 葡萄糖苷酶抑制剂：通过抑制糖类在小肠上的吸收而降低餐后血糖，适用于以糖类为主要食物成分和餐后血糖高的患者。1 型和 2 型糖尿病均可使用，可以与磺脲类、双胍类或胰岛素联用，单独使用不引起体重低血糖和体重增加，对老年人和肥胖者尤为适用。代表药物伏格列波糖、阿卡波糖，皆餐前即刻口服。主要不良反应：腹痛、肠胀气、腹泻、肛门排气增多。

4）噻唑烷二酮类药物：代表药物为罗格列酮，属于胰岛素增敏剂，通过增加靶细胞对胰岛素作用的敏感性而降低血糖。可以单用，也可用磺脲类，双胍类或胰岛素联用。有肝病或心功能不全者不宜应用。单独使用时不导致低血糖，但与胰岛素或胰岛素促泌剂联合使用时可增加发生低血糖的风险。体重增加和水肿是该类药物的常见不良反应，这种不良反应在与胰岛素联合使用时表现更加明显。此类药须在胰岛素存在的情况下才能发挥作用，故不能用于 1 型糖尿病患者中。

5）格列奈类药物：格列奈类胰岛素促分泌剂通过刺激胰岛素的早期分泌而降低餐后血糖，具有吸收快、起效快和作用时间短的特点。瑞格列奈为代表药物，餐前即刻口服，每次主餐时服，不进餐不服药，常见不良反应是低血糖和体重增加，但是低血糖的发生频率和程度较磺脲类药物轻。

ER6-54 扫一扫测一测

（四）用药安全和用药咨询

1. 用药安全

（1）根据患者整体情况，治疗方案个体化。初诊断的糖尿病不要用强效降糖药，结合患者病情，注意各药的禁忌证和不良反应，尤其是降血糖药可诱发低血糖和休克严重者甚至致死。一旦出现低血糖，立即口服葡萄糖液和糖块、巧克力、甜点或静脉滴注葡萄糖注射液。

（2）根据药物治疗方案，结合对应药物的生物利用度和药效特点，告知患者药物的用法用量。

（3）与降压药合用，注意降压药对血糖的影响，如利尿药、普萘洛尔类有升高血糖的作用。

（4）注射胰岛素时宜注意：①未开启的胰岛素应 2～8℃冷藏保存，不可冷冻；②宜变换注射部位，两次注射点要间隔 2cm，确保胰岛素能稳定吸收，防止发生皮下脂肪营养不良；③使用中的胰岛素笔芯不宜冷藏，可与胰岛素笔一起使用或随身携带，在室温下最长可保存4周。切忌反复冻融。

（5）不要轻易相信虚假广告宣传能彻底治愈糖尿病的保健品、药品。

2. 用药咨询 糖尿病现代治疗的5个方面，即饮食疗法、运动疗法、药物疗法、血糖监测及糖尿病教育。

（1）糖尿病教育：要教育糖尿病患者懂得糖尿病的基本知识，树立战胜疾病的信心，如何控制糖尿病，控制好糖尿病对健康的益处。根据每个糖尿病患者的病情特点制订恰当的治疗方案。

（2）血糖监测：建议中老年人每1～2年筛查血糖。根据血糖水平随时调整降血糖药物的剂量。1型糖尿病进行强化治疗时每天至少监测4次血糖（餐前），血糖不稳定时要监测8次（三餐前、后、晚睡前和凌晨3：00）。强化治疗时空腹血糖应控制在7.2mmol/L以下，餐后2小时血糖小于10mmol/L，HbA1c小于7%。2型糖尿病患者自我监测血糖的频度可适当减少。

（3）运动治疗：增加体力活动可改善机体对胰岛素的敏感性，降低体重，减少身体脂肪量，增强体力，提高工作能力和生活质量。运动的强度和时间长短应根据患者的总体健康状况来定，找到适合患者的运动量和患者感兴趣的项目。运动形式可多样，如散步，快步走、健美操、跳舞、打太极拳、跑步、游泳等。

（4）饮食治疗：是各种类型糖尿病治疗的基础，一部分新发现的轻型糖尿病患者（空腹血糖低于11.110mmol/L），单用饮食治疗就可控制病情。总热量的需要量要根据患者的年龄、性别、身高、体重、体力活动量、病情等综合因素来确定。首先要算出每个人的标准体重，可参照下述公式：标准体重（kg）＝身高（cm）－105，或标准体重（kg）＝［身高（cm）－100］×0.9；女性的标准体重应再减去2kg。也可根据年龄、性别、身高查表获得。算出标准体重后再依据每个人日常体力活动情况来估算出每千克标准体重热量需要量，1个月后观察疗效。

根据标准体重计算出每日所需要热量后，还要根据患者的其他情况作相应调整。儿童、青春期、哺乳期、营养不良、消瘦及有慢性消耗性疾病应酌情增加总热量。肥胖者要严格限制总热量和脂肪含量，给予低热量饮食，每天总热量不超过1500kcal，一般以每月降低0.5～1.0kg为宜，待接近标准体重时，再按前述方法计算每天总热量。另外，年龄大者较年龄小者需要热量少，成年女子比男子所需热量要少一些。

四、高尿酸血症与痛风的用药

（一）疾病概述

高尿酸血症的诊断定义为：正常嘌呤饮食状态下，非同日2次空腹血尿酸水平：男性＞420μmol/L，女性＞360μmol/L。分型诊断：高尿酸血症患者低嘌呤饮食5天后，留取24小时尿检测尿尿酸水平。根据血尿酸水平和尿尿酸排泄情况分为以下3型：①尿酸排泄不良型：尿酸排泄＜0.48mg/（kg·h），尿酸清除率＜6.2ml/min。②尿酸生成过多型：尿酸排泄＞0.51mg/（kg·h），尿酸清除率≥6.2ml/min。③混合型：尿酸排泄＞0.51mg/（kg·h），尿酸清除率＜6.2ml/min。

高尿酸血症是痛风发生的最重要的生化基础和最直接病因。痛风特指急性特征性关节炎和慢性痛风石疾病，可并发肾脏病变，重者可出现关节破坏、肾功能受损。随着血尿酸水平的增高，痛风的患病率也逐渐升高，大多数高尿酸血症并不发展为痛风，只有尿酸结晶在机体组织中沉积下来造成损害才出现痛风；少部分急性期患者，血尿酸水平也可在正常范围。

（二）临床表现及分期

1. 无症状　高尿酸血症期血尿酸水平升高，没有疼痛、关节炎等临床表现。

2. 急性痛风性关节炎　起病急，病情重、变化快，多以单关节非对称性关节炎为主，常在夜间发作，有药物、饮酒和饮食等诱因。关节出现红、肿、热、痛和功能障碍，疼痛剧烈，在6小时内可达高峰，第一跖趾关节为最常见发作部位，约占50%；其次为踝关节、腕关节、指关节，足跟等。在老年人中，手关节受累较多，表现为完全不能负重，局部肿胀，皮肤呈紫红色，数日可自行缓解，但反复发作。发作间歇1~2周，如间歇期血尿酸水平不能降至300~360μmol/L（5~6mg/d），随着时间的推移，痛风发作会更加频繁且持续时间更长，症状更重。

3. 痛风石形成期（慢性痛风性关节炎）　未治疗或治疗不彻底者，反复发作痛风，可致多个关节受累，尿酸结晶在关节的软骨、滑膜、肌腱等处沉积而形成痛风石。痛风石是常见于关节周围、耳轮等处的黄白色赘生物，是本期最常见的特征性改变。大关节受累时可有关节积液，最终造成关节畸形，如果不进行治疗，将会失去行动能力。关节滑囊液检查可见尿酸结晶，X线检查可发现在关节软骨及邻近的骨质有圆形或不整齐的穿凿样透光缺损。

4. 痛风性肾病　尿酸结晶形成肾结石，出现肾绞痛或血尿；肾间质沉积及阻塞肾集合管而形成痛风肾，可出现蛋白尿、高血压、肾功能不全等表现。

（三）常用药物治疗方案

1. 治疗目标　当男性血尿酸>420μmol/L，女性血尿酸>360μmol/L，需要进行干预治疗。

2. 常用药物　口服碳酸氢钠（小苏打）：当尿在pH6.0以下时，适当碱化尿液。尿pH6.2~6.9有利于尿酸结晶溶解和从尿液排出，但尿pH>7.0易形成草酸钙及其他类结石。每次1g，每日3次。由于碳酸氢钠在胃中产生二氧化碳增加胃内压，可引起嗳气和继发性胃酸分泌增加，长期大量服用可引起碱血症，可诱发充血性心力衰竭和水肿。或枸橼酸钾钠合剂溶液（枸橼酸钾140g，枸橼酸钠98g，加蒸馏水至1000ml）：每次10~30ml，每日3次。使用时应监测血钾浓度，避免发生高钾血症。

降尿酸药物：根据患者的病情及高尿酸血症分型，药物的适应证、禁忌证及其注意事项等进行药物的选择和应用。目前临床常见药物包括抑制尿酸合成的药物和增加尿酸排泄的药物，其代表药物分别为别嘌呤醇和苯溴马隆。

（1）抑制尿酸合成的药物——黄嘌呤氧化酶抑制剂：可抑制尿酸合成，包括别嘌呤醇及非布司他。

1）别嘌呤醇：适用于慢性原发性或继发性痛风的治疗，控制急性痛风发作时，须同时应用秋水仙碱或其他消炎药；用于治疗伴有或不伴有痛风症状的尿酸性肾病；用于反复发作性尿酸结石患者；用于预防白血病、淋巴瘤或其他肿瘤在化疗或放疗后继发的组织内尿酸盐沉积、肾结石等。

用法用量：①小剂量起始，逐渐加量。小剂量起始可以减少早期治疗开始时的烧灼感，也可以规避严重的别嘌呤醇相关的超敏反应。②肾功能下降时，如Ccr<60ml/min时，别嘌呤醇应减量，Ccr<15ml/min时禁用。剂量可酌情调整。同样需要多饮水，碱化尿液。

2）非布司他：此药通过抑制尿酸合成降低血清尿酸浓度。适用于痛风患者高尿酸血症的长期治疗。不推荐用于无临床症状的高尿酸血症。

用法用量：①非布司他片的口服推荐剂量为 40mg 或 80mg，每日 1 次。推荐非布司他片的起始剂量为 40mg，每日 1 次。②给药时，无须考虑食物和抗酸剂的影响。③轻、中度肾功能不全（Clcr 30～89ml/min）的患者无须调整剂量。

（2）增加尿酸排泄的药物：代表药物为苯溴马隆和丙磺舒。通过抑制尿酸盐在肾小管的主动再吸收，增加尿酸盐的排泄，从而降低血中尿酸盐的浓度。可缓解或防止尿酸盐结晶的生成，减少关节的损伤，亦可促进已形成的尿酸盐结晶的溶解。在使用这类药物时要注意多饮水和使用碱化尿液的药物。

1）苯溴马隆：适用于原发性和继发性高尿酸血症，痛风性关节炎间歇期及痛风结节肿等。长期使用对肾脏没有显著影响，通常情况下服用苯溴马隆 6～8 天血尿酸明显下降，降血尿酸强度及达标率强于别嘌呤醇，坚持服用可维持体内血尿酸水平达到目标值。

用法用量：成人开始剂量为每次口服 50mg，每日 1 次，早餐后服用。用药 1～3 周检查血尿酸浓度。

2）丙磺舒：根据临床表现及血和尿的尿酸水平调整药物用量，原则上以最小有效量维持。

3）尿酸酶：尿酸酶可催化尿酸氧化为更易溶解的尿囊素，从而降低血尿酸水平。生物合成的尿酸氧化酶主要有：①重组黄曲霉菌尿酸氧化酶，目前适用于化疗引起的高尿酸血症患者；②聚乙二醇化重组尿酸氧化酶，主要用于重度高尿酸血症、难治性痛风，特别是肿瘤溶解综合征患者。

（3）联合治疗：如果单药治疗不能使血尿酸控制达标，则可以考虑联合治疗。即黄嘌呤氧化酶抑制剂与促尿酸排泄的药物联合，同时其他排尿酸药物也可以作为合理补充，如氯沙坦、非诺贝特等。氯沙坦、非诺贝特可以辅助降低痛风患者的尿酸水平。氯沙坦治疗合并血尿酸升高的慢性心功能不全患者可使血尿酸下降。非诺贝特可作为治疗高甘油三酯血症伴高尿酸血症的首选。如果血尿酸仍不能达标，还可以联合培戈洛酶。

（四）用药安全和用药咨询

1．用药安全　用药前及用药期间应定期检查血尿酸及 24 小时尿酸水平，以此作为调整药物剂量的依据。并定期检查血常规与肝肾功能。

（1）别嘌呤醇

1）别嘌呤醇的严重不良反应与使用剂量相关，当使用最小有效剂量能够使血尿酸达标时，尽量不增加剂量。不良反应包括胃肠道症状、皮疹、肝功能损害、骨髓抑制等，应予监测。

2）禁忌证：对别嘌呤醇过敏，严重肝、肾功能不全和明显血细胞低下者，孕妇、有可能怀孕妇女以及哺乳期妇女禁用。密切监测别嘌呤醇的超敏反应。主要发生在最初使用的几个月内，最常见的是剥脱性皮炎。使用噻嗪类利尿剂及肾功能不全是超敏反应的危险因素。痛风急性期禁用，不仅无抗炎镇痛作用，且会促使关节内痛风石表面溶解，形成不溶性结晶而加重炎症反应，引起痛风性关节炎急性发作。

3）注意事项：嗜酒、饮茶或喝咖啡均可降低别嘌呤醇的疗效。进食低蛋白食物时，由于肾小管对氧嘌呤醇吸收增加，导致别嘌呤醇及氧嘌呤醇的生物利用度增加，应告知患者在用药期间，不宜过度限制蛋白质的摄入。

（2）非布司他

1）常见不良反应主要有肝功能异常、恶心、关节痛、皮疹。

2）本品禁用于正在接受硫唑嘌呤、巯嘌呤治疗的患者。

3）注意事项：在服用非布司他的初期，经常出现痛风发作频率增加。这是因为血尿酸浓度降低，导致组织中沉积的尿酸盐动员。为预防治疗初期的痛风发作，建议同时服用非甾体类抗炎药或秋水仙碱。在非布司他治疗期间，如果痛风发作，无须中止非布司他治疗。应根据患者的具体情况，对痛风进行相应治疗。

（3）苯溴马隆

1）禁忌证：①对本品中任何成分过敏者；②严重肾功能损害者（肾小球滤过率低于20ml/min）及患有严重肾结石的患者；③孕妇、有可能怀孕妇女以及哺乳期妇女禁用。

2）用法用量：治疗期间需大量饮水以增加尿量，以促进尿酸排泄。避免排泄尿酸过多而在泌尿系统形成结石。在开始用药的前2周可酌情给予碳酸氢钠或枸橼酸合剂，控制患者尿液的pH值在6.2～6.9。定期测量尿液的酸碱度。

（4）丙磺舒

1）不宜与水杨酸类药、阿司匹林、依他尼酸、氢氯噻嗪、保泰松、吲哚美辛及口服降糖药同服。服用本品时应保持摄入足量水分，防止形成肾结石，必要时同时服用碱化尿液的药物。定期检测血和尿pH值、肝肾功能及血尿酸和尿尿酸等。

2）禁忌证：①对本品及磺胺类药过敏者；②肝肾功能不全者；③伴有肿瘤的高尿酸血症者，或使用细胞毒的抗癌药、放射治疗患者因可引起急性肾病，均不宜使用本品；④有尿酸结石的患者属于相对禁忌证，不推荐儿童、老年人、消化性溃疡者使用；⑤痛风性关节炎急性发作症状尚未控制时不用本品。

2. 用药咨询

（1）生活方式指导：生活方式改变包括：健康饮食、限制烟酒、坚持运动和控制体重等。改变生活方式同时也有利于对伴发症（例如CHD、肥胖、MS、糖尿病、高脂血症及高血压）的管理。积极开展疾病教育，提高患者防病治病的意识，提高治疗依从性。

1）健康饮食：已有痛风、高尿酸血症、有代谢性和心血管危险因素及中老年人群，饮食应以低嘌呤食物为主，避免摄入高嘌呤食物，如动物内脏、海鲜、肉汤等。

2）多饮水，戒烟限酒：每日饮水，保证尿量在1500ml/d以上，最好＞2000ml/d。同时提倡戒烟，禁饮啤酒和白酒，如饮红酒宜适量。

3）坚持运动，控制体重：每日中等强度运动30分钟以上。肥胖者应减体重，使体重控制在正常范围。

（2）积极治疗与血尿酸升高相关的代谢性及心血管危险因素积极控制肥胖、2型糖尿病、高血压、高脂血症、CHD或卒中、慢性肾病等。

五、骨质疏松症的用药

（一）疾病概述

骨质疏松症（osteoporosis，OP）是最常见的骨骼疾病，是一种以骨量低，骨组织微结构损坏，导致骨脆性增加，易发生骨折为特征的全身性骨病，多见于绝经后女性和老年男性。骨量是指单位体积内，骨组织［骨矿物质（钙、磷等）和骨基质（骨胶原、蛋白质、无机盐等）］含量。骨量是用来代表骨骼的健康情况。

骨质疏松症的危险因素：①不可控因素主要有种族（患OP风险：白种人＞黄种人＞黑种人）、老龄化、女性绝经、脆性骨折家族史；②可控因素不健康生活方式，包括体力活动少、吸烟、过量饮酒、过多饮用含咖啡因的饮料、营养失衡、蛋白质摄入过多或不足、钙和（或）维生素 D 缺乏、高钠饮食、体质量过低等。③影响骨代谢的疾病，包括性腺功能减退症等多种内分泌系统疾病、风湿免疫性疾病、胃肠道疾病、血液系统疾病、神经肌肉疾病、慢性肾脏及心肺疾病等。④影响骨代谢的药物包括糖皮质激素、抗癫痫药物、芳香化酶抑制剂、促性腺激素释放激素类似物、抗病毒药物、噻唑烷二酮类药物、质子泵抑制剂和过量甲状腺激素等。⑤跌倒及其危险因素。跌倒是骨质疏松性骨折的独立危险因素，跌倒的危险因素包括环境因素和自身因素。

（二）临床表现

1. 疼痛　腰背疼痛或全身骨痛。通常在翻身时、起坐时及长时间行走后出现，夜间或负重活动时疼痛加重，严重时出现活动受限。

2. 脊柱变形　因椎体压缩性骨折，可出现身高变矮或驼背等脊柱畸形。

3. 脆性骨折　通常指在日常生活中受到轻微外力时发生的骨折。

4. 对心理状态及生活质量的影响　包括恐惧、焦虑、抑郁、自信心丧失等。

（三）常用药物治疗方案

1. 治疗目标　预防骨质疏松性骨折。

2. 常用药物

（1）骨健康基本补充剂

1）钙剂：碳酸钙含钙量高，吸收率高，易溶于胃酸，常见不良反应为上腹不适和便秘等。枸橼酸钙含钙量较低，水溶性较好，胃肠道不良反应小，且枸橼酸有可能减少肾结石的发生，适用于胃酸缺乏和有肾结石风险的患者。成人每日钙摄入推荐量 800mg（元素钙量）是维护骨骼健康的适宜剂量，如果饮食中钙供给不足可选用钙剂补充。

2）维生素 D：同时补充钙剂和维生素 D 可降低骨质疏松性骨折风险，定期监测血钙和尿钙浓度。成年人每日摄入推荐量为 800U，老年人因摄入和吸收问题、户外活动减少日照不足和皮肤合成维生素 D_3 的能力下降（约为成人的 40%），维生素 D 缺乏普遍存在。老年人维生素 D 推荐剂量为 800～1200U/d。口服补充天然维生素 D_3 最为安全。当有肾功能减退时，其 25-OH-维生素 D_3 转变为 1,25-$(OH)_2$-维生素 D_3 的能力降低。宜用 α-骨化醇或骨化三醇。骨化三醇 0.25μg，每日 1 次或 0.25μg/d 与 0.5μg/d（分 2 次服）隔日交替服。α-骨化醇 0.25μg/d，每日 1 次或 0.25μg/d 与 0.5μg/d（分 2 次服）隔日交替服用。

（2）抗骨质疏松症药物：适用于经骨密度检查确诊为骨质疏松症的患者、已经发生过椎体和髋部等部位脆性骨折者，及骨量减少但具有高骨折风险的患者。抗骨质疏松症药物按作用机制可分为骨吸收抑制剂、骨形成促进剂、其他机制类药物及传统中药，首选使用具有较广抗骨折谱的药物（如阿仑膦酸钠、唑来膦酸、利塞膦酸钠和迪诺塞麦等）。对低度中度骨折风险者（如年轻的绝经后妇女，骨密度水平较低但无骨折史）首选口服药物治疗。

1）双膦酸盐类：阿仑膦酸钠常见剂量中 70mg 每周 1 次，或 10mg 每日 1 次；依替膦酸钠每日 2 次，每次 0.2g，两餐间服用。需注意：①胃肠道不良反应，有活动性胃及十二指肠溃疡、反流性食管炎者、功能性食管活动障碍者慎用。②一过性"流感样"症状，如一过性发热、骨痛和肌痛等类流感样不良反应，多在用药 3 天内明显缓解，症状明显者可用非甾体抗炎药或其他解热镇痛药对症治疗；③肾脏毒性：对于肾功能异常的患者，由于进入血液的双膦酸盐类药物约 60% 以原形从肾脏排泄，需慎重使用。

2）降钙素类：能明显缓解骨痛，对骨质疏松症及其骨折引起的骨痛有效，总体安全性良好，少数患者使用后出现面部潮红、恶心等不良反应，偶有过敏现象，可按照药品说明书的要求，确定是否做过敏试验。

3）其他：绝经激素治疗、选择性雌激素受体调节剂类、甲状旁腺素类似物（促骨形成）、锶盐（作用于成骨细胞和破骨细胞，具有抑制骨吸收和促进骨形成的双重作用，可降低椎体和非椎体骨折的发生风险）、维生素 K 类（提高骨量）。

（四）用药安全和用药咨询

1. 用药安全

（1）维生素 D 及其衍生物

1）大量连续应用维生素 D 可发生中毒，维生素 D 的推荐剂量为 800～1200U，与中毒剂量相差甚远。一般成人超过 5000U/d，儿童超过 20 000U/d，连续数月可能会发生中毒。

2）活性维生素 D 代谢物与噻嗪类利尿药合用，有发生高钙血症的风险；糖皮质激素对维生素 D 有拮抗作用，可减少消化道对钙、磷的吸收，降低血钙浓度，须定期测定尿钙水平；雌激素可增加钙的吸收，应相应减少活性维生素 D 用量。

3）有高钙、高磷和高脂血症，动脉硬化和心功能不全者慎用；高磷血症伴肾性佝偻疾病患者禁用；妊娠期使用过量可导致胎儿畸形，导致甲状旁腺功能抑制而使新生儿长期低血钙抽搐，应慎用。

（2）双膦酸盐

1）为减少不良反应，不要同时使用两种双膦酸盐药。

2）低钙血症者禁用，心血管疾病、儿童、妊娠期及哺乳期妇女、驾驶员慎用，对双膦酸盐类药过敏者禁用。

3）用药几年后可能引起骨骼、关节或肌肉疼痛，下颌骨坏死、枕骨炎等，需定期检测疾病。

4）口服双膦酸盐应于早晨空腹给药，以避免对食管和胃的刺激。建议用足量水送服，保持坐位或立位，服后 30 分钟内不宜进食和卧床，不宜喝牛奶、咖啡、茶、矿泉水、果汁和含钙的饮料。

（3）降钙素

1）对蛋白质过敏者可能对降钙素过敏，用前宜做皮肤敏感试验，对有皮疹、气管哮喘者慎用。

2）大剂量短期治疗时，少数患者出现继发性甲状旁腺功能减退。

2. 用药咨询　脆性骨折是可防治的。早期诊断、及时预测骨折风险，并采用规范的防治措施十分重要。预防策略如下。

（1）调整生活方式

1）加强营养，均衡膳食：建议摄入富含钙、低盐和适量蛋白质的均衡膳食，推荐每日蛋白质摄入量为 0.8～1.0g/kg 体质量，并每天摄入牛奶 300ml 或相当量的奶制品。

2）充足日照：建议根据需求进行日光浴（日光浴频率取决于日照时间、纬度、季节等因素），以促进体内维生素 D 的合成日光浴时尽量不涂抹防晒霜，以免影响日照效果。

3）规律运动：建议进行有助于骨健康的体育锻炼和康复治疗。运动可增强体质，减少跌倒风险，还有助于增加骨密度。运动应循序渐进、持之以恒。骨质疏松症患者开始新的运动训练前应咨询临床医生，进行相关评估。

4）戒烟，限酒，避免过量饮用咖啡、碳酸饮料。

（2）在医师指导下合理选择、坚持规律服抗骨质疏松药，注意服药方式及药物间相互作用。

（3）补充钙剂以清晨和睡前各用 1 次为佳，如采取每日 3 次的用法，最好是于餐后 1 小时服用，以减少食物对钙吸收的影响。

ER6-55 扫一扫测一测

第 8 节　神经系统疾病的用药指导

📖 **学习目标**

1. 掌握失眠、焦虑、抑郁症、癫痫的药物治疗方案、用药安全。
2. 熟悉失眠、焦虑、抑郁症、癫痫的药物不良反应规避、用药咨询。
3. 了解失眠、焦虑、抑郁症、癫痫的概念、常见症状。

案例分析　　患者，男，18 岁。患者于半个月前因高考压力大，学习紧张，出现入睡困难，睡眠时间短，影响学习。因 2 天前入睡困难加重，到医院就诊。

既往史：无心、肺、肝、肾疾病史，家族及个人无精神病史，无药物过敏史。检查：体温 36.7℃，脉搏 70 次 / 分，呼吸 20 次 / 分，血压 120/70mmHg。心肺无异常，无皮疹，巩膜不黄，颈软，腹平软。实验室检查：未见异常。

诊断：中度失眠。

问题：1. 该患者最合适的药物治疗方案是什么？

　　　2. 药物治疗时生活中应注意什么？

一、失眠的用药

（一）疾病概述

失眠症是以入睡和（或）睡眠维持困难所致的睡眠质量或时间达不到正常生理需求而影响日间社会功能的一种主观体验，是最常见的睡眠障碍性疾患。长期失眠对于正常生活和工作会产生严重负面影响。

知识链接

目前我国睡眠障碍患者约有 3 亿人，睡眠不良者高达 5 亿人。失眠患者往往伴有焦虑抑郁情绪障碍。国外研究报道，原发性失眠患者中存在中重度焦虑和抑郁分别为 54% 和 31%。国内研究显示，失眠患者中伴有焦虑或抑郁情绪障碍达 2/3：焦虑情绪发生率 53.18%，抑郁情绪发生率达 58.96%，焦虑与抑郁共存占 47.90%。

（二）临床表现

女性、老年人患者较为多见。多数患者因过度关注自身睡眠问题产生焦虑，出现紧张、不安、情绪低落、自主神经紊乱。焦虑又可加重失眠，导致症状的恶性循环。

（三）常用药物治疗方案

1. 治疗目标　关注影响失眠可能的病因，改善睡眠质量。通过增加社会活动或体育锻炼，逐步改善患者的睡眠障碍。减少或消除与失眠相关的疾病因素、与躯体疾病共病的风险因素，防控药物干预带来的负面效应。

2. 常用药物

（1）苯二氮䓬类受体激动药（BZRAs）

1）苯二氮䓬类药物（BZDs）：包括地西泮（安定）、氯氮䓬（利眠宁）、硝西泮（硝基安定）、艾司唑仑（舒乐安定）等。持续使用 BZDs 后，在停药时可能会出现戒断症状，长期大量使用会产生耐受性和依赖性。

ER6-56 扫一扫测一测

2）新型非苯二氮䓬类药物（non-BZDs）：包括唑吡坦、唑吡坦控释剂、右佐匹克隆和扎来普隆等。新型非苯二氮䓬类药物仅有单一的催眠作用，无肌松弛和抗惊厥作用，是治疗失眠的一线药物。

（2）褪黑素受体激动药：褪黑素参与调节睡眠 - 觉醒周期，可以改善入眠困难及昼夜节律失调性睡眠障碍，需按规律服用。不良反应很小，可在老年人群中使用，也可用于倒时差。褪黑素受体激动药包括雷美尔通、阿戈美拉汀等，阿戈美拉汀还能用于因抑郁症引起的相关性失眠。

ER6-57 扫一扫测一测

（3）抗抑郁药物

1）低剂量的多塞平具有专一性抗组胺机制可以改善成年和老年慢性失眠患者的睡眠状况，具有良好临床耐受性、无戒断效应的特点，通常用量是 3~6mg/d。

2）选择性 5- 羟色胺再摄取抑制药并没有特意的催眠作用，可以通过治疗抑郁和焦虑来改善失眠症状。

3）小剂量米氮平（15~30mg/d）可以缓解失眠症状。

（四）用药安全与用药咨询

1. 失眠继发或伴发于其他疾病时，应同时治疗原发或伴发疾病；对于长期应用镇静催眠药物的慢性失眠患者，建议采用间歇治疗或按需治疗的服药方式。

ER6-58 扫一扫测一测

2. 由于长期服用苯二氮䓬类药物会有药物依赖及停药反弹，原则上使用最低有效剂量、间断给药（每周 2~4 次）、短期给药（常规用药不超过 3~4 周）、减药缓慢和逐渐停药（每天减掉原药的 25%）。

3. 老年失眠患者采用非药物治疗与药物治疗手段相结合；妊娠期妇女通常采用非药物干预手段缓解失眠。BZDs 由于有呼吸抑制等不良反应，在慢性阻塞性肺疾病、睡眠呼吸暂停低通气综合征患者中要加强用药监护。

4. 治疗前向患者及其家属告知药物性质、作用、可能发生的不良反应及对策，加强规范的用药咨询，尽可能防控用药的心理依赖性。

5. 失眠治疗药物能引起嗜睡，在从事驾驶、安全要求要集中精神才能完成的工作时应谨慎使用，尤其是后遗反应，以免发生事故。应避免与乙醇或其他能引起嗜睡作用的药物合用。

6. 患者及其家属要警惕患者出现行为异常，防治药物滥用或伴随疾病引发的自杀行为。

案例分析 患者，男，39 岁，汉族，公司高管。自尊心较强，对事物敏感。因半个月来经常觉得头晕、乏力、失眠、精力不能集中、心情不好，时常对妻子发脾气，到医院就诊。

既往史：健康，无心、肺、肝疾病史，家族及个人无精神疾病史，无药物过敏史。检查：体温 36.9℃，脉搏 68 次 / 分，呼吸 21 次 / 分，血压 115/81mmHg。心肺听诊无异常，无皮疹，巩膜不黄，颈软，腹平软。实验室检查：未见异常。

诊断：精神衰弱，焦虑症。

问题：1. 该患者最合适的药物治疗方案是什么？

2. 药物治疗时生活中应注意什么？

二、焦虑的用药

（一）疾病概述

焦虑症是一组以精神症状伴自主神经功能亢进症状为主要临床表现的精神障碍。

（二）临床表现

主要表现为焦虑的情绪体验、自主神经功能失调及运动性不安。临床上常见有惊恐发作引起的急性焦虑、泛化或持续存在的慢性焦虑与社交焦虑等。

（三）常用药物治疗方案

1. 治疗目标 在于消除焦虑，促进躯体症状消失，提高生活质量。

2. 常用药物

（1）苯二氮䓬类药物：起效快，是目前临床应用最广泛的抗焦虑药。抗焦虑作用强，对急性期焦虑患者可考虑短期使用，一般治疗时间不超过 2～3 周，否则易出现停药综合征。

（2）5- 羟色胺（5-HT）1A 受体部分激动药：目前临床常用丁螺环酮和坦度螺酮。优点是镇静作用轻，较少引起运动障碍，无呼吸抑制，对认知功能影响小；但起效相对较慢，2～4 周。

（3）三环类药物（TCAs）：TCAs 为典型的抗抑郁药，包括丙咪嗪、阿米替林、氯米帕明、多塞平及四环类马普替林。

（4）选择性 5- 羟色胺再摄取抑制药（SSRIs）：SSRIs 主要包括氟西汀、帕罗西汀、舍曲林、氟伏沙明、西酞普兰、艾斯西酞普兰。SSRIs 具有广谱性、高效性、起效缓、依从性好、安全性的特点，对精神性焦虑和躯体性焦虑均有较好的疗效，无依赖性。

（5）5- 羟色胺和去甲肾上腺素再摄取抑制药（SNRI）：代表药物为文拉法辛和帕罗西汀，是广泛性焦虑的一线治疗药物。

（6）其他药物

1）去甲肾上腺素（NE）和特异性 5-HT 能抗抑郁药（NaSSAs）：代表药物是米氮平。适用于各种抑郁发作。

2）5-羟色胺受体拮抗药和再摄取抑制药（SARI）：代表药物曲唑酮。可治疗各种焦虑症。

（7）圣约翰草：是一种天然药物，但易与多种药物发生相互作用，故该药作为患者无可用的处方药物时的备用药物。

（8）其他药物

1）β受体阻滞药：代表药物为普萘洛尔。主要用于解除焦虑症所产生的心悸、心动过速等，单独用于治疗广泛性焦虑症的作用有限。

2）抗精神病药：一般与一线抗抑郁药合并使用。

（四）用药安全与用药咨询

1．注意苯二氮䓬类药物的依赖（如反跳性失眠、记忆受损和戒断综合征），尤其老年人由于产生中枢性肌松作用明显，容易跌倒，应避免长期使用。

2．应尽可能单一用药，用小剂量、足疗程治疗；一般不主张联用超过两种抗焦虑药；如果需要，可联用两种作用机制不同的抗焦虑药物。

3．非典型抗精神病药被推荐用于焦虑障碍的二线或三线治疗，最好和一线抗抑郁药联用，同时权衡疗效与不良反应的利弊。需要在医师的指导下调整药物剂量，由于存在症状反弹和戒断综合征的风险，这类药物不能突然停止使用。

知识链接

　　理想的抗焦虑药物应符合以下标准：能消除焦虑，但无过度的镇静作用；能产生松弛作用，不引起锥体外系症状或共济失调；不抑制呼吸；安全系数好，治疗指数高，无成瘾危险，耐受性好，应用范围广泛，对老年人也适用，使用方便。

三、抑郁症的用药

（一）疾病概述

抑郁障碍是一种常见心境障碍，可由各种原因引起，以显著而持久的心境低落为主要临床特征，且心境低落与其处境不相称。该病具有高发病、高复发、高致残的特点。

（二）临床表现

抑郁发作临床以心境低落、思维迟缓、认知功能损害、意志活动减退和躯体症状为主。

（三）常用药物治疗方案

1．治疗目标　提高抑郁症患者的治疗依从性，最大限度地减少病残率和自杀率，提高生存质量，恢复社会功能，预防复发。

2．常用药物

（1）三环类抗抑郁药（TCAS）：包括丙咪嗪、阿米替林、多塞平等，为第一代非选择性单胺氧化酶摄取抑制药，不良反应较多，可诱发躁狂发作。

（2）单胺氧化酶抑制药（MAOIS）：氯贝胺是一种可逆性、选择性单胺氧化酶A抑制药，适用于各类抑郁发作，包括非典型抑郁、恶劣心境、老年抑郁。

（3）选择性5-羟色胺再摄取抑制药：氟西汀、帕罗西汀、舍曲林、氟伏沙明、西酞普兰及艾司西酞普兰等为临床一线抗抑郁药。可用于各种抑郁症，包括轻至重度抑郁症、双向情感性精神障碍抑郁相等。

（4）5- 羟色胺（5-HT）与去甲肾上腺素（NE）再摄取抑制药：代表药物为文拉法辛和度洛西汀。此类药物安全性和耐受性较好，疗效与剂量有关。主要适用于抑郁症和广泛性焦虑症，对选择性 5- 羟色胺再摄取抑制药（SSRIs）无效的严重抑郁症患者也有效。

（5）去甲肾上腺素和特异性 5- 羟色胺能抗抑郁药：代表药物米氮平，适用于各种抑郁症的急性期及维持期治疗，特别是治疗伴有睡眠障碍或焦虑障碍的抑郁症、伴有焦虑激越或焦虑躯体化的抑郁症患者。

（6）其他药物

1）贯叶金丝桃提取物：适用于轻度、中度的抑郁症，同时能改善失眠及焦虑。

2）曲唑酮：作用机制是抑制 5-HT 和 NE 的再摄取。适用于各种轻、中度抑郁发作，重度抑郁效果稍逊。

（四）用药安全与用药咨询

1. 抑郁症实施全程治疗，急性期治疗至少 3 个月；其中症状完全消失者进入巩固期治疗 4～9 个月，复发病例在巩固期后视复发次数和频度还应进行 1～5 年的维持期治疗。应用抗抑郁药物多数需要至少 2 周才会有显著的情绪反应，12 周后才会有完整的治疗效果，TCAS 的主要不良反应是心血管系统反应，故禁用于严重心血管疾病患者。此类药物应致过度镇静，一般采用睡前服用。

ER6-59 扫一扫测一测

2. 各种抗抑郁药均不宜与 MAOIs 类药物联合使用，在单胺氧化酶使用的 14 天内不能使用抗抑郁药物，服用此类药物不宜进食大量富含酪胺的食品。

3. 大多数抗抑郁药通过个体差异较大的肝脏细胞色素 P450 酶降解代谢。SSRIs 对妊娠或准备妊娠的妇女及哺乳期妇女慎用，对重度肾功能不全患者慎用，肝病患者宜减少 SSRIs 剂量与使用频率，避免血液浓度过高致药物中毒反应。

4. 长期阻断某些神经递质再摄取，会出现戒断症状。戒断反应常被误判为症状复发，适当放慢减药速度可以减少戒断反应。

5. 抗抑郁药物能引起嗜睡、体重增加等，患者在家属的鼓励与陪伴下，足量、足疗程用药物是提高疗效的关键。

6. 剂量逐步递增，尽可能采用最小有效剂量，将不良反应减至最小，以提高服药依从性。

7. 抑郁症患者常有消极悲观厌世情绪，有意或误服过量的抗抑郁药中毒自杀事件时有发生，治疗中应提高警惕，及早发现和积极治疗。

四、癫痫的用药

（一）疾病概述

癫痫指以反复发作为特征的一组中枢神经系统功能失常的慢性脑部疾病。癫痫发作指脑神经元反复、自限性、过度的和（或）超同步化电发放，导致一过性神经功能障碍表现，由多种病因引起，原因有多种。

（二）临床表现

癫痫发作大多具有短时、刻板和反复发作的特点，分为全面性发作、部分性发作、癫痫持续状态及并发症。

（三）常用药物治疗方案

1. 治疗目标　早期控制发作的症状，保证患者身体安全，避免长期用药效果不佳的病态心理。

2. 常用药物

（1）局灶性发作：卡马西平（或奥卡西平）、丙戊酸钠、托吡酯、拉莫三嗪、左乙拉西坦等。

（2）全面性发作：丙戊酸钠、卡马西平、苯妥英钠、苯巴比妥、托吡酯、拉莫三嗪、左乙拉西坦等。

（3）癫痫持续状态：应尽快送医院抢救。用地西泮 10~20mg 静脉注射（每分钟不超过 5mg）可使 85% 的患者在 5 分钟内控制发作，应注意静脉注射速度过快可抑制呼吸。

ER6-60 扫一扫测一测

（四）用药安全与用药咨询

1. 在专科医师指导下进行药疗和个体化给药。当药物控制不佳或其他特殊癫痫综合征可请神经外科会诊。

2. 应遵循单药治疗原则。小剂量起始，滴定增量，长期规律用药。定期随诊患者对药物的耐受性和不良反应。

3. 开始用药前应做脑电图、血常规，及肝、肾功能检查，作为基础记录。治疗过程中应定期随访。定期做肝功能、血常规、脑电图检查和药物血浓度监测。

4. 肝功能损害慎用丙戊酸钠。过敏体质患者慎用卡马西平、奥卡西平、拉莫三嗪等。

5. 特殊人群用药安全，育龄期妇女根据病情需要选用卡马西平（或奥卡西平）、拉莫三嗪；孕前 3 个月和孕早期每日加用叶酸 5mg。老年患者减少药物用量。儿童按千克体重计算药物用量。

6. 是否终止用药应视患者的具体病情决定。应逐渐停药，停药的过程为 6 个月至 1 年。停药后复发率为 20%~40%。

第 9 节　妇科疾病与计划生育用药指导

📖 学习目标

1. 掌握痛经、阴道炎、避孕的常见药物治疗方案。

2. 熟悉阴道炎的类型、用药安全与用药咨询。

3. 了解痛经的临床表现。

4. 学会对痛经、阴道炎患者进行用药咨询。

案例导入　　　刘女士欲为 18 岁的女儿小芳买止痛药，小芳目前正是月经期第 1 天，小腹坠痛，下腰部酸痛，中午吃完饭还出现了呕吐症状，目前正卧床休息。据刘女士描述，说这种疼痛自女儿 13 岁月经初潮至今每次月经第 1 天均会出现，平时都不太严重。而这次比较严重的原因，可能是前段时间天气炎热，小芳每天都会吃几支雪糕。

问题：1. 小芳是什么疾病？如何制订用药方案？

　　　2. 在用药基础上，你可以为小芳提供怎样的健康教育？

一、痛经的用药

（一）疾病概述

痛经系指经期前后或行经期间，出现的下腹部痉挛性或坠性疼痛，并伴有全身不适，严重影响正常生活者。痛经有原发性和继发性两种。原发性痛经是经过妇科临床检查未能发现盆腔器官有明显异常者，也称功能性痛经。继发性痛经则指生殖器官有明显病变者，如子宫内膜异位症、盆腔炎、子宫肌瘤等引起的痛经。

ER6-61 扫一扫　关于痛经。

痛经是妇科的常见病和多发病，病因多，病机复杂，具有反复性，治疗棘手，尤其是未婚女青年及少女月经初潮后较普遍。痛经多表现为下腹部阵发性绞痛或坠痛感，重者可放射至腰骶部或股内前侧区，甚至涉及大腿及足部。疼痛多在经前 1～2 天或行经后第 1 天开始，经期中逐渐减轻或消失。腹痛一般在 12～24 小时后消失，也有持续 2～3 天者。

（二）临床表现

50% 以上患者伴有全身症状：如腰酸、偏头痛、胃痛、头晕、乳胀、尿频、稀便、便秘、腹泻、失眠、易激动等症状，严重者可出现面色苍白、出冷汗、四肢冰冷、恶心、呕吐等症状。剧烈腹痛发作后，转为中等程度阵发性疼痛，持续 12～24 小时，经血外流畅通后逐渐消失，期间也有出现精神症状，如紧张或忧郁、恐惧感。

（三）常用药物治疗方案

1. 治疗目标　解除机体疼痛，缓解精神紧张。

2. 常用药物

（1）非处方药

1）常用的药物有解热镇痛药阿司匹林、对乙酰氨基酚和布洛芬等。药物主要通过对环氧酶的抑制而减少前列腺素的合成，由此减轻组织充血、肿胀，降低神经痛觉的敏感性，具有中等程度的镇痛作用，对痛经等有较好的效果。

ER6-62 扫一扫测一测

2）对伴有精神紧张者可口服谷维素。

（2）处方药：可采用内分泌治疗法，于月经周期第 2 天开始，每日肌内注射黄体酮 20mg，连续 5 天。此外口服避孕药可抑制排卵，从而达到镇痛的目的。

（四）用药安全与用药咨询

1. 若患者痛经的同时伴有月经过多，或盆腔炎、子宫肌瘤所致的继发性痛经者，应在医师或药师指导下用药。

2. 若患者月经周期不规律或希望怀孕，此情况下不宜在月经来潮前口服中成药，月经期间不宜服用利尿药，利尿药可将重要的电解质和水分排出体外，对机体内环境平衡不利。应少饮酒和少摄食盐，促使水分不在体内滞留，以减轻肿胀感。

ER6-63 扫一扫测一测

3. 应教育患者缓解痛经药只能对疼痛症状有缓解作用，不宜长期服用，同时可增加对下腹部的保暖措施，促进血液循环，可缓解疼痛。

ER6-64 扫一扫测一测

4. 痛经患者若疼痛剧烈可卧床休息；经期忌食生冷瓜果及刺激性食品，注意饮食清淡，规律作息；保持外阴清洁，每日用温水清洗 1～2 次，勤换卫生巾；加强锻炼，注意保暖，忌涉冷水、游泳和剧烈运动；解除心理障碍，保持精神愉快。

二、阴道炎的用药

（一）疾病概述

由于女性的阴道腔较长，前壁为 7～9cm，后壁为 9～12cm，所以极易受病原微生物的侵袭，常见发生在阴道的炎症疾病有真菌性、滴虫性、细菌性和老年性阴道炎 4 种。

ER6-65 扫一扫　关于阴道炎

1. 真菌引起的阴道炎多为白色念珠菌感染，通常通过以下感染途径引发炎症。

（1）感染的途径

1）自身感染：由粪便污染，将肠道寄生的念珠菌经外阴传播到内阴，常见于婴儿及未婚少女。

2）使用被污染的卫生纸，以及公共浴盆、浴巾和内裤。

3）通过性接触或性交而直接感染。

（2）诱发因素：通常为阴道内酸碱平衡失调，菌群失调，免疫力下降，机体本身患糖尿病因素。

2. 滴虫病由阴道毛滴虫感染引起，发病率仅次于真菌性阴道炎。

（1）症状差异

1）男性滴虫病多数无症状，也可表现为非淋菌性尿道炎。

2）女性发病率为 10%～25%，多见于青年妇女，自青春期后发病率逐年增加，为高峰期，到更年期后逐渐下降。

（2）传播的途径主要是性传播，在性伴侣双方都有感染，常与淋病和淋菌性尿道炎同时存在。外出要注意防止通过公共浴池、浴巾等引起间接感染。

3. 细菌性阴道炎是由多种微生物引起的无阴道黏膜炎症表现的临床综合征。

（二）临床表现

1. 真菌性阴道炎　对有阴道炎症或体征的妇女，若在阴道分泌物中找到假丝酵母菌的芽生孢子或假菌丝即可确诊。主要症状如下。

（1）外阴瘙痒明显，呈湿疹化表现，阴唇肿胀而有刺痒感，有搔抓痕迹，或并存膀胱刺激征。

（2）白带量多并有臭味，黏稠呈奶酪样或豆渣样或白色片状，从阴道排出，阴道壁上有白色伪膜，不易脱落。

2. 滴虫阴道炎　泡沫状白带是阴道滴虫病的特征，25% 的患者无自觉症状，判断依据主要如下。

（1）外阴和阴道口瘙痒、灼痛和白带增多，为黏液或脓性，宫颈和阴道壁红肿，性交时有疼痛或尿道炎表现的膀胱刺激症状。性伴侣有尿道炎症状。

（2）阴道有腥臭味，阴道黏膜有出血点及触痛。

（3）阴道分泌物镜检时可发现毛滴虫。

3. 细菌性阴道炎　10%～50% 的患者无症状。有症状者自诉出现鱼腥臭味的灰白色白带，阴道灼热感、瘙痒。妇女在经期后，或性交后臭味加重，性伴侣生殖器也可发出同样的臭味。

（三）常用药物治疗方案

1. 治疗目标　能抑制或杀灭真菌或细菌，杀灭滴虫；缓解阴道炎症状。

2. 常用药物

（1）真菌性阴道炎

1）非处方药

A. 常选用制霉菌素、克霉唑、咪康唑、益康唑栓剂，任选其一。首选硝酸咪康唑栓，每次 0.1～0.2g，连续 7 天或每次 0.4g，连续 3 天。次选克霉唑栓（150mg）于阴道深处，每次 1 粒，连用 7 晚，或克霉唑阴道片（500mg）1 片睡前放入阴道，1 片即为 1 个疗程，必要时可在 4 天后进行第 2 次治疗，或制霉菌素栓，每次 10 万 U，每晚睡前放入阴道 1 枚，连续 10～15 天。黄藤素栓（含克霉唑、甲硝唑、醋酸氯己定），每次 1 枚，塞入阴道，连用 10 天，用前以 4% 碳酸氢钠溶液洗净阴部。

ER6-66 扫一扫测一测

B. 对伴老年糖尿病患者的外阴可采用 3% 克霉唑乳膏、1% 联苯苄唑乳膏或咪康唑乳膏涂敷，每日 2～3 次，症状消除后再用 3～5 天，可达治愈效果。

2）处方药

A. 伊曲康唑对念珠菌等真菌杀灭作用强，餐后即服可明显提高吸收率，推荐采用 1 日服用法，剂量每次 200mg，于早餐后和晚餐后各服 1 次，总量为 400mg。

B. 氟康唑对念珠菌等真菌的杀灭作用比酮康唑强 10～20 倍，推荐单剂量 150mg 顿服。

（2）滴虫阴道炎

1）非处方药

A. 甲硝唑有强大的杀灭滴虫作用。局部用药适于不能耐受口服药或不适宜全身用药者，可应用栓剂或泡腾片每晚放入阴道内 200mg，连续 7～10 天。复方甲硝唑栓每枚含有甲硝唑 500mg、人参茎叶皂苷 25mg、维生素 E 40mg，每晚 1 枚，连续 7 天。

B. 替硝唑对滴虫有治疗活性，作用相当于甲硝唑的 2～8 倍。栓剂或泡腾片每次 200mg，放入阴道，隔日 1 次，分别连续 2 次或 7 次。

C. 制霉菌素对混合感染者最为适宜，因对毛滴虫及真菌均有抑制作用。常用栓剂和泡腾片，每次 10 万 U，每晚睡前放入阴道 1 枚，连续 10～15 天。

2）处方药

A. 初次治疗，首选甲硝唑，口服，每次 0.2g，每日 3 次，连续 7 天，或单剂量 2g 顿服，共 1 次。次选替硝唑，每次 0.5g，每日 2 次，连续 7 天或单剂量 2g 顿服，共 1 次。

B. 曲古霉素对滴虫、阿米巴原虫、念珠菌均有抑制作用，同时患有滴虫及念珠菌感染者应首选本药口服。每次 5 万～15 万 U，每日 3 次，连续 7～10 天。

C. 聚甲酚磺醛用于滴虫、细菌、真菌引起的阴道感染，栓剂每次 90mg，隔日 1 次。

D. 硝呋太尔治疗滴虫、细菌、真菌所引起的外阴感染和白带增多，阴道片，每日 250mg，连续 10 天，每晚睡前用药。

（3）细菌性阴道炎：处方药甲硝唑口服，每次 0.2g，每日 3 次，连续 7 天或 0.75% 甲硝唑膏（5g），阴道上药，每日 1 次，共 5 天；替硝唑作为替代方案，2g，口服，每日 1 次，共 2 天或替硝唑 1g，口服，每日 1 次，共 5 天；不耐受者可选克林霉素 300mg，口服，每日 2 次，共 7 天，或选用克林霉素栓。

（四）用药安全与用药咨询

1. 用药安全

（1）使用制霉菌素或咪康唑的乳膏或栓剂，一般应在月经后开始，月经期间宜停用。

（2）硝酸咪康唑乳膏可能对阴茎头黏膜或阴茎产生刺激感，或引起过敏，若出现阴茎红肿，则需立即停药，并用冷水冲洗。

（3）伊曲康唑禁用于孕妇。

（4）对硝基咪唑类药过敏者，或有活动性中枢神经系统疾病和血液病者禁用甲硝唑与替硝唑。在使用甲硝唑后 24 小时内和替硝唑后 72 小时内应避免饮酒，因这两种药可干扰酒精的氧化过程，引起体内乙醛蓄积，导致"双硫仑样反应"，出现腹部痉挛、恶心、呕吐、头痛、颜面潮红等症状。此外，妊娠期初始 3 个月或哺乳期妇女慎用甲硝唑与替硝唑。

（5）妊娠期和哺乳期妇女禁用聚甲酚磺醛栓。

2. 用药咨询

（1）阴道连续用药不宜超过 10 天，常同服复方维生素 B。真菌性阴道炎易反复，应在每个疗程后去医院检查白带常规，当确诊痊愈后才可停药。滴虫阴道炎治疗期于每次月经后去医院检查白带常规，如连续 3 次检查滴虫为阴性，才为治愈。

ER6-67 扫一扫测一测

（2）如为已婚妇女的真菌性阴道炎必须夫妻双方同时治疗。要注意外阴的清洗，保持干燥。男性包皮过长者易发生真菌寄生，应常用清水冲洗阴茎头，保持干燥。

（3）滴虫阴道炎需夫妻双方同治。已婚女性单独感染阴道毛滴虫的比例仅为 8% 左右，大部分是夫妻双方共患。

（4）细菌性阴道炎原因多种，易复发，应及时实施局部治疗。

（5）阴部瘙痒时切勿用力搔抓，禁用过热水洗烫，真菌性阴道炎者可应用苯扎溴铵或 4% 碳酸氢钠溶液清洗或坐浴；滴虫阴道炎者可应用 0.02% 高锰酸钾溶液每晚清洗 1 次或熏蒸。

（6）如伴有糖尿病应积极控制。如为育龄妇女需长期服避孕药，在服药前应到医院检查阴道内是否带菌。另在阴部和肛门周围不宜涂抹肾上腺皮质激素类软膏剂或乳膏剂。

（7）用药期间应注意个人卫生，防止重复感染，避免房事。

三、计划生育与避孕的用药

（一）概述

计划生育是妇女生理健康的重要内容。避孕的关键要点是控制生殖过程中的三个关键环节：①抑制精子与卵子产生；②阻止精子与卵子结合；③使子宫不适宜受精卵着床和发育。通常可使用工具避孕、药物避孕、宫内节育器避孕等方法。意外妊娠、疾病等原因采用人工方法终止妊娠，是避孕失败的补救方法。其中使用药物终止妊娠的方法称为药物流产。

（二）常用药物治疗方案

1. 治疗目标 采用药物科学避孕，终止意外妊娠。

2. 常用药物

（1）口服避孕药

1）复方短效口服避孕药：是由雌激素和孕激素组成的复合制剂。雌激素成分为炔雌醇，根据孕激素成分不同，构成不同的配方及制剂。主要作用机制为抑制排卵，正确使用避孕药的有效率接近 100%。使用方法如下。

ER6-68 扫一扫测一测

① 复方炔诺酮片、复方甲地孕酮片，为短效避孕药，于月经第 5 天开始服用第 1 片，连服 22 天，停药 7 天后服第 2 周期，服用简便，避孕效果可靠。

② 复方去氧孕烯片、复方孕二烯酮片、屈螺酮炔雌醇片和炔雌醇环丙孕酮片，于月经第 1 天服药，连服 21 天，停药 7 天后服用第 2 周期的药物。若有漏服应及早补服，且警惕有妊娠可能。

③ 三相片中每一相雌激素、孕激素含量，是根据女性生理周期而制订不同剂量药盒中的每一相颜色不用，每片药旁标有星期几，提醒服药者按箭头所示顺序服药。服用方法是每日 1 片，连服 21 天。

2）复方长效口服避孕药：简称炔雌醇，储存在脂肪组织中，较慢释放出炔雌醇，抑制排卵，激素含量大，不良反应较多，市场上已经很少见。

（2）紧急避孕药：无保护性生活后或 72 小时内，妇女为防止非意愿性妊娠而采用的补救避孕法，称为紧急避孕。紧急避孕仅对一次无保护性生活有效，避孕有效率明显低于常规避孕方法，且紧急避孕药激素剂量大，不良反应亦大，不能替代常规避孕药。主要药物分为以下三大类。

ER6-69 扫一扫测一测

1）雌激素 - 孕激素复方制剂：代表药物是复方左炔诺孕酮片，含炔雌醇 30μg、左炔诺孕酮 150μg，在无保护性生活后 72 小时内服 4 片、12 小时再服 4 片。

2）单孕激素制剂：左炔诺孕酮片（含量为 0.75mg），在无保护性生活后 72 小时内服 1 片、12 小时再服 1 片。正确使用后妊娠率仅 4%。

3）抗孕激素制剂：米非司酮片（10mg 或 25mg），在无保护性生活 72 小时内服 1 片即可。

（3）长效避孕药：主要为含雌激素、孕激素的复方乙酸孕酮和复方甲地孕酮，有效率 98% 以上。适用于对口服避孕药有明显胃肠道反应者。长效避孕针有月经紊乱、点滴出血或闭经等不良反应。

1）雌激素 - 孕激素复合制剂：肌内注射 1 次，可避孕 1 个月。

2）单孕激素制剂：醋酸甲羟孕酮避孕针，每隔 3 个月注射 1 针。庚炔诺酮避孕针，每隔 2 个月肌内注射 1 次。因此类药对乳汁的影响小，较适用于哺乳期妇女。

（4）探亲避孕药现已经很少使用，基本被淘汰。

（5）缓释避孕药（缓释避孕系统）：以具备缓慢释放功能的高分子化合物为载体，一次给药能在体内通过持续、恒定、微量释放甾体激素，主要是孕激素，达到长效避孕目的。目前常用的有以下三类及含药的宫内节育器：皮下埋植剂、缓释阴道避孕环、避孕贴片。而微球和微囊则处于研究阶段。

（6）药物流产：是用药物终止早孕的一种避孕失败的补救措施，代表药物有米非司酮和米索前列醇。米非司酮是一种类固醇类的抗孕激素制剂，具有抗孕激素及抗糖皮质激素作用。米索前列醇是前列腺素类似物，具有子宫兴奋和宫颈软化作用。两者配伍应用终止早孕，完全流产率达90%以上。

1）具备药物流产的对象

ER6-70 扫一扫测一测

A．血或尿的人绒毛膜促性腺激素（hCG）阳性，B超确诊为宫内妊娠。

B．妊娠早期，孕期在49天之内，年龄在40岁之内的健康女性，对人工流产有顾虑者，或是处于哺乳期，宫颈发育不良等特殊情况者。

2）用药方法：米非司酮分顿服法和分服法：用药第1日顿服200mg；或150mg/d分次口服（第1天晨服50mg，8～12小时再服25mg；第2天每次25mg，服用2次；第3天早7时服用25mg），每次服药前后至少空腹1小时。顿服法于服药的第3天早晨口服米索前列醇0.6mg，前后空腹1小时；分服法于第3天服用米非司酮后1小时服米索前列醇，服药过程中可能出现胃肠道反应，最严重的是服药后会出现出血较多的情况。

（三）用药安全与用药咨询

1．用药安全

（1）哺乳期不宜使用复方口服避孕药，该类药会增加年龄在35岁以上的吸烟女性心血管疾病的发病率，不宜长期服用。

ER6-71 扫一扫测一测

（2）严重心血管疾病、血栓性疾病患者不宜应用避孕药。

（3）急慢性肝炎、肾炎、精神病、严重偏头痛、糖尿病、甲状腺功能亢进症患者禁用避孕药。

（4）恶性肿瘤，癌前病变禁用避孕药。

（5）少部分月经不规律者服用避孕药可能会出现闭经，此类人群慎用。

（6）药物流产必须在有正规抢救条件的医疗机构进行，服药后密切观察，以防止出现出血时间过长，出血过多甚至大出血而需急诊刮宫终止妊娠的情况。

2．用药咨询

（1）服用避孕药常会出现一些不良反应，如服药初期10%会出现类早孕反应，一般不需处理，特殊情况可更换制剂或改用其他措施。

ER6-72 扫一扫测一测

（2）服用避孕药可能会出现不规则的阴道出血。轻者不用处理，血量多者可在每晚服用避孕药同时加服雌激素直至停药。出血似月经量或出血时间已近月经期，则停止服药，作为一次月经来潮，于出血的第5日再开始服用下个周期的药物，或更换避孕药。

（3）国内目前的甾体避孕药中雌激素的含量较低，不增加血栓性疾病的发病率。

（4）避孕药可能会影响机体的糖类代谢和脂肪代谢，长期应用可增加卒中和心肌梗死的发病率。

（5）复方短效口服避孕药激素含量低，停药后即可妊娠；长效避孕药内含激素成分及剂量较短效有很大不同，需停药 6 个月后妊娠安全。

（6）避免或减少意外妊娠是维持女性健康的重要措施，人工流产仅是避孕失败的补救方法。

第 10 节　皮肤科疾病的用药指导

📖 **学习目标**

1. 掌握皮肤科疾病的常用药物治疗方案。
2. 熟悉皮肤科疾病的治疗原则、用药安全与用药咨询。
3. 了解皮肤科疾病的临床症状。

一、手足浅表性感染（手、足癣）的用药

（一）疾病概述

皮肤病常发生于躯体表面，可由细菌、真菌、病毒等感染而发病，其中真菌感染易引起头、手、足癣。足癣又称脚癣或香港脚，是发生于脚掌、跖与趾间皮肤的浅部真菌感染；手癣又称鹅掌风，为发生在手掌、手指等光滑皮肤的浅部真菌感染，多继发于足癣。

（二）临床表现与分型

足癣常分为 5 种类型。

1. 间擦型　常发生在第 3、4 趾间，可波及全趾，趾间皮肤浸软、脱皮，部分趾间皮肤皲裂，有时可出现红色的糜烂面，有臭味，夏重冬轻。

2. 水疱型　常发生在足跖、足缘部，常有水疱成群或散在分布，局部皮肤潮红，有时继发细菌感染，水疱变为脓疱，以夏季多见。

3. 鳞屑型　常发生在足跖部，损害以鳞屑为主，伴有稀疏而干燥的小水疱，局部有红斑、丘疹，四季皆可发生，以夏季多见或加重。

4. 角化型　常发生在足跟、足跖、足旁部，皮肤干燥粗厚、角化过度，皮肤纹理增宽，易发生皲裂，四季皆可发生，以冬季多见或加重。

5. 体癣型　常发生在足背部，损害为典型的弧状或环状的体癣改变，常并发体癣，以夏季多见或加重。手癣与足癣相同，也分为间擦型、水疱型、鳞屑型、角化型和体癣型 5 种类型。往往几种类型同时存在，或以某型较为显著。自觉瘙痒，抓破后常继发感染。

（三）常用药物治疗方案

1. 治疗目标　改善症状，防止复发。

2. 常用药物

（1）非处方药：主要为外用药，优点是局部浓度高，通过皮肤吸收，避免引起全身不良反应。可根据不同类型的足癣选择不同药物剂型。

1）水疱型足癣：外用复方苯甲酸酊、十一烯酸软膏，或用 10% 冰醋酸溶液浸泡或应用 1% 特比萘芬乳膏、咪康唑乳膏，外用涂擦，每日 1～2 次，连续 4～6 周治疗。

2）间擦型足癣：保持创面干燥，不能搔抓，易致感染，先用 0.1% 依沙吖啶（利凡诺）液

或 3% 硼酸液浸泡后涂敷含有 5% 水杨酸或 5%～10% 硫黄的粉剂，无明显糜烂时，可应用足癣粉、足光粉、枯矾粉，或局部涂敷复方水杨酸酊或复方土槿皮酊，每日 3～4 次，连续 15 天，在渗出不明显时，可用 10% 水杨酸软膏按常规包扎，每 2 日换药 1 次，连续 3～4 次。

3）鳞屑型和角化型足癣：可用复方苯甲酸软膏、3% 克霉唑软膏、2% 咪康唑乳膏、1% 特比萘芬乳膏，外用涂擦，每日 1～2 次，连续 2～4 周，或应用包扎治疗，每 2 日换药 1 次，连续 3～4 次。

4）手癣：选用复方苯甲酸酊剂、3% 克霉唑乳膏、2% 咪康唑乳膏、复方苯甲酸软膏、复方十一烯酸软膏涂敷，每日 1～2 次。或 1% 特比萘芬乳膏外用涂擦，每日 1～2 次，连续 2～4 周。治疗手癣的最佳方法是采用药物封包治疗，睡前选用 10% 水杨酸软膏、复方苯甲酸软膏、20% 尿素乳膏（可任选其一）涂敷于手上，按摩 5 分钟，用塑料薄膜和 3 层纱布包好，每隔 1～2 日换药 1 次连续 1～2 周。联苯苄唑乳膏用于治疗各种皮肤真菌病，如手、足癣，体、股癣，花斑癣等。外用，每日 1 次，2～4 周为 1 个疗程。涂布患处，并轻轻揉搓几分钟。

（2）处方药

1）手、足癣尤其是角化皲裂型推荐口服抗真菌药治疗。

2）有化脓性感染的足癣者，同时应用抗生素治疗。

3）伊曲康唑：临床上主要应用于深部真菌所引起的系统性感染，如真菌性角膜炎、口腔念珠菌病及皮肤真菌感染如体癣、股癣、手足癣、甲癣。一般每日 100～200mg，每日 2 次，连服 1 周，甲癣需每月服 1 周，连续 3 个月，个别情况下疗程延长到 6 个月。

4）特比萘芬：治疗严重的体癣、股癣、手足癣和甲癣，每日 250mg，每日 1 次。足、体、股癣每日 1 次，每次 125mg，连续 1 周，指甲癣 4～6 周，趾甲癣 12 周，同时伴外用涂抹，每日 1～2 次。

（四）用药安全和用药咨询

1. 用药安全

（1）克霉唑为广谱抗菌药，主要为外用，少数患者出现烧灼感、红斑、刺痛感、起疱、脱皮等，如果皮肤出现水痘可用具有收敛作用的炉甘石洗剂。

（2）少数患者应用联苯苄唑可出现局部过敏症状，如瘙痒、灼热感、红斑；极少数人出现灼痛、脱皮等。

（3）咪康唑局部外用可引起皮疹、发红、水疱、烧灼感和其他皮肤刺激反应，避免接触眼睛。摩擦部位宜用洗剂，若用乳膏应涂少量后擦匀，以免发生浸泡作用。一般治疗体、股癣需 2～4 周，足癣需 1 个月，甲癣需 6 个月。如皮肤有糜烂面，应首先应用洗剂（不用乳膏），每日 2 次，连续 2 周；或用碘伏消毒后使用外用药，不能用乳膏剂涂抹。酮康唑对多种深部真菌和浅部真菌均有强大的抗菌活性，不良反应较多，常见为胃肠道反应，偶见肝毒性，故禁用于急性、慢性肝病患者。环吡酮胺乳膏外用，偶见局部发红、刺痛或烧灼感等刺激症状，偶可发生接触性皮炎。避免接触眼睛和其他黏膜（如口腔等）。孕妇及哺乳期妇女慎用，儿童禁用。

（4）联苯苄唑乳膏每日使用一次，但最好在晚上休息前使用。应用后用药部位可能发生疼痛及外周水肿等。这些不良反应停药后即可消失。儿童必须在成人监护下使用。在哺乳期间，本药不得涂抹于胸部，在妊娠前 3 个月，未咨询医师，请勿使用本药。

（5）在体癣、股癣尚未根治前，禁止应用糖皮质激素制剂，如曲安奈德乳膏、氟西奈德

（肤轻松）乳膏，以免加重病变。

2. 用药咨询

（1）手、足癣的防治：①传染源的管控。保持个人卫生，鞋袜应常烫洗，皮肤尽可能保持干燥；②提高治疗效果。尽可能让抗真菌药停留在皮肤表面的时间越长，巩固和提高疗效；③减少真菌的传播。皮肤真菌主要通过接触传播，应减少对传染源患者或其物品的直接接触，对已患病患者所用物品可用短波紫外线等消毒；若患者同时患有手、足癣，必须同时治疗，以免由搔抓引发再次感染；体癣、股癣合并有糖尿病患者，在应用抗真菌药的同时，宜控制血糖。④避免直接接触病兽、病猫、病犬，预防真菌的传播。

（2）正确解读和教导患者：使用药物前要仔细阅读说明书，除用法、用量外，应注意可能出现的不良反应及禁忌证，注意该药品的储存条件及有效期限，必要时咨询医师或药师。

（3）预防要点：①真菌性皮肤病可治愈，但症状消失后，存活在皮肤鳞屑或贴身衣物上的真菌在潮湿环境中易复发或再感染，正确的预防措施可降低复发，在症状消失后仍坚持用药 1～2 周，可减少传播。如家庭成员或宠物有癣病者应积极治疗，对污染的衣物应采取晒、烫、煮、熏等措施，对带菌的毛发、鳞屑及痂皮等应采取焚毁措施，注意不与患者共用日常生活用品。②因皮肤含糖量增加，故患糖尿病者容易发生癣病。③长期使用激素或患有慢性病及长期照射 X 线者，由于机体抵抗力降低，免疫受到抑制，更容易受真菌感染，需加强防护。

二、荨麻疹的用药

（一）疾病概述

荨麻疹又称风疹块，是皮肤、黏膜小血管扩张及渗透性增加出现的局限性水肿、瘙痒等过敏性皮肤病。常表现皮肤或黏膜上出现"风团"、红斑或皮疹等，有接触过敏物质的历史，为一种以局限性、暂时性或瘙痒性潮红斑和风团为特征的皮肤病。依据荨麻疹发生的频率及时间，分为急性荨麻疹和慢性荨麻疹。

（二）临床表现

急性荨麻疹多突然发作，患者有接触过敏原史，如接触油漆、接触花粉、被昆虫叮咬等。患者先有皮肤瘙痒感或灼热感，迅速出现红斑，继而形成淡红色风团，略高于皮肤表面，大小和形态不一，有时可融合成大片状。严重时可致血管性水肿，可发生于舌头、喉头黏膜等组织疏松部位，有瘙痒及紧绷感，严重时可引起窒息。几乎每天发生风团伴瘙痒，病程超过 6 周者称为慢性荨麻疹，病情常反复，迁延不愈。

ER6-73 扫一扫测一测

（三）常用药物治疗方案

1. 治疗目标　改善症状，消除病因。

2. 常用药物

（1）非处方药

1）异丙嗪可对抗组胺所致的毛细血管扩张，降低血管的通透性，对治疗皮肤黏膜的变态反应效果良好，其中以治疗荨麻疹效果最佳，口服，每次 6.25～12.50mg，每日 1～3 次。氯苯那敏对抗组胺过敏作用超过异丙嗪和苯海拉明，且对中枢神经系统的抑制作用较弱，口服每次

4～8mg，每日 3 次；同时宜合并口服维生素 C 及乳酸钙、葡萄糖酸钙片等。

2）对伴随血管性水肿的荨麻疹，可选用赛庚啶。口服，成人每次 2～4mg；6 岁以下儿童每次 1mg，6 岁以上儿童每次 2mg，每日 2～3 次。

3）局部用药选择具有止痒和收敛作用的洗剂，如薄荷酚洗剂（含薄荷、酚、氧化锌乙醇）或炉甘石洗剂涂敷，每日 3 次。

（2）处方药：对病情严重者可在医师指导下使用处方药推荐口服第二代抗组胺药如西替利嗪、氯雷他定、依巴斯汀或地氯雷他定。对急性者或伴有胃肠道症状时，酌情口服泼尼松等糖皮质激素。

（四）用药安全和用药咨询

1. 鉴于抗过敏药可透过血 - 脑屏障，对中枢神经系统组胺受体产生抑制作用，引起镇静、困倦、嗜睡反应，多数人在数日内耐受。但驾车、高空作业、精密机械操作者，在工作前不得服用或在服用后间隔 6 小时以上才可从事上述活动。

2. 多数抗过敏药具有轻重不同的抗胆碱作用，表现为口干；对闭角型青光眼者可引起眼压增高；对患有良性前列腺增生症老年男性可能引起尿潴留。给药时应予注意。另外抗过敏药不良反应常见有食欲缺乏、恶心、呕吐、腹部不适、便秘、腹泻等，且上述不良反应随药物使用时间延长而逐渐减轻或消失，若进食时服药也可减轻不良反应。

3. 依巴斯汀可能抑制心脏钾离子慢通道，有引起尖端扭转型室性心动过速或 Q-T 间期延长的危险。故应严格掌握剂量，注意药物的相互作用，同时对血钾浓度过低者适当补充钾、镁。患先天性 Q-T 间期延长综合征者不宜应用。对肝脏功能缺陷者和心律失常者慎用；对 6 岁以下儿童慎用。

4. 妊娠期和哺乳期妇女应慎用抗过敏药。

5. 抗过敏药的应用必须及时，以尽快抑制组胺过敏反应。H_1 受体阻滞药可抑制皮肤对组胺的反应；对拟进行过敏原皮试者，应在停止使用 48～72 小时后进行。

6. 如感觉皮疹加剧，或出现胸闷、呼吸困难或窒息，或应用抗过敏药物 3 天后仍不见疗效时，须及时去医院诊治。

7. 用药期间宜清淡饮食，禁忌辛辣食物或腥膻食物，避免搔抓皮肤或用热水洗烫，并暂停使用肥皂。另外服用抗过敏药期间不宜饮酒或同时服用镇静催眠药及抗抑郁药。

三、痤疮的用药

（一）疾病概述

痤疮是一种发生在皮肤毛囊皮脂腺的自限性疾病，俗称"粉刺"或"壮疙瘩"，通常指的是寻常型痤疮，可发生在各个年龄段，多自青春期发病（因此常被称为"青春痘"），直到 20 多岁才缓慢停止，少数人可延迟至 30 多岁停止。

（二）临床表现

痤疮最早的损害通常表现在颜面部，但是胸部、背部、上臂也可受累。痤疮的损害既可以是非炎症性的，也可以是炎症性的，表现多样。非炎症性的损害称为闭合性粉刺（"白头"）或开放性粉刺（"黑头"）。开放性粉刺上的黑色素沉着是因为皮脂和黑色素被氧化的结果，而不是人们通常认为的污垢。炎症性的损害是红斑、脓疱（顶端带有脓液的损害）、丘疹（更为实质性和深部的损害）、结节（较大、较深的丘疹）和囊肿（脓肿）。

（三）常用药物治疗方案

1. 治疗目标　改善症状。

2. 常用药物　克林霉素磷酸酯凝胶、2.5% 或 5% 过氧化苯甲酰凝胶、5%～10% 过氧化苯甲酰乳膏、维 A 酸凝胶及乳膏剂。

有效药物的作用机制：①使毛囊的角化正常（如过氧化苯甲酰、维 A 酸）；②减少皮脂的产生（如异维 A 酸、雌激素）；③抑制细菌（痤疮丙酸杆菌）菌群（如抗生素过氧化苯甲酰、异维 A 酸）；④预防炎症反应（如抗生素、维 A 酸）。

ER6-74 扫一扫测一测

《国家非处方药目录》收载的抗寻常型痤疮药有：克林霉素磷酸酯凝胶、2.5% 或 5% 过氧化苯甲酰凝胶、5%～10% 过氧化苯甲酰乳膏、维 A 酸凝胶及乳膏剂。

（1）非处方药

1）对皮脂腺分泌过多所致的寻常型痤疮，首选 2.5%～10.0% 过氧化苯甲酰凝胶涂敷患部，每日 1～2 次。

2）对轻度、中度寻常型痤疮可选 0.025%～0.030% 维 A 酸乳膏剂或 0.05% 维 A 酸凝胶剂外搽，每日 1～2 次。于睡前洗净患部，连续 8～12 周为 1 个疗程，可显著减轻炎症对皮肤的损害。

3）对炎症突出的痤疮，轻度、中度者可选维 A 酸和克林霉素磷酸酯凝胶外用治疗。

4）对痤疮伴感染显著者，可应用红霉素 - 过氧化苯甲酰凝胶、克林霉素磷酸酯凝胶或溶液涂敷，每日 1～2 次。

（2）处方药

1）对中、重度痤疮伴感染显著者推荐涂敷 0.1% 阿达帕林凝胶，每日 1 次。口服米诺环素，每次 50mg，每日 2 次，连服 4 周。

2）对囊肿型痤疮推荐口服维胺酯胶囊，一次 50mg，每日 3 次，其可促进上皮细胞分化，有较好的疗效。或用异维 A 酸，推荐剂量为每日 0.5mg/kg，连续 4～6 个月后，改为外用涂敷维持，以避免复发。

3）锌在体内合成激素的过程中起一定作用，每日补充 30～40mg 有助于减轻炎症和促进痤疮愈合，可选葡萄糖酸锌 1 次 10～20mg，每日 2 次。

（四）用药安全和用药咨询

1. 过氧化苯甲酰、红霉素 - 过氧化苯甲酰凝胶对皮肤有急性炎症及破损者禁用；对妊娠期妇女、哺乳期妇女、儿童慎用；使用时注意避免接触眼、鼻、口腔黏膜；若与其他抗痤疮药（硫黄、间苯二酚、水杨酸、维 A 酸）合用可加重对皮肤的刺激性，也可引起皮肤干燥、瘙痒、红斑、接触性皮炎，若出现刺激性加重时应立即停药。

2. 过氧化苯甲酰能漂白毛发，不宜用在有毛发的部位。

3. 维 A 酸用于治疗痤疮，初始时可出现红斑、灼痛或脱屑等反应，继续治疗 2～3 周后见过效果，一般 6 周后达到最大疗效。但不宜涂敷于皮肤皱褶部位如腋窝、腹股沟处；不宜接触眼或黏膜部位；用药部位要避免强烈的日光照射，宜在晚间睡前应用，对有急性或亚急性皮炎者、湿疹者、妊娠 3 个月内妇女、哺乳期妇女禁用。育龄期妇女使用时须避孕。

4. 维 A 酸与过氧化苯甲酰联合应用时有物理性配伍禁忌，应早、晚交替使用。如单独应用维 A 酸，初始时宜采用低浓度 0.025%～0.030% 制剂，耐受后应用 0.05%～0.10% 制剂。

5. 异维 A 酸有致畸作用，应在皮肤科医师指导及监视下用药。治疗期间或治疗 1 个月内避免献血。治疗后 1 个月及此后每 3 个月检查肝功能和血脂水平，如血脂或转氨酶持续升高者应减量或停药；如果在治疗期间有精神紊乱等表现，应停药，并建议请精神科专家会诊。用药前应排除妊娠，在月经周期的第 2 天或第 3 天开始，女性必须在治疗期间、治疗后做好避孕措施，直至治疗结束后 3 个月。如果在治疗过程中妊娠，必须行人工流产结束妊娠。

6. 克林霉素磷酸酯凝胶对过敏者禁用，幼儿不宜应用。

7. 为减少痤疮丙酸杆菌的耐药性，应尽可能使用非抗生素类抗菌药物，如过氧化苯甲酰；如应用某种抗生素有效，可重复使用数个疗程，疗程的间歇期配合使用过氧化苯甲酰外用制剂；外用抗生素的疗程为 4～8 周，在此基础上一旦没有用药指征，即应停药。

8. 除用药外，痤疮患者宜注意皮肤卫生，每晚睡前宜用热水、肥皂洗除油腻，对油脂分泌过多者可选用硫黄皂，忌用碱性大的肥皂。另饮食宜清淡，多吃新鲜的水果、蔬菜、高纤维素食物，限制摄入高脂肪、糖类、酒精及辛辣食物。避免服用含有溴、碘的食品或药品，精神不宜紧张。对伴发炎症的痤疮，不要用手挤压粉刺和丘疹，对面部"危险三角区"尤应如此，以避免加重感染或遗留瘢痕。

四、脂溢性皮炎的用药

（一）疾病概述

脂溢性皮炎是指皮脂腺分泌功能亢进。本病多见于成人和新生儿，好发于头、面、躯干等皮脂腺丰富区。

（二）临床表现

表现为头皮多脂、油腻发亮、脱屑较多，在皮脂发达部位较易发生，是发生在皮脂溢出基础上的一种慢性炎症，损害为鲜红或黄红色斑片，表面附有油腻性鳞屑或痂皮，常伴有不同程度瘙痒。初期表现为毛囊周围炎症性丘疹，之后随病情发展可表现为界线比较清楚、略带黄色的暗红色斑片，其上覆盖油腻的鳞屑或痂皮。自觉轻度瘙痒。发生在躯干部的皮损常呈环状。皮损多从头皮开始，逐渐往下蔓延，严重者可泛发全身，发展为红皮病。

婴儿脂溢性皮炎常发生在出生后 2～10 周，头皮覆盖油腻的黄褐色鳞屑痂，基底潮红。眉弓、鼻唇沟和耳后等部位也可能受累，表现为油腻性细小的鳞屑性红色斑片。常在发病 3 周至 2 个月逐渐减轻、痊愈。对于持久不愈者，应考虑特应性皮炎的可能性。

（三）常用药物治疗方案

1. 治疗目标　改善症状。

2. 常用药物　糖皮质激素、抗菌药物、硫化硒洗剂、巯氧吡啶锌洗剂、抗真菌制剂、硫黄、水杨酸洗剂。

婴儿脂溢性皮炎通常有自愈倾向，成人脂溢性皮炎则常为慢性复发性过程，通常需要长期、反复医治。

（1）外用药

1）糖皮质激素：主要用于炎症较重的皮损，可外涂中效或强效糖皮质激素制剂，疗效好，但不宜久用，尤其是在面部。低效糖皮质激素（如氢化可的松）制剂作用较弱，适用于婴幼儿。

2）抗菌药物：外涂 2% 红霉素软膏或凝胶、5% 甲硝唑霜或含 1% 氯霉素和 0.1% 地塞米松的霜剂。

3）硫化硒洗剂：具有杀真菌和抑制细菌生长的作用，还可减少皮脂分泌及皮脂中脂肪酸的含量。

4）巯氧吡啶锌洗剂：巯氧吡啶锌洗剂的浓度为 1%～2%。除外用于头皮外，还可用于其他部位，如面部、眉弓部和躯干部；不用于睑缘，以免刺激眼睛。把该药涂于患处，停留 1～2 分钟后用清水洗去。每日外涂 1～2 次，当症状已获控制，改为每日 1 次即可，必须坚持下去，以免复发。该洗剂对表皮细胞的增殖有抑制作用。此外，还有广谱抗菌作用，并能抑制卵圆糠秕孢子菌生长。

5）抗真菌制剂：抗真菌制剂特别是咪唑类药物有较好的疗效。通常使用含酮康唑（2%）、伊曲康唑、益康唑、克霉唑、咪康唑、奥昔康唑、异康唑或环吡司胺的洗发剂或霜剂及特比萘芬（1%）制剂。抗真菌制剂除抗真菌外，还有抗炎、抗菌和抑制细胞壁脂质形成等多种作用。

6）硫黄和（或）水杨酸洗剂及其他：硫黄和（或）水杨酸具有抑菌、除屑作用，对本病有一定疗效，但比不上巯氧吡啶锌和硫化硒，且刺激性大。煤焦油制剂有抗炎、抗菌和抗核分裂作用，但有色、有臭味和有刺激性，故通常仅用于头皮。

（2）内用药

1）糖皮质激素：如泼尼松，治疗皮损面积大而炎症重的病例，疗程通常限于 7～10 天，不宜过长。

2）雷公藤多苷：适用于炎症明显、范围较大的患者。若联合小剂量糖皮质激素，则效果更佳。

3）抗生素：炎症较重的脂溢性皮炎病灶内往往合并有细菌感染（主要是金黄色葡萄球菌感染），有时甚至出现脓疱和颈淋巴结增大。适当应用抗生素，如四环素或红霉素。

4）B 族维生素：包括维生素 B_2、维生素 B_6 和复合维生素 B，长期内服。

（四）用药安全和用药咨询

生活规律，睡眠充足，调节饮食，多吃蔬菜，忌食辛辣油腻刺激性食物，忌饮酒，避免过度精神紧张。

五、冻伤（疮）的用药

（一）疾病概述

冻伤与冻疮是两个不同的概念：冻伤是在长时间处于零度以下低温而导致的血管剧烈收缩，从而引起局部或组织细胞缺水死亡，甚至引起严重的全身性症状；冻疮是低温与高湿联合引起的末梢部位皮肤炎症，主要在脚趾或手关节，春季气候转暖后自愈，发病常与患者的个体素质、皮肤微循环障碍有关。即使在 0℃以上，皮肤下的血管很容易因寒冷持续收缩导致血液循环而使局部皮肤溃疡形成冻疮。

（二）临床表现

1. 冻伤

（1）损害多发生在肢端和暴露部位，如手、足、耳郭、鼻、两颊。

（2）受冷后损害处出现疼痛，然后温觉、痛觉丧失，皮肤发白呈蜡样。复温后出现临床症状，局部发痒、灼痛或感觉异常，表现为红斑、水肿、水疱、溃疡、流脓，皮下组织、肌肉、血管、神经甚至骨骼都可能受累，严重者组织坏疽，可致残。

2. 冻疮

（1）常发生于肢端或暴露部位，如手背手指、足背、足趾、耳郭、鼻尖、两颊等处。

（2）易发生于湿度高冬季，各年龄组都可发生，以儿童多见。

（3）损害为局限性水肿性紫红斑，按之退色，解除压力后红色逐渐恢复。严重时可有水疱，破溃后形成溃疡，局部有肿胀感，暖热后瘙痒，溃烂后疼痛，每年冬天可反复发作。

（三）常用药物治疗方案

1. 治疗目标　改善症状。

2. 常用药物　水杨酸洗剂、樟脑、肝素、抗生素、冻疮膏。

（1）非处方药

1）轻度冻伤的治疗：轻轻按摩或温水湿敷，以促进血液循环，切忌不宜以热水或热火烘烤。选用 10% 樟脑软膏（5% 樟脑醑）涂敷患部，每日 2 次。或以 1% 肌醇烟酸酯软膏涂敷患部，每日 1～2 次。肌醇烟酸酯为温和的血管扩张药，直接作用于血管壁，可使病变部位和受寒冷刺激敏感部位的血管扩张，促进局部皮肤、肌肉的血液循环，增加血流和末梢血管的血流量。作用缓和而持久。也可局部涂敷 10% 辣椒软膏、10% 氧化锌软膏或冻疮膏等。

2）局部出现水疱和糜烂者：涂敷 10% 氧化锌软膏或依沙吖啶氧化锌糊剂。对发生溃烂而感染者，局部以 0.02% 高锰酸钾溶液浸泡后，清除溢出的黏液后涂敷 0.5%～1% 红霉素或 0.5% 林可霉素乳膏防止细菌通过创面发生感染。

3）烟酸可扩张血管，促进血液循环，用药后可出现局部和面部的温热感，口服，每次 50～100mg，每日 1～3 次，为减少不良反应，可酌选其缓释制剂；维生素 E 可促进肌肉生长，每次 50～100mg，每日 1～3 次，连续用 3 个月。对瘙痒严重者可加服抗过敏药氯苯那敏或赛庚啶，每次 2～4mg，每日 2 次。

（2）处方药：严重冻疮早期可考虑应用肝素。对合并严重感染者可给予抗生素，如红霉素、克林霉素。

（四）用药安全和用药咨询

1. 樟脑有刺激性，外用时偶可引起接触性皮炎。有破损、溃疡、渗出的皮肤部位不宜涂敷；对已破溃的冻疮不宜使用，并避免接触眼睛和其他黏膜部位。如发生过敏反应，应立即停药。另樟脑有挥发性，可透过胎盘屏障，对妊娠期妇女慎用。

2. 局部应用樟脑、辣椒、肌醇烟酸酯软膏后可稍加用力搓搓以帮助渗透，但搓搓强度仅达到皮肤发红即可，用药持续时间也不宜太长。

3. 除药物治疗外，严寒冬季须注意保暖，不宜在室外久留。对足部易出汗者，每晚宜用热水清洗，每天更换袜子，并且给鞋及时除湿。天气干冷时多吃御寒的食品，如肉桂、老姜、辣椒或羊肉等。冻疮极易复发，如在儿童时期患病，每年到季节后就会出现，对每年复发者可在夏季开始逐渐养成使用冷水洗脸、洗足、擦身的习惯，提高耐寒能力。

第 11 节　骨关节疾病的用药指导

📖 **学习目标**

1. 掌握类风湿关节炎、骨性关节炎的常用药物治疗方案。

2. 熟悉类风湿关节炎、骨性关节炎的用药安全与用药咨询。

3. 了解类风湿关节炎、骨性关节炎的临床表现。

4. 学会对类风湿关节炎、骨性关节炎患者开展治疗性、预防性、保健性用药指导与咨询。

案例导入 患者，女，32岁。对称性全身小关节肿痛反复发作5年，有晨僵，热水浸泡后减轻。本次因腕关节及掌指关节肿痛，伴双膝关节疼痛、行走困难而入院。入院血液检查：红细胞沉降率70mm/h，白细胞计数$4.1×10^9$/L，红细胞计数$3.7×10^{12}$/L，血红蛋白110g/L，免疫学检查C反应蛋白增高，RF（＋），尿蛋白（－）。

请思考：1. 该患者最可能的疾病诊断是什么？
　　　　2. 如何制订用药方案？

一、类风湿关节炎的用药

（一）疾病概述

类风湿关节炎（rheumatoid arthritis, RA）是病因未明的一种慢性、以炎性滑膜炎为主的自身免疫性疾病。其特征是手、足小关节的多关节、对称性、侵袭性关节炎症，经常伴有关节外的器官受累及血清类风湿因子阳性，可以导致关节畸形及功能丧失，80%发病在35～50岁，女性居多，以缓慢隐匿的方式起病。

ER6-75 扫一扫　关于类风湿性关节炎

（二）临床表现

1. 晨僵现象。

2. 多发性关节炎，多发生在手部关节，出现对称性关节肿痛和关节畸形、关节功能障碍等，区别于风湿性关节炎游走性疼痛现象。

3. 关节外表现，如类风湿结节、肺结节性改变、类风湿血管炎等。

ER6-76 扫一扫测一测

4. 红细胞沉降率增高、类风湿因子阳性、抗环状瓜氨酸抗体阳性。

5. 手和腕关节X线片显示受累，关节骨质侵蚀或者骨质疏松。

6. 还可有多系统损害或改变，如间质性肺炎、肾损害、心包炎等，需同其他疾病相区别。

7. 关节畸形（图6-1）会影响躯体功能，疼痛还可引起情绪障碍，如导致焦虑甚至抑郁。

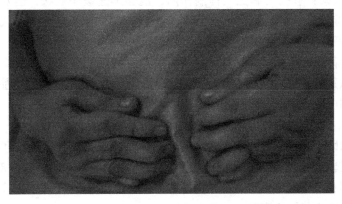

图6-1　关节畸形

（三）常用药物治疗方案

1. 治疗目标　减轻关节症状，防止或减轻关节被破坏，延缓病情发展，避免致残。

2. 常用药物　非甾体抗炎药（NSAIDs）、抗风湿药（DMARDs）、糖皮质激素、生物制剂、植物药制剂。

ER6-77 扫一扫测一测

（1）NSAIDs：具有解热、镇痛、抗炎消肿作用，能迅速减轻炎症症状，是治疗 RA 的首选药物。最常见的不良反应有胃肠道反应。因此，服药宜在饭后，遵医嘱服用胃黏膜保护剂，如硫糖铝或 H_2 受体拮抗药（雷尼替丁、法莫替丁）等，增强对胃黏膜的保护作用，减轻胃黏膜的损害，在使用此类药物时，避免两种或者两种以上药物同时使用，且一种药物需足量使用 1~2 周无效才可更换另一种药物，对老年及有溃疡病史者，宜选用选择性 COX-2 抑制剂，如美洛昔康。

ER6-78 扫一扫测一测

（2）DMARDs：主要是改善病情。RA 一经诊断即应开始使用 DMARDs 治疗。NSAIDs 虽能减轻 RA 的症状，却不能改变病程和预防关节被破坏，故必须与 DMARDs 联合应用。该类药物较 NSAIDs 发挥作用慢，明显改善症状需要 1~6 个月，故又称为慢作用药。虽然不具备即刻镇痛和抗炎作用，但是有改善和延缓病情进展的疗效。目前常用的 DMARDs 有甲氨蝶呤（MTX）、柳氮磺吡啶、来氟米特、抗疟药、青霉胺、金诺芬、环孢素、环磷酰胺等。从疗效和费用等考虑，通常首选甲氨蝶呤，并将它作为联合治疗的基本药物，也可选用柳氮磺吡啶或羟氯喹。根据情况可单用也可采用 DMARDs 联合治疗。如单用一种 DMARDs 疗效不好，或进展性、预后不良和难治性类风湿关节炎患者可采用机制不同的 DMARDs 联合治疗。联合方案有：MTX＋柳氮磺吡啶、MTX＋羟氯喹、MTX＋青霉胺、MTX＋金诺芬、MTX＋硫唑嘌呤、柳氮磺吡啶＋羟氯喹。国内还可采用 MTX 和植物药制剂联合治疗。如果患者对 MTX 不能耐受，可改用柳氮磺吡啶、来氟米特或金诺芬，难治性类风湿关节炎可用 MTX＋氟米特或多种 DMARDs 联合治疗。联合用药时，可适当减少方案中每种药物的剂量。

ER6-79 扫一扫测一测

（3）糖皮质激素：有抗炎和免疫抑制作用，能够迅速缓解症状，但效果不持久，一旦停药会引起停药综合征，应根据病情进行剂量调整。在关节炎急性发作或伴有心、肺、眼和神经系统器官等受累的重症患者，可给予短效激素。小剂量糖皮质激素（每日泼尼松 5~10mg）具有改善病情的作用。NSAIDs 疗效不满意时的短期措施，必须纠正单用激素治疗 RA 的倾向，用激素时应同时服用 DMARDs。激素治疗 RA 的原则是尽可能小剂量、短期使用；在治疗过程中，注意补充钙剂和维生素 D 以防止骨质疏松。

（4）生物制剂：主要用来改善病情。当 DMARDs 无效时使用。

1）肿瘤坏死因子（TNF-α）拮抗剂：包括依那西普、英夫利西单抗和阿达木单抗。与DMARDs 相比，起效快、抑制骨破坏的作用明显、患者总体耐受性好。注射部位反应或输液反应，增加感染和肿瘤的风险，偶可致药物诱导的狼疮样综合征及脱髓鞘病变等。除活动性感染和肿瘤外，用药前应进行结核筛查。

2）白细胞介素 -6（IL-6）：用于中度、重度 RA，对 TNF-α 拮抗剂反应欠佳的患者可能有效。

3）白细胞介素 -1（IL-1）拮抗剂：阿那白滞素是目前唯一被批准用于治疗 RA 的 IL-1 拮抗剂。

4）抗 CD20 单抗：利妥昔单抗，主要用于 TNF-α 拮抗剂疗效欠佳的活动性 RA，常见的不良反应为输液反应。

5）细胞毒性 T 淋巴细胞相关抗原 4- 免疫球蛋白（CTLA4-Ig）：阿巴西普用于治疗病情较重的或者 TNF-α 拮抗剂反应欠佳的患者。

（5）植物药制剂

1）雷公藤：雷公藤多苷 30～60mg/d，分 3 次饭后口服。主要不良反应是性腺抑制，导致男性不育和女性闭经；还可引起食欲缺乏、恶心、呕吐、腹痛、腹泻等，可有骨髓抑制作用，并有可逆性肝酶升高和血肌酐清除率下降。

2）青藤碱，每日 3 次，饭前口服，20～80mg，常见不良反应有：皮肤瘙痒、皮疹等过敏反应，少数患者出现白细胞减少。

3）白芍总苷 600mg，每日 2 次或者 3 次。不良反应小，有便次增多、轻度腹痛、食欲缺乏。

（四）用药安全与用药咨询

1. 用药安全　RA 治疗药物有很多种，联合用药时应注意前述每类药物的作用机制及不良反应，详见前文各类药物使用注意事项及监测指标，尤其注意血常规、肝肾功能、粪便隐血情况，要在临床医师指导下规律使用，定期随诊。

2. 用药咨询

（1）RA 是一种慢性、以关节症状为主的全身性炎症性疾病，需要早期治疗、长期治疗，避免致残。

（2）需要定期监测血常规和肝肾功能。

3. 定期就诊，评估病情，适当调整治疗方案。

4. 需要预防骨质疏松。

二、骨性关节炎的用药

（一）疾病概述

骨性关节炎是以关节软骨退行性及继发性骨质增生为主要改变的慢性关节疾病，又称骨关节病，退行性关节炎、增生性骨关节炎等。好发于膝、髋、手，足、脊柱等负重或活动较多的关节。病理改变可见滑膜增生、关节积液、软骨性破坏，及软骨 - 骨交界面骨质增生影响日常活动功能，也影响多种慢性疾病的管控。

（二）临床表现

1. 反复发作的关节疼痛、肿大、僵硬和进行性的关节活动受限，伴韧带稳定性下降，及肌萎缩。

2. 负重关节的骨性关节炎会引起步态异常，主要症状是关节疼痛，多见于活动时发生，休息后消失，严重降低患者生活质量。

3. X 线表现早期检查正常，中晚期逐渐出现关节间隙狭窄、软骨下骨质硬化及囊性变、关节边缘骨赘形成、关节内游离骨片，严重者可以出现关节变形或半脱位（图 6-2）。

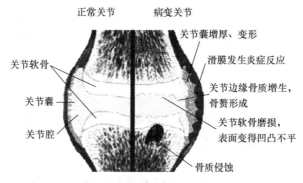

图 6-2   正常关节和病变关节的比较

（三）常用药物治疗方案

1. 治疗目标   缓解疼痛，防止关节炎的进一步恶化，改善生活质量。

2. 常用药物   NSAIDs、选择性 COX-2 抑制剂。

（1）局部药物治疗：对于手关节和膝关节骨性关节病，在采用口服药前，建议首先进行局部药物治疗，可选用 NSAIDs 的乳胶剂、膏剂、贴剂和辣椒碱，对轻度、中度疼痛效果佳。对于中重度疼痛可联合使用口服 NSAIDs。

（2）全身镇痛药物：分为口服药物、针剂及栓剂。

1）用药原则：①使用药物前进行风险评估，关注潜在的内科疾病风险；②根据患者个体情况，剂量个体化给药方案；③从最低有效剂量开始使用，避免过量用药及同类药物重复或叠加使用；④用药 3 个月，需要选择性检查血常规、便常规、粪便隐血及肝肾功能。

2）用药方法：①骨性关节炎伴轻度、中度疼痛者通常首选对乙酰氨基酚，每日最大剂量不超过 4g，若有肝肾疾病、摄入危险剂量酒精者，或老年人，用药剂量应减至半量。②对乙酰氨基酚治疗效果不佳的患者，可个体化使用其他种类 NSAIDs。如果患者胃肠道不良反应的危险性较高，可选用非选择性 NSAIDs 加用抑酸药物（H_2 受体拮抗药、质子泵抑制剂）、米索前列醇等胃黏膜保护剂，或选择性 COX-2 抑制药（表 6-16）。③其他镇痛药物：NSAIDs 治疗无效或不耐受的患者，可选用曲马多等阿片类镇痛药或对乙酸氨基酚与阿片类的复方制剂。

ER6-80 扫一扫测一测

表 6-16   非选择性 NSAIDs 与选择性 COX-2 抑制药

分类	半衰期 （h）	每日总剂量 （mg）	单次剂量（mg）	用法 （次/日）	备注
非选择性 NSAIDs					
布洛芬	2	1200～2400	400～600	3～4	消化道不良反应较少
萘普生	14	500～1000	250～500	2	
双氯芬酸	2	75～150	25～50	2～3	注意消化道损害、肾脏损害、高血压病。缓释片不可嚼碎
吲哚美辛	4.5	50～75	25	2～3	注意过敏反应、消化系统、血液系统、肾脏不良反应

分类	半衰期（h）	每日总剂量（mg）	单次剂量（mg）	用法（次/日）	备注
萘丁美酮	24	1000～2000	1000	1～2	消化道不良反应较少
选择性 COX-2 抑制药					
美洛昔康	20	7.5～15	7.5～15	1	有一定的 COX-2 选择性，消化道不良反应较少
塞来昔布	11	200	100～200	1～2	增加心肌梗死风险；消化性溃疡风险较低；不抑制血小板；如再服用华法林会增加 INR 值；中重度肝功能不全的患者避免使用；可引起肾损害；磺胺类药物过敏者禁用
尼美舒利	2～5	400	100～200	2	
洛索洛芬	1.2	180	60	3	
依托度酸	8.3	400～1000	400～1000	1	

（3）关节腔注射：如口服药物治疗效果不明显者，可联合关节腔内注射透明质酸钠。注射前需抽吸关节液。对不能耐受 NSAIDs 治疗或治疗 4～6 周无效的严重患者，仍持续疼痛、炎症明显，可行使关节腔内注射糖皮质激素。但若长期使用值得注意的是会加剧关节软骨的损害，故每年最多 3～4 次。

（4）改善病情类药物及软骨保护剂：包括双醋瑞因、氨基葡萄糖等。此类药物在一定程度上可延缓病程、改善症状。

（四）用药安全与用药咨询

1. 用药安全。

（1）由于 NSAIDs 减少前列腺素的合成，可出现以下不良反应：

1）胃肠道不良反应：恶心、呕吐、腹痛、腹泻、腹胀、食欲缺乏，严重者可致消化性溃疡、出血、穿孔等。

ER6-81 扫一扫测一测

2）对肾脏的影响：肾灌注量减少，引起水钠潴留、高血钾、血尿、蛋白尿、间质性肾炎，严重者发生肾坏死致肾功能不全。

3）血液系统影响：外周血细胞减少、凝血功能障碍、再生障碍性贫血。

4）少数患者发生过敏反应（皮疹、哮喘）、肝功能损害及耳鸣、听力下降和无菌性脑膜炎等。

（2）选择性 COX-2 抑制药与传统的非选择性 NSAIDs 相比，能明显减少严重胃肠道不良反应。无论选择何种 NSAIDs，应个体化给药。只有在一种 NSAIDs 足量使用 1～2 周后，确诊无效才可更改为另一种；避免同时服用 2 种以上的 NSAIDs。

（3）老年人宜选用半衰期短的 NSAIDs 药物，对有溃疡病史的老年人，宜服用选择性

COX-2 抑制药减少胃肠道不良反应，但同时需警惕心肌梗死的风险。

ER6-82 扫一扫测一测

2. 用药咨询

（1）应提醒患者重在预防，注意关节保暖。避免关节过度劳累，避免不良姿势，减少不合理的运动，避免长时间跑、跳、蹲，减少或避免爬楼梯，减少负重。肥胖者应适当减轻体重，适量体育锻炼。

（2）提醒患者早期就诊，当出现关节弹响、关节酸痛、关节僵硬症状应重视，早期就诊是治疗本病的关键。

（3）提醒患者注意急性期减少运动，注意休息，适当活动，防止关节挛缩；慢性期制订适宜的运动计划，改善或防止关节功能不全。

（4）患者需要遵医嘱治疗，同时关注药物不良反应。

ER6-83 扫一扫测一测

第 12 节　病毒性疾病的用药指导

📖 学习目标

1. 掌握病毒性肝炎、艾滋病、带状疱疹、单纯疱疹的常用药物治疗方案。

2. 熟悉病毒性肝炎、艾滋病、带状疱疹、单纯疱疹的不良反应规避方法、疾病防治措施、用药咨询内涵。

3. 了解病毒性肝炎、艾滋病、带状疱疹、单纯疱疹的常见症状。

4. 学会对病毒性肝炎、艾滋病、带状疱疹、单纯疱疹的患者开展预防性、治疗性、保健性用药。

案例导入　　　患者，女，25 岁。2 年前感乏力、食欲减退，肝功能检查发现转氨酶升高，诊断为急性肝炎。曾用护肝及中药治疗，效果不理想。近 1 个月来因症状加重就诊。

检查：巩膜轻度黄染，颜面及颈部有数枚蜘蛛痣，肝在肋下 1.5cm 触及，质软，压痛，表面光滑，脾在肋下 0.5cm 可及，质软，压痛，HBsAg（＋），HBeAg（＋），抗 -HBc（＋），ALT 2000U/L，血清白蛋白 30g/L，球蛋白 40g/L。

问题：1. 该患者最可能的诊断是什么？

2. 请根据患者情况给出合适治疗的方案。

一、病毒性肝炎的用药

（一）疾病概述

病毒性肝炎是由多种肝炎病毒所引起的以肝脏损害为主的感染性传染病，是法定乙类传染病。包括甲型病毒（HAV）性肝炎（简称甲型肝炎）、乙型病毒（HBV）性肝炎（简称乙型肝炎，viral hepatitis B）、丙型病毒（HCV）性肝炎（简称丙型肝炎）、丁型病毒（HDV）性肝炎（简称丁型肝炎）、戊型病毒（HEV）性肝炎（简称戊型肝炎）等。各型病毒性肝炎症状相似，主要临床表现为乏力、食欲缺乏，肝功能异常等，部分病例可出现黄疸及发热，无症状感染者比较常见。急性病例多在 2～4 个月后恢复，部分乙、丙、丁型肝炎则会转变成慢性肝炎，少数可发展为肝硬化，甚至发生肝细胞癌变，重型肝炎病死率较高。

ER6-84 扫一扫测一测

甲型肝炎和戊型肝炎的传染源为急性期患者和亚临床型感染者，其粪便中可检出 HAV、HEV，以粪 - 口传播为主要传播途径。急性感染患者病毒血症期间的血液亦具有传染性。甲型肝炎可发生于任何年龄，但最主要易感人群为儿童和青少年，冬、春季高发。成人甲型肝炎的临床症状一般较儿童为重。戊型肝炎以水型流行最常见，具有明显季节性，多见于雨季或洪水之后；发病人群以青壮年为主，孕妇易感性比较高，病情重且病死率高。

乙、丙、丁型肝炎的传染源是急、慢性患者和病毒携带者，慢性乙型肝炎患者和病毒携带者是更为常见的传染源。丙型肝炎患者的传染性也与其血浆 HCV-RNA 定量有关，由于部分患者血液中 HCV-RNA 定量水平很低，因此某些不太敏感的检测试剂检测血 HCV-RNA 阴性而 HCV-Ab 阳性者不能完全排除其传染性。乙、丙、丁型肝炎的主要传播途径是经血液和血制品传播，如输血，共用未经消毒或消毒不彻底的器械，如注射器、针灸、文身工具、共用剃须刀等；还有经性途径传播；母婴垂直传播。

慢性乙型病毒性肝炎、肝硬化及重型肝炎常伴有严重的全身并发症：肝性脑病，乙型肝炎病毒相关性肾炎、肝肾综合征、肾小管性酸中毒，血液病（再生障碍性贫血、溶血性贫血及粒细胞缺乏症等），糖尿病，自发性腹膜炎等。少数丙型、乙型肝炎可直接转为肝癌。急性甲型肝炎具有自限性，多在 3 个月内恢复。

知识链接

HBV 引起的免疫反应与乙型肝炎患者的细胞损伤

1. **急性乙型肝炎**　患者机体免疫状况多为正常，从而引起一过性肝细胞损害，随着病毒被清除，疾病可痊愈。

2. **慢性乙型肝炎**　患者机体免疫调节功能紊乱，不能产生充足的有保护作用的抗体及特异性的细胞免疫，无法完全清除病毒，从而引起持续存在的免疫反应，导致慢性肝细胞损伤及局部炎症、纤维化等，导致疾病迁延不愈。

3. **重型乙型肝炎**　患者机体出现过强的免疫应答反应，从而造成肝细胞大面积坏死，肝炎症状非常严重，危及生命。

4. **无症状 HBV 携带者**　患者机体无法有效识别 HBV 相关的特异性抗原，从而长时间处于免疫耐受状态，无法清除病毒，也不会出现肝细胞损伤及肝脏炎症性改变。

（二）临床表现

1. 急性型

（1）急性黄疸型肝炎：甲型、戊型肝炎起病急骤，有明显的消化道症状，如厌油、腹胀、恶心等症状，伴随尿液颜色加深，巩膜、皮肤黄染等黄疸表现。乙、丙、丁型肝炎多起病缓慢，丙型肝炎起病则更隐匿。肝大，有触痛或叩击痛，部分病例可有轻度脾大。

（2）急性无黄疸型肝炎：远比急性黄疸型肝炎常见，占急性肝炎病例的 90% 以上。无黄疸出现，其余表现则同急性黄疸型肝炎，但症状较轻。仅有肝大和肝功能异常，一般不易诊断。

2. 慢性型　甲型肝炎和戊型肝炎一般为自限性疾病，不形成慢性和病毒携带状态，但部分免疫功能低下者如造血干细胞移植后患者，戊型肝炎病毒感染也可以慢性化。通常乙、丙、丁型肝炎呈慢性化。

肝炎病毒感染所致的肝炎超过 6 个月迁延不愈，或既往有乙型、丙型、丁型肝炎或者乙型肝炎病毒携带史，本次又因感染同一种病毒再次出现肝炎症状、体征及实验室异常者可诊断为慢性肝炎。根据临床检查和实验室指标（包括转氨酶、胆红素、白蛋白、白蛋白/球蛋白比值、凝血酶原活动度、胆碱酯酶）等，可将病情分为轻、中、重三度。

3. 重型肝炎　各型病毒性肝炎均可引起重型肝炎，我国以乙型肝炎最多，各型间的同时感染或重叠感染更易诱发重型肝炎。

（1）急性重型肝炎（又称急性肝衰竭，暴发性肝炎）：诱发因素多，主要原因是过度劳累，过度饮酒，药物源性疾病所致肝损伤等。起病急且症状重，2 周内迅速出现明显黄疸（极个别患者可无黄疸），肝脏进行性缩小，出血倾向、腹水、急性肾衰竭（肝肾综合征），伴有不同程度的肝性脑病。患者多因脑水肿、出血、DIC、肝肾衰竭等原因死亡，病程不超过 3 周。

（2）亚急性重型肝炎（又称亚急性肝衰竭）：急性黄疸型肝炎起病 15 天至 24 周，肝炎症状急剧加重，相继出现出血、腹水和肝性脑病的表现，约 1/3 患者发展为肝炎后肝硬化。

（3）慢加急性肝衰竭：在慢性肝病的基础上出现急性肝衰竭。

（4）慢性重型肝炎（又称慢性肝衰竭）：是在肝硬化基础上发生的亚急性重型肝炎。

4. 淤胆型肝炎　肝内胆管梗阻所致，消化道症状较轻、转氨酶升高程度较轻、凝血异常程度轻，而黄疸较重。

（三）常用药物治疗方案

1. 抗病毒治疗

（1）慢性乙型肝炎抗病毒治疗的适应证

1）HBV-DNA $\geq 10^5$ copies/ml（HBeAg 阴性者为 10^4 copies/ml）。

2）GPT ≥ 2 倍正常上限值。

3）肝组织学显示 Knodell HAI ≥ 4，或 2 级以上炎症坏死。

具有 1）并有 2）或 3）的患者应该接受抗病毒治疗，由于药物的毒性决定了某些患者是否适合使用某类药物，某病程中使用该药物的合理阶段要明确评估，所以制订抗病毒药物治疗方案要有较强的针对性。

（2）慢性丙型肝炎抗病毒治疗的适应证：因为大部分患者治疗后可以完全清除病毒，因此目前慢性丙型肝炎抗病毒治疗的适应证比较宽泛，血 HCV-RNA 检测阳性的患者均应该进行抗病毒治疗，只要病毒在体内复制，治疗都是具有适应证，即使是终身治疗，将病毒控制在较低水平，保持病毒稳定。

（3）乙型病毒性肝炎抗病毒治疗药物：有 α- 干扰素和核苷酸类似物两大类。

1）α- 干扰素：具有广谱抗病毒作用，作用机制是产生抗病毒蛋白，可以抑制病毒的复制，但对病毒并无直接的杀灭作用；它还可以调节免疫，主要可以增强及促进巨噬细胞、细胞毒性 T 细胞和自然杀伤（NK）细胞的活性。产生协同抗癌作用。α- 干扰素的剂型有普通干扰素（短效）和聚乙二醇干扰素（长效 PEG-IFN）两种，每种都可分为 α-2a 和 α-2b 两种类型，具有预防肝硬化和肝癌的作用。

ER6-85 扫一扫测一测

剂量和疗程：普通 IFNα，3～5MU，每周 3 次或隔日 1 次，皮下或肌内注射，疗程 1 年或者更长。PEG-IFNα-2a 180μg，或 PEG-IFNα-2b 1.5μg/kg，皮下注射，每周 1 次，疗程 1 年或者更长。

不良反应：①疗效不是特别明显，仅 30%～40% 病例有持续久应答，需个体化给药。②用药后出现流感样症候群、骨髓抑制、精神异常、甲状腺功能异常、自身免疫性疾病和少见的肾损害（间质性肾炎、肾病综合征及急性肾衰竭）、心血管并发症（心律失常、缺血性心脏病及心肌病等）、视网膜病变、听力下降等。治疗过程中应进行严密随访，关注血常规异常，肝功能失代偿者禁用。长期使用者易致 IFN 抗体产生，降低疗效。

2）核苷酸类似物：抗乙型肝炎的核苷酸类似物有拉米夫定、阿德福韦、恩替卡韦、替比夫定和替诺福韦，是抗病毒药物的主要药物。拉米夫定（3-TC）和替比夫定同属于 L- 核苷酸类；阿德福韦属无环核苷酸磷酸盐类；恩替卡韦则属脱氧鸟苷类似物。所有核苷酸类似物的作用机制均是对病毒的聚合酶或反转录酶的抑制，达到抑制病毒 DNA 的合成和增殖的效果。有效降低病毒复制及感染肝细胞数量，消除严重肝损伤和降低肝癌的发生率。治疗上推荐首选安全性好、耐药屏障高、依从性好的药物，如替诺福韦和恩替卡韦。恩替卡韦对 HBV 抑制作用强，无严重不良反应。恩替卡韦、替比夫定和拉米夫定之间有交叉耐药，而阿德福韦与以上三种药物无交叉耐药性。阿德福韦多用于病毒耐药后的二线治疗。

剂量和疗程：拉米夫定 100mg 口服，每日 1 次；恩替卡韦 0.5mg 口服，每日 1 次；替比夫定 600mg 口服，每日 1 次；阿德福韦 10mg 口服，每日 1 次；替诺福韦 300mg 口服，每日 1 次。核苷酸类似物治疗的疗程不确定，更倾向于长时间治疗，中华医学会制订的慢性肝病防治指南中，对于 HBeAg 阳性的慢性乙型肝炎使用核苷酸类似物的疗程都建议为 e 抗原血清转换后至少 1 年以上；对于 HBeAg 阴性的慢性乙型肝炎使用核苷酸类似物的疗程则至少为 2 年以上，近期欧洲的指南建议用至 s 抗原血清转换后方可停药。部分患者在停药后会出现病情反复。

（4）抗丙型病毒性肝炎药物

1）α- 干扰素：α- 干扰素联合利巴韦林仍是慢性病毒性肝炎的标准治疗方案。干扰素的疗程视病毒的基因型和治疗后 HCV-RNA 的变化幅度而定。

2）利巴韦林：治疗丙型肝炎时，口服 400～600mg，每日 1 次，共治疗 24～48 周。

3）直接作用的抗病毒药物（DAA）：DAA 类药物具有特异性作用于 HCV 复制周期的效果，根据作用位点的不同，又可分为 NS3/4A 蛋白酶抑制剂、NS5A 蛋白抑制剂、NS5B 聚合酶抑制剂等。近期的研究显示在干扰素不能耐受的慢性丙型肝炎患者中，不同种类的 DAA 联合治疗也可取得很好的疗效。

2. 抗炎保肝治疗　可应用甘草酸制剂、水飞蓟类制剂、B 族维生素、多烯酸磷脂烯胆碱胶囊、葡醛内酯、谷胱甘肽等。

（四）用药安全与用药咨询

1. 用药安全

（1）干扰素：具有抗病毒、抗细胞增殖，抗肿瘤，免疫调节和抗肝纤维化的作用。但有一定的局限性，其禁忌证如下：妊娠、精神病病史（如严重抑郁症）、未能控制的癫痫、未戒掉的酗酒或吸毒者、未经控制的自身免疫性疾病、失代偿期肝硬化、有症状的心脏疾病、治疗前中性粒细胞计数＜$0.1×10^9$/L 和（或）血小板计数＜$50×10^9$/L。普通 IFN 半衰期较短，致使血药浓度反复波动，影响疗效。

ER6-86 扫一扫测一测

（2）乙型肝炎患者需要定期（每 12 周）监测肝功能、乙肝五项和 HBV-DNA 水平，便于个体化给药。

（3）丙型肝炎患者需要定期监测血常规、肝功能、HCV-RNA 水平、TSH、血脂水平，肝功能失代偿者禁用。

（4）干扰素、利巴韦林均可引起畸胎或胚胎致死效应，故治疗期间和治疗后 6 个月内，所有育龄期妇女和男性必须采取避孕措施。

2. 用药咨询

（1）注意防止肝炎的传播，控制传染源，隔离患者及病毒携带者；切断传播途径，加强卫生监管，普及健康教育。急性病毒性肝炎主要包括甲型、戊型及非噬肝病毒导致的肝损害，病情具有自限性，以休息和保证合理营养为主开展治疗。

（2）接种甲肝疫苗，可提高人群免疫力，养成良好的卫生习惯，把住"病从口入"关；食品应高温加热，一般情况下，加热至 100℃ 1 分钟就可使甲型肝炎病毒失去活性。必须预防甲型肝炎的发生和暴发流行。

（3）接种乙肝疫苗，保护易感人群。易感人群主要为新生儿，其次为婴幼儿，15 岁以下的未免疫人群和高危人群（如医务人员、经常接触血液的人员、托幼机构工作人员、接受器官移植患者、经常接受输血或血液制品者、免疫功能低下者、易发外伤者、HBsAg 阳性者的家庭成员、男性同性恋或有多个性伴侣或静脉内注射毒品者等）。乙型肝炎病毒抵抗力较强，在 65℃ 10 小时、煮沸 10 分钟或高压蒸汽均可灭活 HBV。含氯制剂、环氧乙烷、戊二醛、过氧乙酸和碘伏等均有较好的灭活 HBV 效果。

（4）避免饮酒、疲劳及使用致肝损害的药物。强调早期卧床休息，至症状明显减退，可逐步增加活动。

（5）避免漏用药物或自行停药，从而提高患者依从性。

二、艾滋病的用药

（一）疾病概述

获得性免疫缺陷综合征（acquired immuno-deficiency syndrome，AIDS）又称艾滋病，是由人类免疫缺陷病毒（human immunodeficiency virus，HIV）引起的传染病，在我国传染病防治法中被列为乙类传染病，属于性传播疾病。因免疫系统遭受 HIV 的毁灭性打击，免疫功能遭到破坏，如果得不到有效的控制，最终可导致一系列机会性感染和恶性肿瘤。HIV 一旦被激活，就会组装并释放出单股 RNA 和多种病毒蛋白，继续感染新的 T 淋巴细胞。被感染的淋巴细胞寿命会缩短，最终使细胞免疫功能缺陷，免疫系统对感染及肿瘤的监督功能被消弱。

HIV 感染者、无症状病毒携带者和艾滋病患者都是传染源。经性途径传播，或经血及血液制品传播，以及母婴垂直传播是艾滋病的主要传播途径，尤其是男性同性恋经肛门性交传播是近年来我国新增艾滋病感染者的常见感染途径。同性恋、双性恋、多性伴侣及乱交者，静脉毒品者、多次接受输血和血液制品者、HIV/AIDS 感染母亲所生的婴儿，以及处置 HIV 感染者并发生针刺伤等意外暴露的医务人员是 HIV 感染的高危人群。

ER6-87 扫一扫测一测

（二）临床表现

1. 急性感染期　症状轻微容易被忽视，急性起病时全身症状可有发热、皮疹、淋巴结肿大、肌肉关节痛等，几天到 2 周症状消失，许多人可不出现真正的急性感染期，此期可查到 HIV 抗原和病毒 RNA，2～6 周后抗 -HIV 才呈现阳性。

2. 无症状病毒携带期（又称临床潜伏期）　可持续 2～10 年或更长，平均为 5 年。部分患者表现为持续性全身淋巴结肿大。

3. 艾滋病期　出现各种致命性的机会感染和（或）恶性肿瘤；一些患者以神经系统症状为突出表现，如头痛、头晕、肢体瘫痪、进行性痴呆等。

（1）机会性感染病原体如卡氏肺囊虫、弓形体、假丝酵母菌、巨细胞病毒、EB 病毒、单纯疱疹病毒和分枝杆菌（结核分枝杆菌、鸟型分支杆菌等），常常累及呼吸系统、消化系统、神经系统等多系统，及皮肤黏膜。

（2）卡波西肉瘤多见于男性同性恋艾滋病患者，表现为皮肤蓝紫色或棕色结节或斑块。

该病进展迅速，可累及皮肤黏膜、淋巴结、胃肠道、肝、脾及骨骼等，2 年生存率低于 20%。

（三）常用药物治疗方案

抗病毒治疗的目标为抑制病毒复制，重建患者的免疫系统，预防和减少机会性感染和肿瘤的发生，有效缓解病情，延长生存期限。艾滋病抗病毒药物治疗强调多种药物联合治疗，俗称"鸡尾酒疗法"，但是目前尚不能彻底清除病毒，患者需要终身用药。何时采取抗病毒治疗则主要取决于患者的临床症状、外周血 CD4$^+$T 淋巴细胞计数及患者的意愿。目前我国的 HIV 治疗规范建议：CD4$^+$T 淋巴细胞计数＜350/μl 或进入艾滋病期的患者均应该接受抗病毒治疗；CD4$^+$T 淋巴细胞计数 350～500/μl 可采取抗病毒治疗。目前国内免费治疗的一线方案为拉米夫定＋司他夫定＋奈韦拉平。

ER6-88 扫一扫测一测

抗病毒治疗国际上有如下六大类抗逆转录病毒药物。

1. 核苷酸类反转录酶抑制剂，如拉米夫定、替诺福韦、阿巴卡韦、齐多夫定等；去羟肌苷、双脱氧胞苷、司他夫定等药物因为不良反应较大，目前已不作为一线治疗方案的用药选择。

2. 非核苷酸反转录酶抑制剂，如奈韦拉平、依非韦伦等。

3. 蛋白酶抑制剂，如洛匹那韦 / 利托那韦等。

4. 融合抑制剂。

5. 整合酶抑制剂，如雷特格韦。

6. CCRS 拮抗剂。

具体治疗方案的选择应在专科医师的指导下进行。

（四）用药安全与用药咨询

1. 在 1996 年以前，艾滋病病死率 100%，平均存活期仅有 12～18 个月。经过有效的抗病毒治疗后，患者可长期生存，恢复自己的正常社会功能。

2. 目前尚无有效的疫苗。应根据 HIV 的传播方式采取多种措施，减少传播的风险。规范化严格筛选，及控制献血、输血等血液制品生产、使用的各个环节；严禁注射毒品，提倡安全性行为。

3. 治疗艾滋病的一线药物目前是免费提供给患者。

4. 治疗有效性从临床症状、病毒学指标和免疫学指标三方面进行评估，注意提高患者的依从性，用药期间注意观察药物不良反应。

> **知识链接**
>
> ### 鸡尾酒疗法
>
> 鸡尾酒疗法是人类研究艾滋病治疗史上的一个里程碑。
>
> 1996 年，华裔美籍科学家何大一提出了鸡尾酒疗法，他提出：把多种抗 HIV 的药物混合使用，这样可以有效控制艾滋病。鸡尾酒疗法可以减少应用单一抗艾滋病药物易出现抗药性的问题，并且可以最大限度地抑制病毒的复制，从而使被破坏的机体免疫功能部分甚至全部恢复，以延缓病程进展，延长患者生命，提高生活质量。

三、带状疱疹的用药

（一）疾病概述

带状疱疹为潜伏在人体脊髓神经后根神经节神经元内的水痘 - 带状疱疹病毒所致的皮肤病。其临床症状特征为沿神经分布的簇集性疱疹，伴有显著神经痛，严重影响患者的生活质量。婴幼儿主要通过呼吸道黏膜入侵，或者接触感染者的疱液或输入病毒血症期的血液感染水痘 - 带状疱疹病毒。对此病毒无免疫力的儿童被感染后发生水痘，部分患者感染后可成为无症状带病毒者。感染后，病毒可能长期潜伏于脊髓神经后根神经节的神经元内，当机体免疫功能下降时（如高龄、糖尿病、感染、肿瘤、激素治疗或化疗），潜伏病毒被激活、复制，沿感觉神经传播到该神经支配的皮肤细胞内进行增殖，引起局部皮肤节段性疱疹和神经炎。水痘和带状疱疹是由同一种病毒引起的两种表现不同的疾病。原发感染为水痘，儿童多见；带状疱疹则多见于成人，90% 病例在 50 岁以上。

ER6-89 扫一扫　关于疾病

（二）临床表现

发疹前局部皮肤会有烧灼感、感觉过敏或疼痛，同时可伴有全身不适及发热。几天后局部皮肤出现不规则红斑，在此基础上可出现簇集性粟粒样丘疹，继而变成水疱。皮疹沿神经走向呈带状分布，一般不会超过躯干中线。多侵犯肋间神经或三叉神经第一支，亦可见于腰腹部、四肢或耳部等。神经痛是最显著的特征，在皮损消退后可长期遗留神经痛，重者可能遗留神经麻痹。

（三）常用药物治疗方案

1. 抗病毒治疗宜尽早应用　首选阿昔洛韦 0.4g，口服，每日 5 次，疗程 7～10 天。肌酐清除率 10～25ml/min 时，阿昔洛韦应延长给药间隔，0.4g，每日 3 次；肌酐清除率＜10ml/min 时则每日 2 次。伐昔洛韦经肝脏代谢为阿昔洛韦，其口服生物利用度高于阿昔洛韦，1g，8 小时 1 次，7～10 天。

> ER6-90 扫一扫测一测

2. 局部治疗　应以干燥和消炎为主，预防感染。疱疹未破者可外擦 0.25% 炉甘石洗剂或阿昔洛韦软膏。当疱疹破溃时，可用 3% 硼酸溶液或 0.5% 新霉素溶液湿敷。

> ER6-91 扫一扫测一测

3. 对症治疗神经痛　可给予对乙酰氨基酚、布洛芬等；对严重的后遗神经痛患者可予以卡马西平 50～100mg，每日 2 次，逐渐增大剂量，最大剂量不超过 1200mg/d；加巴喷丁 300mg，每日 1 次起服用，根据疼痛情况可逐日加量至 300mg，每日 3 次，600mg，每日 3 次；普瑞巴林 75～150mg，每日 2 次或 50～100mg，每日 3 次；盐酸阿米替林于睡前顿服 12.5mg，每 2～5 天递增 12.5mg；严重者可进行神经阻滞或椎旁神经封闭。

> ER6-92 扫一扫测一测

（四）用药安全与用药咨询

1. 阿昔洛韦主要经过肾脏排泄，可致急性肾小管坏死，肾功能不全患者必须减量使用。

> ER6-93 扫一扫测一测

2. 卡马西平与多种药物联合应用会产生相互作用。与对乙酰氨基酚合用，尤其是单次超量或长期大量应用，肝脏中毒的危险增大，有可能使后者疗效降低。与香豆素类抗凝血药合用时，可使抗凝血药的血药浓度降低，半衰期缩短，抗凝效应减弱，应测定凝血酶原时间后调整药量。与雌激素、含雌激素的避孕药、环孢素、左旋甲状腺素或奎尼丁合用时，这些药物的效应都会减弱，用量应作调整。卡马西平应该避免与单胺氧化酶抑制剂合用。

四、单纯疱疹的用药

（一）疾病概述

单纯疱疹是由人单纯疱疹病毒（herpessimplex virus，HSV）感染所致的一组以皮肤改变为主的常见传染病。其临床特征为皮肤和黏膜出现成簇性水疱，为单房性。主要发生部位为面部或生殖器，全身症状较轻，但易复发。若发生单纯疱疹性脑炎或全身播散性疱疹，则病情重、预后差。HSV 可分为 HSV-Ⅰ型和 HSV-Ⅱ型两个血清型。Ⅰ型主要侵犯面部皮肤和黏膜、脑，Ⅱ型主要侵犯生殖器、肛门等部位或引起新生儿的感染；两者间存在交叉免疫。

> ER6-94 扫一扫测一测

人是 HSV 的唯一自然宿主，HSV 主要存在于感染者的唾液和粪便中。急性期 HSV 患者及带病毒"正常人"为传染源。70%～90% 的成人曾经感染过 HSV-Ⅰ。病毒经呼吸道、口腔、生殖器黏膜和破损皮肤进入体内，潜伏于人体多数器官内，当机体免疫功能低下时（如发热、月经、妊娠、情绪变化），HSV 被激活复制。HSV-Ⅰ主要在幼年感染；HSV-Ⅱ主要在成年后感染，通过性传播，或新生儿于围生期在宫内或产道感染。对患有生殖器疱疹的产妇，应行剖宫产，以避免胎儿分娩时感染。

ER6-95 扫一扫测一测

（二）临床表现

1. HSV-Ⅰ感染

（1）皮肤口腔疱疹：好发于口唇、鼻周、口腔黏膜等，出现群集性米粒大小的水疱，同时可有 2～3 簇。1～2 周后干燥结痂，痊愈后不留瘢痕。反复发作。

（2）眼疱疹：角膜炎、结膜炎伴耳区淋巴结肿大疼痛，严重者可引起角膜穿孔、前房积脓或者虹膜睫状体炎。

（3）疱疹性脑炎：起病急骤，有发热、头痛、呕吐、谵妄、惊厥、昏迷等。预后差，约 2/3 的患者在 2 周内死亡，存活者常留有不同程度的后遗症。

2. HSV-Ⅱ感染

（1）生殖器疱疹：属性传播疾病。女性多发生于子宫颈、阴唇、阴道，及臀部、大腿部皮肤；男性多发生于阴茎头、包皮、阴茎、阴囊。可伴发热、尿痛、腹股沟淋巴结肿大，重者可合并神经痛、脑膜炎、脊髓炎、淋巴结炎等。

（2）新生儿疱疹：为 HSV-Ⅱ 母婴垂直传播所致。轻者为皮肤疱疹，重者可能有中枢神经系统感染及全身各脏器血行性播散性感染，病死率极高。

（三）常用药物治疗方案

一般为自限性，症状较轻，无须特殊治疗。

1. 局部治疗　0.25% 炉甘石洗剂、1% 喷昔洛韦软膏外涂、1% 碘苷液滴眼等。

2. 抗病毒治疗　对原发病例，可用阿昔洛韦，0.2g 口服，每日 5 次，疗程 7～10 天，也可以选择伐昔洛韦。重症患者、HSV 脑炎、新生儿疱疹感染患者，使用阿昔洛韦静脉滴注，按体重每次 10mg/kg，每日 3 次，疗程 10 天。

ER6-96 扫一扫测一测

（四）用药安全与用药咨询

1. 新生儿和免疫功能低下者应尽可能避免接触 HSV 感染者。

2. 可选用 HSV 疫苗进行预防接种。

复习思考题

1. 基层医疗卫生机构应配备的四大类降压药物包括哪些？其临床应用及用药注意事项是什么？

2. 常用调血脂药物包括哪些？其临床应用及用药注意事项是什么？

3. 硝酸甘油的临床应用及用药注意事项是什么？

4. 王女士，48 岁。因出现间断反酸、胃灼痛在医院诊断为"胃食管反流病"，医师开具了奥美拉唑。王女士在社区药房自行购买，药师问询时了解到王女士骨质疏松，正在补钙治疗。如果是你，针对王女士的情况你会给予哪些建议？

5. 陈某，男，53 岁，企业经理。他经常陪客户喝酒，出现嗳气、烧心，在社区药房医师开具了氢氧化铝凝胶口服治疗，但 3 天后患者出现便秘。作为药师，请问应用氢氧化铝后为什么会出现便秘？与什么药物联合用药可减轻其引起便秘的不良反应？

6. 张某，男，43岁。因消化不良出现餐后上腹胀、早饱、嗳气，医师开具了多潘立酮和乳酶生，张某向药师咨询服药注意事项。请问药师可以给张某提供哪些建议？

7. 刘大爷，65岁。因痔便血导致乏力、头晕、气短，到医院就诊后，医生开具了硫酸亚铁。刘大爷在社区药房自行购买，向药师咨询服药注意事项。请问药师可以给刘大爷提供哪些建议？

8. 孙某，男，28岁。因食欲缺乏、乏力、头晕6个月就诊。诊断为巨幼细胞贫血，给予叶酸口服治疗1个月，病情未见改善。进一步做胃镜显示"慢性萎缩性胃炎"。该患者需要怎样的药物治疗方案？

9. 苯二氮䓬类药物可以治疗本节哪些疾病？用药注意事项有哪些？

10. 患者，女，20岁。因家庭原因，近1个月出现精神运动迟缓，对日常生活无兴趣，心情低落，沮丧，感觉自己毫无用处和价值，到医院就诊，医生诊断为抑郁症，开具了氟西汀。患者向药师咨询服药注意事项。请问药师可以给

患者提供哪些建议？

11. 患者，男，65岁。儿女因工作原因，长期一个人居住，近半年出现入睡困难，睡眠时间短，影响日常生活，到各个医院开催眠药艾司唑仑（舒乐安定）并一直服用，最近觉得艾司唑仑效果不好，询问药师能否换成右佐匹克隆。如果你是药师，您怎样回答患者的问题？

12. 陈女士，53岁。有急性肝炎病史。3天前因食欲减退就诊。医师开具了干扰素。陈女士向药师咨询服药注意事项。请问药师可以给陈女士提供哪些建议？

13. 王某，男，48岁。左侧腰部出现簇集性水疱，水疱破溃后出现严重神经痛。医师开具了卡马西平。药师询问得知王某患有冠心病正在服用华法林。请问王某同时服用这两种药物合理吗？为什么？

14. 李某，女，17岁。右侧口角及鼻周出现群集性米粒大小水疱1天。自述近1年已多次复发。李某最有可能的诊断是什么？应该给她提供怎样的治疗方案？

（蒋　博　谌　茜　况　涛
马兴博　王艳君　游宗辉
施　蕊　周晓莉　邓　静）

第 7 章

临床常见中毒的急救用药

第1节　中毒的一般处理及其用药

当外界某化学物质进入人体后，与人体组织发生反应，引起人体发生暂时或持久性损害的过程称为中毒，可分为急性中毒、亚急性中毒和慢性中毒。凡能损害机体的组织与器官，并能在组织与器官内发生生物化学或生物物理学作用，扰乱或破坏机体的正常生理功能，使机体发生病理变化的物质称为毒物。在生活中中毒可以由意外中毒、投毒、自杀中毒、滥用药物或环境污染导致。中毒的严重程度与毒物的剂量、作用的时间直接相关，其后果则直接取决于诊断是否正确、救治是否及时等因素。如急性中毒起病突然，病情发展快，可以很快危及患者生命，必须尽快甄别毒物，并采取紧急救治措施，挽救生命，避免造成后遗症，而对未知毒物中毒不能判定时，应送当地毒物分析中心进行分析。虽然中毒的方式千差万别，毒物的种类五花八门，但救治的原则基本相同，基本是通过清理未吸收的毒物、加快毒物排泄、使用拮抗剂、支持治疗及对症治疗等手段来救治患者，控制病情。

一、毒物的清理与排泄用药

（一）毒物的清理

毒物的清理方式根据毒物的进入途径不同而有所差异，以下将按毒物的进入途径归纳常用的排毒救治措施。

1. 吸入性中毒　尽快使患者脱离中毒环境，呼吸新鲜空气，必要时给予氧气吸入、进行人工呼吸。

2. 经皮肤和黏膜吸收中毒

（1）除去污染的衣物、清除皮肤、黏膜上的毒物，用大量温水清洗被污染的皮肤和黏膜，特别注意毛发和直接接触的部位；对不溶于水的毒物可用适当溶剂清洗，如用10%乙醇或植物油冲洗酚类中毒，也可用适当的解毒剂加入水中冲洗；皮肤接触腐蚀性毒物者，冲洗时间要求达15～30分钟，并用适当的中和溶液或解毒液冲洗。

（2）对由伤口进入或其他原因进入局部的药物中毒，要用止血带结扎，尽量减少毒物吸收，必要时行局部引流排毒。

（3）眼内污染毒物时，必须立即用清水冲洗至少5分钟，并滴入相应的中和剂；对于固体的腐蚀性毒物颗粒，要用眼科器械去除毒物。

3. 经消化道吸收中毒　大多数中毒患者为经口摄入，排出毒物最直接的方法是催吐、洗胃。对神志清醒的患者，如果胃内尚有毒物，均应采取催吐、洗胃的方法以清除胃内毒物。

（1）催吐

1）物理催吐：清醒患者用压舌板等刺激咽弓和咽后壁催吐，因食物黏稠不易吐出时，可让患者先喝适量温清水或盐水后，再促使其呕吐。

2）药物催吐：阿扑吗啡适用于意外中毒不能洗胃者，皮下注射，成人剂量 0.1mg/kg，5～10 分钟后即起效。

3）注意事项：①昏迷及休克状态者，催吐易致出血或胃穿孔，应禁止催吐，中毒引起抽搐、惊厥未被控制之前不宜催吐；②患有食管静脉曲张、主动脉瘤、胃溃疡出血、严重心脏病等患者不宜催吐；③当呕吐时，将患者头部放低或转向一侧，以防呕吐物吸入气管而发生窒息或引起肺炎。

（2）洗胃

1）目的：清除胃内尚未吸收的毒物，阻止毒物吸收或毒物吸附，此方法对水溶性药物中毒比较适用。

2）方法：①清醒患者饮下 200～400ml 洗胃液后，用压舌板刺激咽部，促使其呕吐，并反复进行，直到呕吐出清水而无特殊气味为止。②采用胃管插入进行洗胃，对急性中毒患者尽量将胃内容物先抽出后再进行洗胃，洗胃时每次用液体 300ml，洗胃应多次反复冲洗，直到洗出液与注入的液体一样清澈为止。洗胃液有吸附作用，常用的洗胃液见表 7-1。

表 7-1　常用洗胃液的作用特点及注意事项

洗胃液	作用与用途	注意事项
1：5000～1：10 000 高锰酸钾溶液	为氧化剂，可破坏生物碱及有机物，常用于巴比妥类、阿片类、士的宁、烟碱、奎宁、毒扁豆碱基砷化物、氰化物、有机磷等物质中毒	①有很强的刺激性和未溶解的颗粒；不得与胃黏膜或其他组织接触②1605、1059、3911、乐果中毒时禁用
药用炭混悬液（0.2%～0.5%）	为强力吸附剂，可阻止毒物吸收，适于有机及无机毒物中毒	对氰化物无效
牛奶与水等量混合	可缓和硫酸铜、氯酸盐等化学物质的刺激作用	
鸡蛋蛋白	可吸附砷，沉淀汞，可用于砷、汞等中毒	
淀粉溶液（米汤、面糊、1%～10% 淀粉）	对中和碘有效，用于碘中毒洗胃，直至洗出液清晰，不显现蓝色为止	
0.9%～2% 氯化钠溶液	常用于中毒药物不明的急性中毒，可用于砷化物、硝酸银等药物中毒，形成腐蚀性较小的氯化物	应避免使用热溶液，以防血管扩张，促进中毒药物吸收
3%～5% 鞣酸溶液	可使大部分有机化合物及无机化合物沉淀，如阿扑吗啡、士的宁、生物碱、洋地黄中毒，及铅、汞等重金属中毒	可用浓茶代替，不宜在胃内滞留

注意事项：①口服毒物 1 小时之内洗胃有效；②中毒毒物进入体内时间在 4～6 小时应当洗胃，超过 4～6 小时但是如果服毒量很大或者毒物过多或胃肠蠕动减弱者，所服毒物存在胃 - 血 - 胃循环，尽管超过 6 小时，也可以洗胃；③深度昏迷者，引起的吸入性肺炎应谨慎。操作过程中如发生中毒引起的惊厥，应当立即停止洗胃并对症治疗；④每次灌入洗胃液为 200～300ml，过多则易将毒物驱入肠中；⑤强腐蚀剂中毒者禁止洗胃，因可能引起食管及胃穿孔；⑥挥发性烃类化合物（如汽油）口服中毒患者不宜洗胃，因胃反流后可引起类脂质性肺炎；⑦胃内容物抽出应及时做毒物分析鉴定。⑧洗胃时常用活性炭吸附剂，能吸附多种毒物，但存在饱和作用，所以应使用超过毒物足量活性炭吸附。

（二）加速毒物排泄，减少吸收

为清除肠道内毒物，通常在洗胃后，尚需导泻及洗肠，使进入肠道的毒物尽可能迅速排出，以减少毒物在肠道的吸收。

1. 导泻　常用药物有聚乙二醇、硫酸钠或硫酸镁，通常采用口服或由胃管注入的方式操作。

注意事项：①若毒物引起严重腹泻，则不能用导泻法；②腐蚀性毒物中毒或极度衰弱者禁用导泻法；③镇静药与催眠药中毒时，避免使用硫酸镁导泻。

2. 灌肠　常用于口服中毒 6 小时以上者，导泻无用及抑制肠蠕动药物中毒。洗肠一般用 1% 微温盐水、1% 肥皂水或清水，连续多次灌肠，或将药用炭加入洗肠液中，以加速毒物吸附后排出。

3. 利尿　大多数毒物吸收进入机体后由肾脏排泄，因此强化利尿和改变尿液酸碱度是加速毒物排泄的重要措施之一，静脉快速大量补液后，静脉注射呋塞米 20～80mg。注意事项：由于利尿药作用较强，对电解质平衡影响较大，要防止发生电解质紊乱，心、肺、肾功能衰竭者不宜采用强利尿药。

4. 血液净化　毒性强烈或大量毒物突然进入体内后，在短时间内可导致中毒，患者心、肾等脏器功能受损，以致出现中毒严重、昏迷时间长等严重问题，血液净化用于迅速清除血液中的中毒物，使重症中毒患者的预后大为改观。血液净化的方法主要有血液透析、血液灌注和血浆置换等。

二、中毒后药物的拮抗用药

一些药物有特效的拮抗剂，因此在进行排毒的同时，应及时、正确使用特效拮抗剂。拮抗剂可分为 3 类。

1. 物理性拮抗剂　药用炭等可吸附中毒物质；蛋白、牛乳可沉淀重金属，并对黏膜起保护润滑作用。

2. 化学性拮抗剂　如酸碱中和，多见金属中毒解毒药，如二硫丙醇与体内某些金属形成无毒、难解离，但可溶的螯合物由尿排出。

3. 生理性拮抗剂　阿托品和碘解磷定拮抗有机磷中毒，毛果芸香碱拮抗颠茄碱类中毒，纳洛酮拮抗吗啡中毒、急性酒精中毒，氟马西尼拮抗苯二氮䓬类中毒。

三、特殊解毒剂

毒物种类繁多、中毒机制不一样可以选择不同的解毒剂治疗，具体见表 7-2。

表 7-2　毒物与其适用的特殊解毒剂

毒物	特殊解毒剂
砷、汞	二巯丙醇、二巯丁二钠、硫代硫酸钠
锑	二巯丙醇、二巯丁二钠
铅	二巯丁二钠、硫代硫酸钠、依地酸钙钠、青霉胺
铜	青霉胺、依地酸钙钠
氰化物	亚甲蓝、硫代硫酸钠、亚硝酸钠

毒物	特殊解毒剂
有机磷	解磷定、氯磷定、双复磷、双解磷、盐酸戊乙奎醚
吗啡、哌替啶	盐酸烯丙吗啡（纳络芬）、纳洛酮
氟化物	乙酰胺、谷胱甘肽
苯二氮䓬类	氟马西尼
对乙酰氨基酚	乙酰半胱氨酸
酒精	纳洛酮

第 2 节　镇静催眠药、阿片类药物中毒的用药

一、镇静催眠药中毒的用药

镇静催眠药中毒数量占药物中毒的第一位，镇静催眠药是一类通过对中枢神经系统的抑制而达到缓解过度兴奋和引起近似生理性睡眠的药物。一般能引起中枢神经系统轻度抑制，使患者由兴奋、激动和躁动转为安静的药物称为镇静药；能促进和维持近似生理性睡眠的药物称为催眠药。两者之间并没有明显的界限，同一种药物，在剂量小时起镇静作用，在剂量较大时则起催眠作用，主要包括苯二氮䓬类、巴比妥类和其他镇静催眠药，其中前者安全范围较大，长期应用可导致心理依赖性，突然停药或减量可引起戒断综合征。

（一）苯二氮䓬类镇静催眠药中毒

苯二氮䓬类镇静催眠药常用的有地西泮、氟西泮、氯硝西泮、氯氮䓬、阿普唑仑、三唑仑等。

1. 中毒表现

（1）可有嗜睡、眩晕、运动失调、精神异常等症状。

（2）严重中毒时可出现昏迷、血压降低、呼吸抑制等。

（3）偶可发生过敏性皮疹、白细胞减少症和中毒性肝炎。

一般情况下此类药物中毒后中枢神经系统抑制较轻，很少出现严重的症状，如长时间深度昏迷和呼吸抑制等。如果出现，则应考虑同时服用了其他镇静催眠药或酒精等。

2. 救治措施

（1）维持生命体征。对深度昏迷者应保持气道畅通；输液补充血容量或使用适量多巴胺维持血压；加强心电监护，酌情给予抗心律失常药；促进意识恢复，必要时给予维生素 B_1 和纳洛酮。

（2）清除毒物：可在有效治疗时间内洗胃。

（3）必要时使用苯二氮䓬类拮抗剂氟马西尼，通过竞争性抑制苯二氮䓬受体而阻断苯二氮䓬类药物对中枢神经的作用，禁用于癫痫患者和颅内高压患者。

ER7-1 扫一扫测一测

ER7-2 扫一扫测一测

（二）巴比妥类镇静催眠药急性中毒

巴比妥类镇静催眠药主要有长效类如苯巴比妥，中效类如戊巴比妥、异戊巴比妥、异丁巴比妥，短效类如司可巴比妥、硫喷妥钠。

巴比妥类中毒分急性中毒和慢性中毒，急性中毒是指短期内过量服用巴比妥类药物而出现的病症，需紧急救治。长期滥用大量催眠药的患者可发生慢性中毒，除有轻度中毒症状外，常伴有意识障碍。

1. 急性中毒的表现　临床表现以中枢神经系统抑制为主。

中枢神经系统症状：轻度中毒时，表现为嗜睡、注意力不集中、记忆力减退、共济失调等症状；重度中毒表现为由嗜睡发展为昏迷，严重者呼吸抑制或停止，伴有低血压休克等症状，长期昏迷者易致脑水肿、肺水肿、肾衰竭等严重并发症。

2. 救治措施　急性中毒救治措施主要如下。

（1）人工呼吸、给氧等生命支持治疗。

（2）洗胃：服药5～6小时的中毒患者均应立即洗胃。洗胃应彻底，可考虑使用多剂活性炭，有利于吸附残留药物。洗胃后可留置硫酸钠溶液于胃内（成人20～30g），以促进药物排泄。

（3）静脉补液每天3000～4000ml（5%葡萄糖注射液和0.9%氯化钠注射液各半）。

（4）利尿药可加速毒物排泄：静脉注射呋塞米，每次40～80mg，要求每小时尿量大于250ml。但要注意维持水、电解质平衡。

（5）碱化尿液：用5%碳酸氢钠液静脉滴注以碱化尿液，加速排泄。因异戊巴比妥主要经肝脏代谢，在异戊巴比妥中毒抢救过程中，碱化尿液的效果不及苯巴比妥。

ER7-3 扫一扫测一测

（6）当苯巴比妥血药浓度超过80mg/L时应予以血液净化治疗。

（7）巴比妥类中毒无特效药，主要碱化尿液促排泄。

二、阿片类药物中毒的用药

阿片也称鸦片，具有强烈镇痛、止泻、镇静作用。阿片类药物主要包括阿片、吗啡、可待因、复方樟脑酊等。急性中毒者常死于呼吸或循环衰竭、意外伤害等。滥用中毒包括治疗用药过量、频繁用药超过人体耐受两种情况，滥用者大多数为青少年。

1. 中毒表现

（1）重度中毒时昏迷、瞳孔缩小和呼吸极度抑制为吗啡中毒的三联症状，但致缺氧时，瞳孔可显著放大。并伴发发绀和血压降低等中枢神经抑制症状。

（2）轻度中毒时中毒症状为头痛、头晕，肌张力先增强后弛缓、出汗、皮肤发痒、幻想、失去时间和空间感。

（3）急性吗啡中毒后，在6～12小时多死于呼吸麻痹；超过12小时后，往往并发呼吸道感染而死于肺炎；超过48小时者预后较好。

（4）慢性中毒（阿片瘾或吗啡瘾）主要表现为食欲缺乏、便秘、消瘦、衰老和性功能减退，停用8小时以上会出现戒断现象，甚至虚脱或丧失意识。

ER7-4 扫一扫测一测

2. 救治措施　阿片类药物中毒若合并呼吸衰竭,应首先进行复苏治疗。

(1) 生命支持:呼吸支持,并保持气道畅通,使用阿托品兴奋呼吸中枢;吸氧;给予利尿药等;循环支持,血压降低者应给予升压药,根据情况使用抗心律失常药;纠正代谢紊乱,防止水电解质平衡失调。

(2) 清除毒物:用 1:2000 高锰酸钾溶液洗胃,用硫酸镁溶液或硫酸钠溶液导泻,口服中毒较久的重度患者,因为幽门痉挛可能导致少量药物长时间滞留在胃内,所以应洗胃,禁用阿扑吗啡催吐。可用活性炭混悬液吸附未吸收的毒物。

(3) 及时使用解毒药:急性中毒者应尽快使用阿片碱类解毒剂进行解毒。纳洛酮和盐酸烯丙吗啡为阿片类药物中毒的首选拮抗剂,其化学结构与吗啡相似,但与阿片受体的亲和力大于阿片类药物,能阻止吗啡样物质和受体的结合,从而消除吗啡等药物引起的呼吸和循环抑制等症状。①纳洛酮肌内注射或静脉注射,一次 0.4~0.8mg。可致肺水肿、心室颤动等不良反应。阿片成瘾者可出现激动不安、血压升高、室性心律失常。②盐酸丙烯吗啡也有对抗吗啡作用,肌内注射或静脉注射 5~20mg,必要时间隔 10~15 分钟重复给药,总量不超过40mg。对阿片类药物已耐受者,使用盐酸丙烯吗啡会立即出现戒断症状,高血压病及心功能障碍患者应慎用。

美沙酮与阿片类药物同为 μ 受体激动药,药理作用与吗啡相似,镇痛强度和效果与吗啡相当,它的戒断症状出现晚且明显低于其他阿片类药物,因此美沙酮常作为辅助性戒除阿片成瘾性的药物,现已成为戒毒治疗的首选药,具体做法如下。

1) 替换:短效阿片类逐渐过渡为美沙酮($t_{1/2}$ 为 35 小时),再逐渐减量,可佐以可乐定和镇静药。

2) 维持:长期使用美沙酮维持耐受状态和身体依赖性,可减少非法觅药活动。

3) 接受心理辅导和其他治疗。

第 3 节　乙醇（酒精）中毒的用药

一、概　　述

乙醇俗称酒精,各种酒精饮品中乙醇含量各不相同,纯乙醇的致死量,婴儿和儿童分别为 6~30ml 和 25ml,成人中毒的乙醇量个体差异很大,一般为 70~85ml,其致死量为 250~500ml。血中乙醇浓度达 0.35%~0.40% 时可致人死亡。

二、临 床 表 现

ER7-5 扫一扫测一测

一次性大量饮酒或误饮用过差劣质酒而引起的中枢神经系统抑制症状,其临床表现与个人的耐受性有一定联系,具体表现如下。

(1) 兴奋期:面部潮红或苍白,眼部充血,眩晕,欣快感,情绪波动大,性格无常等。

(2) 共济失调期:兴奋后,患者的动作逐渐笨拙,身体不稳,步态蹒跚,神志错乱,语无伦次，吐词不清等。

（3）昏迷期：患者沉睡，呼吸缓慢、有鼾声、颜面苍白、皮肤湿冷、口唇微绀、瞳孔正常或散大，心率加快，血压、体温下降，或有呕吐，大、小便失禁，偶有脑水肿。如有延髓受抑制，则可引起呼吸运动中枢和血管运动中枢麻痹，因而发生呼吸衰竭和循环衰竭，甚至引起死亡。小儿摄入中毒剂量后，很快进入沉睡，不省人事，一般无兴奋阶段。由于严重低血糖可发生惊厥，患儿亦可出现高热、休克、颅内压升高等。在咳嗽、吞咽和呕吐时，如果吸入酒精饮料，可引起吸入性肺炎或急性肺水肿。

三、常用药物治疗方案

1. 治疗目标　缓解酒精中毒症状。

2. 常用药物　葡萄糖、胰岛素、碳酸氢钠、维生素、美他多辛、苯二氮䓬类药、纳洛酮等。

3. 救治措施　单纯急性轻度酒精中毒不需治疗，可在家观察，有肥胖通气不良等基础疾病者要嘱咐其保暖、侧卧以防止呕吐物误吸等并发症，类"双硫仑样反应"严重者宜早期对症处理。

（1）洗胃：由于乙醇吸收迅速，催吐、洗胃和活性炭不适用于单纯酒精中毒患者。应评估病情，权衡利弊，洗胃建议仅限于以下情况之一者：

1）饮酒后 2 小时内无呕吐，评估病情可能恶化的昏迷患者。

2）同时存在或高度怀疑其他药物或毒物中毒。

3）已留置胃管特别是昏迷伴休克患者，胃管可试用于人工洗胃。洗胃液一般用 1% 碳酸氢钠液或温开水，洗胃液每次不超 200ml，总量 2000~4000ml，胃内容物吸出干净即可，洗胃时注意保护气道，防止呕吐物误吸。

（2）严重患者的治疗：静脉注射 50% 葡萄糖注射液 100ml，胰岛素 20U；同时肌内注射维生素 B_1、维生素 B_6 及烟酸各 100mg，以加速乙醇在体内的氧化，促进患者清醒。以后根据病情，可每 6~8 小时重复注射 1 次。适当补充维生素 C 有利于乙醇氧化代谢。

（3）促乙醇代谢药物：美他多辛是乙醛脱氢酶激活剂，并能拮抗急、慢性酒精中毒所引起的乙醇脱氢酶活性下降，加速乙醇及其代谢产物乙醛和酮体经尿液排泄，属于促乙醇代谢药，每次 2.9g 静脉滴注给药。

（4）给患者适当保暖：如有脱水现象，应立即补液，低血压时，用升压药物及其他抗休克疗法。

（5）急性酒精中毒：应慎用镇静药，烦躁不安、过度兴奋者，可用小剂量苯二氮䓬类药；有惊厥者可酌用地西泮、10% 水合氯醛等。勿用吗啡和巴比妥类药，以防加重呼吸抑制。

（6）血液透析：可用于病情危重或经常规治疗病情恶化患者。

（7）常用解毒药和拮抗药：纳洛酮能解除酒精中毒的中枢抑制，并能促进乙醇在体内转化，缩短昏迷时间，有催醒作用。纳洛酮可肌内或静脉注射，每次 0.4~0.8mg，静脉注射 1~2 分钟可达到峰浓度，必要时可间隔 1 小时重复给药。纳洛酮为可致肺水肿、心室颤动。须注意纳洛酮与其他兴奋药合用可出现激动不安、血压升高、室性心律失常。

第 4 节 有机磷中毒的用药

一、概　述

有机磷农药是目前使用最多的农药，品种多，大多数有剧毒，如生产、运输或使用不当可发生急、慢性中毒，也可因误服、自服或食用被污染的食物而引起中毒。

二、临床表现

有机磷农药急性中毒后，经一定的潜伏期即开始出现相应的临床症状。经消化道中毒者，其潜伏期约 30 分钟，空腹时潜伏期更短；皮肤接触者潜伏期 8～12 小时，呼吸道吸入在 1～2 小时发病。

```
ER7-6 扫一扫测一测
```

1. 有机磷农药中毒所出现的症状　根据中毒剂量、机体状态等呈现出不同的表现，主要是有机磷杀虫药进入体内抑制乙酰胆碱酯酶的活性，引起体内生理效应部位的乙酰胆碱大量堆积，而出现以下 3 类症状。

（1）毒蕈碱样症状：主要是副交感神经异常兴奋，导致内脏平滑肌、腺体及汗腺等兴奋，产生与毒蕈碱中毒类似的症状。表现为恶心、呕吐、腹痛、腹泻、瞳孔缩小、视物模糊、多汗、流涎、支气管痉挛、呼吸道分泌物增多、呼吸困难、发绀等症状，也称 M 样症状。

```
ER7-7 扫一扫测一测
```

（2）烟碱样症状：交感神经与运动神经受到刺激，导致交感神经节及横纹肌兴奋性增加而引起的症状。主要表现为肌肉震颤、抽搐、肌无力、心率加快、血压升高等，也称 N 样症状。

（3）中枢神经系统症状：主要表现为眩晕、头痛、烦躁不安、发热、震颤、精神恍惚、言语不清、惊厥、昏迷等，严重者出现呼吸、循环衰竭死亡。

2. 有机磷中毒分级　按照临床表现可分为轻、中、重度 3 级。

（1）轻度中毒：头痛、头晕、恶心、呕吐、乏力、多汗、胸闷、腹痛、视觉障碍等，仅有 M 样症状。血胆碱酯酶活力降至 50%～70%。

（2）中度中毒：M 样症状更加明显，出现 N 样症状，精神恍惚、言语不清、流涎、肌肉颤动、瞳孔缩小、肺部有湿啰音。血胆碱酯酶活力降为 30%～50%。

（3）重度中毒：出现 M 样、N 样症状，并同时伴有神志昏迷、惊厥、抽搐、呼吸困难、瞳孔极度缩小、口唇发绀、脉搏细速、血压下降，有肺水肿。血胆碱酯酶活力降至 30% 以下。

三、常用药物治疗方案

1. 治疗目标　维持生命体征，缓解中毒症状，挽救患者生命。

2. 治疗原则及方法

（1）脱离中毒环境，脱去被毒物污染衣服，用肥皂水或 1%～5% 碳酸氢钠溶液反复清洗被污染的皮肤和头皮、指甲等，彻底清除体表未被吸收的毒物。

（2）洗胃：用 2% 碳酸氢钠（敌百虫中毒者忌用）可间隔 3～4 小时重复洗胃，直到洗出液清亮为止，清水或 1：5000 的高锰酸钾溶液（对硫磷中毒者忌用）反复洗胃，然后给予硫酸镁导泻。

（3）应用解毒剂：根据病情选择药物种类和用药途径，要求早期、适量、联合、重复应用。

1）阿托品：主要用于对抗外周 M 受体兴奋症状，对 N 样受体作用不明显，每隔 10～30 分钟给药 1 次，根据病情轻重，可由每次 1～2mg 到每次 10～20mg 的使用范围内调整给药方案，出现"阿托品化"症状应立即停药。"阿托品化"症状主要表现为口干、皮肤干燥、心率增快等症状。

2）氯解磷定：也称氯磷定，是临床首选的有机磷药物中毒解毒药。根据病情程度选择药物剂量，轻度中毒无须重复用药，若中毒程度较深，则首次用药要足，并重复用药，保持较大的维持剂量，直到血液中的乙酰胆碱酯酶活性恢复到 50%～60% 以上为止。

3）碘解磷定：又称解磷定，仅能静脉注射，是临床上次选的解毒药。

ER7-8 扫一扫测一测

（4）血液净化技术：在治疗重症有机磷中毒时有显著疗效，可选用血液透析、腹膜透析或血液灌流。

（5）对症治疗：维持呼吸功能，防治脑水肿、心搏骤停及感染。当中毒症状缓解后，要继续观察 3～5 日，积极治疗中毒患者伴发的多种并发症。

第 5 节　重金属中毒的用药

一、疾 病 概 述

重金属中毒包括铅、汞、铋、砷、铬中毒等，中毒时可有神经系统、呼吸系统、消化系统等组织器官损害，严重时可导致死亡。本节论述铅中毒和汞中毒。

铅中毒主要有近期铅接触或服用铅化合物史，主要损害神经系统、消化系统、造血系统器官及肾脏，伴典型的腹绞痛，血、尿铅含量增高可确诊。职业性铅中毒途径主要通过吸入粉尘、蒸汽及烟中的铅及其化合物等。急性铅中毒主要通过消化道摄入。

急性汞中毒主要是口服升汞等汞化合物引起，慢性汞中毒大多数由长期吸入汞蒸气引起，少数是汞制剂导致。罕见由环境污染引起的汞中毒事件。

二、临 床 表 现

1. 铅中毒　神经系统、消化系统症状和贫血。

（1）急性铅中毒：以神经系统症状，及周围神经症状为主，但是腹部没有明显的压痛点和肌紧张。少数患者有消化道出血，严重中毒数日后出现贫血、铅毒性脑病。

（2）慢性铅中毒：出现头痛、头晕、乏力、失眠、烦躁、多梦、记忆力减退、四肢麻木、腹痛、食欲减退及便秘等症状。

2. 汞中毒　根据 GB289-2007《职业性汞中毒诊断标准》，确定汞中毒的诊断及分级标准。

（1）急性汞中毒：口服中毒患者或短期内接触高浓度汞蒸气患者，表现出起病急骤，有发热及呼吸困难等全身症状，根据中毒情况，表现为口腔牙龈炎、胃肠道、肾脏损害的轻重程度不同。

（2）慢性汞中毒：主要为慢性密切接触汞者。首发神经衰弱症状，病情发展到一定程度时出现三大典型表现：易兴奋症、意向性震颤和口腔炎。

1）轻度中毒：神经衰弱综合征、口腔 - 牙龈炎、手指震颤可伴有舌、眼睑震颤，近端肾小管功能障碍，如尿低分子蛋白含量增高、肌酐升高。

2）中度中毒：在轻度中毒基础上，具有性格情绪改变，或上肢粗大，或明显肾脏损害。

3）重度中毒：可有慢性中毒性脑病。

三、常用药物治疗方案

1. 治疗目标　缓解中毒症状，驱铅、驱汞治疗。

2. 常用药物　①铅中毒：金属络合剂（喷替酸钙钠、依地酸钙钠、二巯丁二钠）、阿托品等。②汞中毒：金属络合剂（二巯丙磺钠、二巯丙醇、二巯丁二钠、青霉胺）。

3. 铅中毒

（1）清除毒物：脱离污染源，对急性口服中毒者应立即用 1% 硫酸镁或 2% 硫酸钠及清水洗胃，以形成难溶性铅盐，阻止铅吸收。给予 20～30g 硫酸钠灌服导泻，也可灌服药用炭吸附毒物，由大便排出。

（2）驱铅治疗：采用络合剂驱铅治疗。给予依地酸钙钠、二巯丁二钠等，用法用量均为 1g 加入 5% 葡萄糖注射液 250ml 中，静脉滴注，每日 1 次，或 0.25～0.5g 肌内注射，每日 2 次，连用 3 天，4 天为 1 个疗程。由于络合剂不能清除骨组织中的铅，导致血铅水平的反弹，需进行驱铅治疗 2～4 个疗程。二巯丁二钠尚可口服给药，0.5g 口服，每日 3 次，疗程同上。

（3）对症治疗：腹绞痛给予阿托品 0.5mg 肌内注射，或 10% 葡萄糖酸钙注射液 10ml 静脉注射。重症铅性脑病应给予糖皮质激素、脑水肿应头部降温给予利尿脱水药物。

4. 汞中毒　治疗原则是尽快脱离毒物，静卧、保暖，采用二巯丙磺钠进行驱汞治疗，并进行对症支持治疗与健康教育。

（1）驱汞治疗：尿汞正常者驱汞试验，尿汞高于 45μg/d，提示有过量吸收存在，可采用解毒剂治疗。

1）二巯丙磺钠：用于急性金属中毒救治时可静脉注射，每次 5mg/kg，每 4～5 小时 1 次，第 2 天，每日 2～3 次，以后每日 1～2 次，7 天为 1 个疗程。慢性中毒的用药原则是小剂量间歇用药，每次 2.5～5mg/kg，每日 1 次，用药 3 日停 4 日为 1 个疗程，一般用 3～4 个疗程。高敏体质或对巯基化合物有过敏史的患者应慎用或禁用。一旦发生过敏应立即停药，并对症治疗，必要时采用脱敏治疗。轻症者可用抗组胺药，反应严重者应用肾上腺素或肾上腺皮质激素，当汞中毒肾损害尿量 ≤ 400ml/d 以下者不宜使用。

2）二巯丙醇：急性中毒患者成人常用肌内注射剂量为 2～3mg/kg，第 1、2 天，每 4～6 小时 1 次。第 3 天改为每 6 小时 1 次，第 4 天起减少到每 12 小时 1 次，疗程一般为 10 天。需注意的是严重肝功障碍者、严重高血压、心力衰竭和肾衰竭患者禁用，对花生或花生制品过敏者，不可应用。用本药前后应测量血压和心率，治疗过程中要检查尿常规和肾功能。由于本药与金属的络合物在酸性条件下容易离解，故应碱化尿液，保护肾脏。两次给药间隔时间不得少于 4 小时。

3）青霉胺：一日 1g，分 4 次服用，5～7 日为 1 个疗程，停药 2 天后，开始第 2 个疗程，一般 1～3 个疗程。需注意的是青霉素过敏者禁用。

4）二巯丁二钠：肌内注射，每次 0.5g，每日 2 次；缓慢静脉注射，急性中毒，首次 2g，用注射用水稀释，以后每次 1g，1 小时给予 1 次，共 4～5 次。慢性中毒，每次 1g，每日 1 次，疗程 5～7 天，可间断用药 2～3 个疗程。

（2）对症支持：治疗重症患者补液，纠正水、电解质平衡；口腔炎治疗：口腔护理的同时给予 2% 碳酸氢钠或 0.02% 氯己定、盐水含漱；接触性皮炎给予 3% 硼酸湿敷；汞中毒性脑病难以治愈。

（王建鹏　李梦琪　周晓莉）

实 训 部 分

项目一　收方及处方审核技能训练

【工作目标】

1. 能正确区分处方的种类，说出处方的结构和处方书写的规则。

2. 能对处方用药适宜性进行初步审核。

3. 学会对处方的限量管理。

【工作准备】

1. 环境　模拟药房。

2. 物品　处方集（包括不同性质种类的处方示例、处方合法性和用药适宜性常见错误的不合格处方示例、审核合格的处方示例）。

3. 工作人员　着装规范，仪容仪表整洁，药患沟通能力较强。

【工作任务】

任务一　接　收　处　方

（一）分配任务

在模拟药房中，向各小组分发展示不同开具方式（计算机开具或手写处方）和性质的处方：普通处方、急诊处方、儿科处方、麻醉药品和第一类精神药品处方、第二类精神药品处方。

（二）执行任务

1. 请小组学员区分处方的种类。

2. 请小组学员逐一辨识处方的结构。

3. 请小组学员根据《处方管理办法》评价处方书写是否符合规范，并作点评。

（三）分享交流

请各小组代表演示接收处方并区分处方种类、说出处方结构和处方书写的规则并进行点评，请小组其他成员补充介绍。

（四）工作评价

组织各小组参照附录一认识处方及收方技能考核评分表完成过程性考核评价。

任务二　处　方　审　核

（一）分配任务

教师创设情境，向各小组分发训练所需处方（包括合格处方和包含不同问题的多种不合格处方）。

子任务一：处方合法性审核。

子任务二：处方用药适宜性审核。

子任务三：处方审核。

（二）执行任务

各小组根据任务要求，模拟执业药师或具有药师以上专业技术职务任职资格的人员开展小组讨论，按处方审核流程逐项审核，填写审核结果和结论，并根据审核结论进行分析处理。

（三）分享交流

请各小组代表演示处方审核流程，汇报各项审核结果并对审核不合格项目做出分析，根据审核结论做出相应的处理。请小组其他成员补充介绍。

（四）工作评价

参照附录二处方审核结果记录及技能考核评分表完成过程性考核评价。

项目二　处方调配、核对与发药技能训练

【工作目标】

1. 能根据处方调配流程及要求完成处方调配。

2. 能按照"四查十对"内容要求完成处方核对。

3. 能按要求发药并提供正确完整的用药指导与咨询。

【工作准备】

1. 环境　模拟药房。

2. 物品　常用医药商品的包装盒和药品使用说明书（或药品实物），药袋粘贴标签。

3. 工作人员　着装规范，仪容仪表整洁，药患沟通能力较强。

【工作任务】

任务一　处方调配

（一）分配任务

教师创设情境，设计出药品调配的工作流程及问题，包括收方、审核过程中就有问题的处方与医师的沟通，规范书写药袋内容，向患者发放药品的用药指导等事宜。

（二）执行任务

各小组根据任务要求，模拟药学服务工作人员开展处方调配工作。

（三）分享交流

请各小组代表展示处方调配结果。

（四）工作评价

组织各小组参照附录三处方调配、核对、发药技能考核评分表完成过程性考核评价。

任务二　核对与发药

（一）分配任务

教师创设情境，向各小组分发训练所需处方和调配的药品。

（二）执行任务

各小组根据任务要求，分角色扮演取得药学专业技术职务任职资格的药学服务工作人员和

患者，模拟开展处方核对、发药，创设发药环节的流程情境：①患者身份；②药品与处方的相符性；③检查药品外观质量方法；④发现配方错误的处理流程；⑤给患者交代药品的用法用量、注意事项等，给患者专业的用药指导。

（三）分享交流

请各小组代表展示处方核对、发药、用药指导与咨询服务过程，小组成员补充。

（四）工作评价

各小组参照附录三处方调配、核对、发药技能考核评分表完成过程性考核评价。

项目三　患者用药咨询

【工作目标】

1. 能准确定位患者咨询的问题，利用专业知识进行解答。

2. 能把握患者咨询时的特殊注意事项。

3. 学会与患者进行良好的沟通。

【工作准备】

1. 药学专业人员着装应符合职业要求。

2. 药学专业人员的职业礼仪。

3. 严格按照实训操作规程进行实训。

4. 药学专业人员做好登记工作。

【工作任务】

两名学生为一组，抽签决定药师（A）、咨询者（B）的扮演。按照情境提出要求，在模拟药房进行角色扮演。

1. 情境提要

（1）咨询者为老年患者，患糖尿病6年，无其他基础疾病。

（2）咨询问题：听病友介绍诺和锐30制剂效果好，自己现用诺和锐50制剂，想更换可以吗？

2. 解析

（1）药师的着装应符合职业要求，着白大衣。

（2）患者为老年人，药师与患者的沟通过程中，语速应较慢、语调适宜、用词应简单易懂、面带微笑，给患者舒适的交流仪态。

（3）咨询解答过程

1）询问患者基本疾病情况，用药情况。例如：老人家，您患糖尿病有多少年？平时是用什么药物控制血糖的？血糖控制得理想吗？

2）根据患者回答，分析解答。①如果患者近期血糖控制不理想，应尽快就医，由专业医师提供治疗方案的变更意见。如果患者近期血糖控制良好，说明现有血糖控制方案适合患者，勿轻易更改。②仔细向患者介绍两种胰岛素制剂的差异。诺和锐50制剂是指100U中，门冬胰岛素和精蛋白门冬胰岛素按50：50混合。诺和锐30制剂是指100U中，门冬胰岛素和精蛋白冬胰岛素按30：70混合。二者成分一致，但混合的比例不同，药效也会不同。门冬胰岛素为速效胰岛素，比例越低，迅速降糖作用越弱。精蛋白门冬胰岛素是一种中效胰岛素类似物，它的比例越高，药效相对较长。患者想更换为含精蛋白门冬胰岛素比例更高的诺和锐 30 制剂，按照现在注射剂量可能造成餐后血糖控制不理想，也可增加发生低血糖的风险，建议患者不要更换。

3）对患者进行用药教育。不同患者患相同疾病，病理生理情况都会有个体差异，患者应根据自身疾病情况，经诊疗后遵从医师、药师建议用药，而不能盲目听信他人介绍擅自换药或停药。就目前患者使用的胰岛素制剂，强调使用注意事项：该制剂应放在冰箱冷藏室保存；使用之前应混匀，恢复室温再注射；每次注射应更换针头，在同一区域轮转注射。同时提醒患者定期做好血糖监测，并记录。

项目四　安宁疗护用药服务与管理

【工作目标】

1. 能正确解读安宁疗护常用药品的使用说明书。

2. 能根据典型安宁疗护的处方开展药学服务，并能正确管理安宁疗护工作过程中使用的麻、精药品。

3. 能自觉运用药学服务礼仪和沟通技巧向生命末期患者提供药学服务。

【工作准备】

1. 环境　模拟药房。

2. 物品　常用安宁疗护药物的包装盒和药品使用说明书（或药品实物）、保险柜、麻、精一、精二药品交班登记本、专用账册、逐日消耗统计本。

3. 工作人员　着装规范，仪容仪表整洁，药患沟通能力较强。

【工作任务】

任务一　认识常用安宁疗护药物

在模拟药房中，展示安宁疗护药物的常用药物：盐酸吗啡片、硫酸吗啡注射液、盐酸哌替啶注射、枸橼酸芬太尼注射液、地西泮注射液、盐酸曲马多片、对乙酰氨基酚、萘普生、布洛芬、阿米替林、番泻叶、甲氧氯普胺、多潘立酮、氟哌啶醇、丁溴酸东莨菪碱、地塞米松等。

1. 请小组学员说出药品的分类、商品名和通用名。

2. 请小组学员分别阅读药品使用说明书，并按药品名称、成分、性状、作用类别、适应证、规格、用法用量、不良反应、禁忌证、注意事项、有效期等向小组其他成员讲解药物合理使用与管理。

任务二　典型安宁疗护的药学服务

（一）展示案例

患者，43 岁，女，在一家外贸公司任销售经理，是一名资深白领。由于平时工作繁忙，经常出差，生活作息不规律，经常肠胃不适。前年开始出现便血，经过诊断，确定为"直肠癌晚期"。杨女士向公司请了病假，开始住院进行治疗。1 年间她进行多疗程化放疗和"直肠癌手术"。但突然病情恶化，她觉得肛门坠胀剧烈，疼痛难忍受，腰背、骶尾剧痛牵拉左下肢呈触电样疼痛，诊断为直肠癌晚期。医师处方如下。

```
                                                              ┌─────┐
                                                              │ 麻  │
                                                              │ 精一 │
                       ×××医院处方笺                          └─────┘

   门诊号 ×××          科室 ×××          处方号 ×××
   姓名 ××              性别 女            年龄 43 岁
   费别 √医保□非医保              医保/就诊卡号：××××
   临床诊断：直肠癌晚期            日期：××××年××月××日
   住址/电话：_____     身份证号码：_____
   代办人姓名：_____     身份证号码：_____
   ─────────────────────────────────────────────────────────

   R：
   盐酸吗啡缓释片          30mg×6 片
                          Sig.  30mg  q12h  p.o.

   ─────────────────────────────────────────────────────────
   该处方结束，以下为空白！
   ─────────────────────────────────────────────────────────

   医师：××                    金额（元）：_____
   药师（审核、核对、发药）_____  药师/士（调配）_____
   取药人：_____     发出药品批号：_____
   病情需要：_____
   特别提示：按卫生部、国家中医药管理局卫医发（2002）24 号文件规定：
             为保证患者用药安全，药品一经发出，不得退换。
```

（二）分发处方，模拟训练

请各组学员按患者接待—收方、审方—核价、付款—调配、核对、发药—用药教育与咨询—销售登记麻、精一、精二药品管理及处方保管流程进行角色扮演，模拟药学服务。

【工作评价】

参照附录四药学服务综合技能考核评分表完成过程性考核评价。

项目五　特殊药品管理与使用

【工作目标】

1. 具备正确调剂门诊长期使用麻醉药品、精神药品的能力。

2. 能合理处理涉及麻醉药品、精神药品的相关问题。

3. 能合理对住院麻醉药品进行调剂。

【工作准备】

1. 环境　模拟门诊药房、药品库及特殊药品库房。

2. 物品　门诊长期使用麻醉精神药品的调剂视频、处方、麻醉药品精神药品模拟品、相关管理规定（光盘等）。住院麻醉药品管理流程视频、处方、模拟麻醉药品和第一类精神药品相关知识支持（光盘等），麻醉、精一、精二药品管理的医疗文书资料样本，门诊特殊药品模拟保险柜管理。可分设三个情景进行管理培训：①药剂科对医务人员使用特殊药品的管理；②药剂科对门诊药房、库房人员的管理特殊药品的要求；③药剂科对患者使用特殊药品的监控与管理；④药剂科在药物信息分析中对特殊药品的管理。

3. 工作人员　着装规范，仪容仪表整洁，工作作风严谨。

【工作任务】

任务一　门诊长期使用麻醉药品、精神药品的调剂

1. 学生分组，设立组长。

2. 观看门诊长期使用麻醉药品、精神药品调剂流程视频，并及时记录视频中的操作要点，以便回答相关问题。

3. 开展分组看视频回答问题环节，增加学生对视频内容的理解。问题由带教老师预先设定：可考虑设立以下问题：①如何正确评价患者的疼痛级别？②麻醉药注射剂、缓控制剂和其他剂型的处方常用量有何规定？③患者每次使用后留下的空瓶、废贴要保留吗？④药师审查处方主要内容有哪些？和普通处方审查最大区别在哪些方面？⑤对不合格处方，药师能自行签名和修改吗？⑥药房的麻醉药品登记表需要填写哪些内容？⑦整个操作过程涉及哪几个人参与调配过程？

4. 分别给各组发放一张麻醉药处方，让学生结合视频内容，写出一份模拟情境对话，并上台进行模拟训练。

5. 学生分组完成以下讨论和作业。

6. 教师点评，批改作业。

＊讨论

1. 癌症三级镇痛阶梯疗法指导原则中，分哪三个阶梯，分别用哪类药？

2. "从患者手中回收的药品，在检查完好的情况下可以使用。"这句话对吗？如果不对，请给出理由。

＊作业

1. 结合除痛病历手册，谈谈作为药学人员如何指导患者办理除痛病历？

2. 画出门诊长期使用麻醉精神药品调剂流程图。

3. 因癌症疼痛长期使用麻醉药镇痛的患者，如何进行特殊药品的管理？

任务二　住院麻醉药品、精神药品使用管理

1. 学生分组，设立组长。

2. 观看住院麻醉药品管理流程视频，并及时记录视频中的操作要点，以便回答相关问题。

3. 开展分组看视频回答问题环节，提高学生对视频内容的理解。问题由带教老师预先设定，可考虑设立以下问题：①纳入医疗机构管理的麻醉药品和精神药品主要有哪些；②麻醉药品和精神药品常用剂型有哪些；③什么是麻醉药品的五专管理；④什么是"四查十对"；⑤回收空安瓿放在哪里，如何处理；⑥如果护士取药后，在路途中打破麻醉药品，该如何处理；⑦整个操作过程有监控录像吗？

4. 分别给各组发放一张麻醉药处方和一张第一类精神药品处方，让学生结合视频内容，选其中一张处方写出一份模拟情境对话，并上台进行模拟训练。

5. 学生分组完成以下讨论和作业。

*实训论题

1．作为一名药师，如何才能规范地审查、发放和管理麻醉药品和精神药品。

2．国家对麻醉药品和精神药品的管理法规有哪些？不同法规的制定目的是什么，使用范畴是什么？

*实训作业

1．病房麻醉药品专管护士如何申领麻醉药品？

2．麻醉药品、精神药品处方审核内容包括哪些？

3．画出住院药房发放麻醉药品的工作流程图，并写出工作要点。

4．判断以下药物哪些是麻醉药品？哪些是第一类精神药品，哪些是第二类精神药品：美沙酮、乙基吗啡、芬太尼、可待因、哌替啶、三唑仑、地西泮、司可巴比妥、氯丙嗪、阿普唑仑、哌甲酯、曲马多、劳拉西泮。

【工作评价】

参照附录四药学服务综合技能考核评分表完成过程性考核评价。

项目六　药物治疗方案制订——以支气管哮喘治疗为例

【工作目标】

1．能正确解读临床常用治疗支气管哮喘药物的使用说明书。

2．学会评价和调整支气管哮喘药物治疗方案的方法和步骤。

3．能自觉运用药学服务礼仪和沟通技巧开展典型支气管哮喘患者的药学服务、健康教育。

【工作准备】

1．环境　模拟药房、药店、住院病区。

2．物品　常用治疗支气管哮喘药物的包装盒和药品使用说明书（或药品实物），模拟案例的处方。

3．工作人员　着装规范，仪容仪表整洁，对同类药品熟悉。

【工作任务】

任务一　认识常用治疗支气管哮喘的药物

在模拟环境中，展示治疗支气管哮喘药物的常用制剂：茶碱缓释片、吸入用布地奈德混悬液、沙丁胺醇、特布地林（博利康尼）、盐酸丙卡特罗片、异丙托溴铵、醋酸泼尼松、酮替芬、色甘酸钠、孟鲁司特、扎鲁司特等。

1．请小组学员说出药品的分类、商品名和通用名。

2．请小组学员分别阅读药品使用说明书，并按药品名称、成分、性状、作用类别、适应证、规格、用法用量、不良反应、禁忌证、注意事项、有效期等向小组其他成员讲解药物使用说明。

3．各小组分别练习按药物用途、剂型及分类管理要求陈列，养护药品。

任务二　典型支气管哮喘患者的治疗方案制订

（一）展示案例

患者，男，53岁，公务员。4年前患者出现气喘，此后多冬春季发作。实验室检查结果：支气管激发试验阳性，确诊为支气管哮喘。近两个月来，患者症状加重，气喘反复发作，活动后加重，偶尔有凌晨发作，对活动和睡眠产生影响。肺功能显示：FEV_1（第1秒末用力呼气量）为预计值的82%。听诊情况：双肺可闻及散在哮鸣音，诊断为支气管哮喘Ⅱ级。医师处方如下。

×××医院处方笺

门诊号 ×××　　　　科室 ×××　　　　处方号 ×××

姓名 ××　　　　　　性别 男　　　　　　年龄 53 岁

联系电话：×××

费别 √医保□非医保　　　　　　医保/就诊卡号：××××

临床诊断：支气管哮喘Ⅱ级　　　　日期：××××年××月××日

R:

沙丁胺醇气雾剂	140μg×200 揿 ×1 支
	Sig. 1～2 揿/次　p.r.n.　吸入
氨茶碱片	0.1g×9 片
	Sig. 0.1g　3 次/日　p.o.
倍氯米松气雾剂	50μg×200 揿 ×1 支
	Sig. 2～3 揿/次　2～3 次/日　吸入
酮替芬胶囊	1mg×6 片
	Sig. 1mg　2 次/日　p.o.
异丙托溴铵气雾剂	20μg×200 揿 ×1 支
	Sig. 0.02～0.04mg　3～6 次/日　吸入

该处方结束，以下为空白！

医师：××　　　　　　　　金额（元）：_____

药师（审核、核对、发药）：_____　药师/士（调配）：_____

病情需要：_____

特别提示：按卫生部、国家中医药管理局卫医发（2002）24 号文件规定：
　　　　　为保证患者用药安全，药品一经发出，不得退换。

（二）分发处方，模拟训练

　　请各组学员参考展示案例，或自行分类创设支气管扩张药、抗炎平喘药、抗过敏平喘药、中药类等，对案例进行治疗方案评价与调整训练。按询问患者病情、制订药物治疗方案、接待—收方、审方—核价、付款—调配、核对、发药—用药教育与咨询进行角色扮演，模拟药学服务。

【工作评价】

参照附录四药学服务综合技能考核评分表完成过程性考核评价。

项目七　感冒患者的药学服务

【工作目标】

1. 能正确解读临床常用感冒药的使用说明书。

2．能根据普通感冒患者和流感患者的处方开展药学服务。

3．能自觉运用药学服务礼仪和沟通技巧开展普通感冒患者的药学服务。

【工作准备】

1．环境　模拟药店、门诊药房。

2．物品　常用感冒药物的包装盒和药品使用说明书（或药品实物）。

3．工作人员　着装规范，仪容仪表整洁，熟悉普通感冒的常用药物。

【工作任务】

任务一　认识常用感冒药

在模拟药房中，展示常见感冒药物：美扑伪麻片（新康泰克）、复方氨酚烷胺片（感康）、氨酚伪麻美芬片/氨麻苯美片（白加黑）、酚麻美敏混悬液（泰诺）、999 感冒灵颗粒、磷酸奥司他韦胶囊等。

1．请小组学员说出药品的分类、商品名和通用名。

2．请小组学员分别阅读药品使用说明书，并按药品名称、成分、性状、作用类别、适应证、规格、用法用量、不良反应、禁忌证、注意事项、有效期等向小组其他成员讲解药物使用说明。

任务二　感冒患者的药学服务

（一）展示案例

患者，女，31 岁。因咳嗽、流清涕、伴有低热 3 天来医院就诊，经诊断为流行性感冒。医师处方如下。

×××医院处方笺

门诊号×××　　　　科室×××　　　　处方号×××

姓名××　　　　　　性别 女　　　　　　年龄31 岁

联系电话：×××

费别√医保□非医保　　　　医保/就诊卡号：××××

临床诊断：流行性感冒　　　　日期：××××年××月××日

R:

磷酸奥司他韦胶囊　　　　75mg×10×1 盒

　　　　　　　　　　　　Sig. 75mg　2 次/日　口服

对乙酰氨基酚片　　　　　0.3g×12×1 盒

　　　　　　　　　　　　Sig. 0.3g　1 次/日　口服

川贝清肺糖浆　　　　　　180ml×1 瓶

　　　　　　　　　　　　Sig. 10ml　3 次/日　口服

该处方结束，以下为空白！

```
医师：×× 　　　　　　　　　　金额（元）：＿＿＿＿＿＿＿
药师（审核、核对、发药）：＿＿＿＿＿＿药师/士（调配）：＿＿＿＿＿＿
病情需要：＿＿＿＿＿＿＿
特别提示：按卫生部、国家中医药管理局卫医发（2002）24号文件规定：
　　　　　为保证患者用药安全，药品一经发出，不得退换。
```

（二）分发处方，模拟训练

请各组学员参考展示案例或自行创设，准备案例进行用药方案及评价训练，按患者接待—收方、审方—核价、付款—调配、核对、发药—用药教育与咨询—销售登记、处方保管流程进行角色扮演，模拟药学服务。

【工作评价】

参照附录四药学服务综合技能考核评分表完成过程性考核评价。

项目八　典型高血压病患者的药学服务

【工作目标】

1. 能正确解读临床常用降压药的使用说明书。

2. 能根据典型高血压病患者的处方开展药学服务。

3. 能自觉运用药学服务礼仪和沟通技巧开展典型高血压病患者的药学服务和健康教育。

【工作准备】

1. 环境　模拟门诊药房、住院病区。

2. 物品　常用降压药物的包装盒和药品使用说明书（或药品实物），血压计。

3. 工作人员　着装规范，仪容仪表整洁，熟悉高血压病相关药物品种、作用、适应证、制剂、用法及药物评价。

【工作任务】

任务一　认识常用降压药

在模拟药房中，展示降压药物的常用制剂：氢氯噻嗪、普萘洛尔、硝苯地平、氨氯地平、卡托普利、培哚普利、氯沙坦、地尔硫䓬、维拉帕米、硝普钠等。

1. 请小组学员说出药品的分类、商品名和通用名。

2. 请小组学员分别阅读药品使用说明书，并按药品名称、成分、性状、作用、类别、适应证、规格、用法用量、不良反应、禁忌证、注意事项、有效期等向小组其他成员讲解药物使用说明。

任务二　典型高血压病患者的药学服务

（一）展示案例

患者，男，68岁。因头晕、头痛心悸、眼花、耳鸣1个月余就医，经检查测得血压为160/98mmHg。诊断为高血压2级。医师处方如下。

```
                          ×××医院处方笺
门诊号 ×××            科室 ×××              处方号 ×××
姓名 ××               性别 男               年龄 68 岁
联系电话：××××
费别  √医保□ 非医保            医保 / 就诊卡号：××××

临床诊断：高血压 2 级           日期：××××年××月××日

R：
硝苯地平缓释片          10mg×20×1 盒
                      Sig. 10mg    2 次 / 日   口服
卡托普利片            12.5mg×30×1 盒
                      Sig. 12.5mg  3 次 / 日   口服


该处方结束，以下为空白！


医师：××                     金额（元）：_____
药师（审核、核对、发药）：_____ 药师 / 士（调配）：_____
病情需要：_____
特别提示：按卫生部、国家中医药管理局卫医发（2002）24 号文件规定：
          为保证患者用药安全，药品一经发出，不得退换。
```

（二）分发处方，模拟训练

请各组学员参考展示案例或自行创设，准备案例进行谈论训练。按患者接待—收方、审方—核价、付款—调配、核对、发药—用药教育与咨询—销售登记、处方保管流程进行角色扮演，模拟临床药学服务。

【工作评价】

参照附录四药学服务综合技能考核评分表完成过程性考核评价。

项目九　典型心绞痛患者的药学服务

【工作目标】

1. 能正确解读硝酸酯及亚硝酸类药的使用说明书。

2. 能根据典型心绞痛患者的处方开展药学服务。

3. 能自觉运用药学服务礼仪和沟通技巧开展典型心绞痛患者的药学服务和健康教育。

【工作准备】

1. 环境　模拟门诊药房、药店、住院病区。

2. 物品　常用抗心绞痛药物的包装盒和药品使用说明书（或药品实物），血压计。

3. 工作人员　着装规范，仪容仪表整洁，熟悉抗心绞痛药物的药理作用、适应证、用法用量、药物评价。

【工作任务】

任务一　认识常用抗心绞痛药

在模拟药房中，展示抗心绞痛药物的常用制剂：硝酸甘油、单硝酸异山梨酯、普萘洛尔、硝苯地平、维拉帕米等。

1. 请小组学员说出药品的分类、商品名和通用名。

2. 请小组学员分别阅读药品使用说明书，并按药品名称、成分、性状、作用类别、适应证、规格、用法用量、不良反应、禁忌证、注意事项、有效期等向小组其他成员讲解药物使用说明。

任务二　典型心绞痛患者的药学服务

（一）展示案例

患者，男，64岁。反复发作劳累后胸骨后压榨性疼痛，向左肩部放射，在当地医院检查。诊断为冠心病，心绞痛。给予药物治疗，处方如下：

×××医院处方笺

门诊号 ×××　　　　科室 ×××　　　　处方号 ×××

姓名 ××　　　　　　性别 男　　　　　年龄 64 岁

联系电话：××××

费别　√医保□非医保　　　　医保/就诊卡号：××××

临床诊断：冠心病，心绞痛　　　日期：××××年××月××日

R:

硝酸甘油片　　　　　0.5mg×100 片

　　　　　　　　　　Sig. 0.5mg　p.r.n 舌下含服

普萘洛尔片　　　　　10mg×30 片

　　　　　　　　　　Sig. 10mg　t.i.d p.o.

该处方结束，以下为空白！

医师：××　　　　　　　　金额（元）：＿＿＿＿＿＿

药师（审核、核对、发药）：＿＿＿＿　药师/士（调配）：＿＿＿＿＿

病情需要：＿＿＿＿＿＿

特别提示：按卫生部、国家中医药管理局卫医发（2002）24号文件规定：

　　　　　　为保证患者用药安全，药品一经发出，不得退换。

（二）分发处方，模拟训练

请各组学员参考展示案例或自行创设，准备案例进行谈论训练。按患者接待—收方、审方—核价、付款—调配、核对、发药—用药教育与咨询—销售登记、处方保管流程进行角色扮演，

模拟临床药学服务。

【工作评价】

参照附录四药学服务综合技能考核评分表完成过程性考核评价。

项目十 消化性溃疡患者的药学服务

【工作目标】

1. 能正确解读常用消化性溃疡药品的使用说明书。

2. 初步评价和调整消化性溃疡药物治疗方案的方法。

3. 学会运用专业知识对消化性溃疡患者进行药学服务和健康教育。

【工作准备】

1. 环境　模拟门诊药房、住院病区、药店。

2. 物品　常用消化性溃疡药物的包装盒和药品使用说明书（或药品实物），胃镜检查报告。

3. 工作人员　着装规范，仪容仪表整洁，熟悉消化性溃疡药物的药理作用、适应证、用法用量、药物评价。

【工作任务】

任务一　认识消化性溃疡和治疗药物

1. 问病练习

（1）方法：2位同学为一组，其中一人充当典型的胃溃疡或十二指肠溃疡患者。另一人充当问病者，抽签决定问病者和患者，进行问病练习，其余同学注意观看（每位同学课前须认真预习）。

（2）问病内容

1）问主要症状：上腹疼痛居中或偏左偏右，隐痛还是胀痛，有无放射，餐前或餐后出现，进食后能否缓解，常发生季节。

2）问诱因：发病前是否饮食不规律、压力大、用过的药品。

3）问伴随症状：有无反酸、嗳气、上腹饱胀、厌食。有无黑便。

4）问诊疗经过：发病后用过什么药治疗。效果如何。做过什么检查，有无确诊。

5）问一般情况：饮食、睡眠、大小便、体重有无改变，工作是否受影响。

6）问既往病史及家族史：家中有无相同症状患者。

2. 讨论　分组讨论，指出其问病和回答的成功和不足之处，每组推出1位同学作总结性发言。

3. 优化问病练习　在总结讨论结果的基础上另选2位同学再次进行问病练习。

4. 制订药物治疗方案

（1）分组讨论，能否将上述病例确定为消化性溃疡？列出诊断依据，制订药物治疗方案。

（2）每组推出1位同学代表发言。

（3）教师总结，并带同学进行病例分析，详细说明给药依据。

5. 介绍上述治疗方案中的药品说明　药物名称、作用、用法、用量、不良反应及用药注意事项等。

【展示案例】

患者，男，41岁，汽车司机。反复上腹痛、反酸、嗳气5年，加重4天、黑粪2次，呕血。近年来常因饮食不规律及吃辛辣食物后出现上腹部隐痛，多发生在餐后2小时或深夜，伴反酸、嗳气和胃部灼热感，每次发作持续5~10天不等。自服法莫替丁可使症状缓解。4天前因过劳、关节疼痛服用吲哚美辛，出现上述症状。

处方用药：

氢氧化铝凝胶	10mg	3次/日	p.o.
云南白药	0.5g	3次/日	p.o.
奥美拉唑片	20mg	3次/日	p.o.

请分析用药是否合理，并说明理由。

【实训报告】

1. 根据问病练习中的实训病例，制订消化性溃疡患者的药物治疗方案，说明并写出应向患者交代的用药注意事项。

2. 回答实训思考中提出的问题。

3. 写出实训体会。

【工作评价】

参照附录四药学服务综合技能考核评分表完成过程性考核评价。

项目十一　缺铁性贫血患者的药学服务

【工作目标】

1. 能正确解读缺铁性贫血药物的药品说明书。

2. 学会初步评价和调整缺铁性贫血药物治疗方案的方法。

3. 具有正确推荐和介绍治疗缺铁性贫血药物的能力，并能对患者进行用药指导和健康教育。

【工作准备】

1. 环境　模拟门诊药房、住院病区、药店。

2. 物品　常用缺铁性贫血药物的包装盒和药品使用说明书（或药品实物），模拟处方。

3. 工作人员　着装规范，仪容仪表整洁，熟悉缺铁性贫血药物的药理作用、适应证、用法用量、药物评价。

【工作任务】

任务一　认识常用缺铁性贫血治疗药物

1. 问病练习

患者，女，24岁，头晕乏力，唇舌色淡，面色苍白2年。

（1）详细询问病人的病情。

（2）给出最可能的诊断。

（3）制订药物治疗方案。

（4）介绍治疗方案中的药品。

1）方法：2位同学为一组，一人充当典型的缺铁性贫血患者，另一人充当问病者。进行问病练习。（每位同学课前须认真预习）

2）内容

① 主要症状：何时发病，症状为持续性还是阵发性。

② 诱因：发病时有无明显诱因，是否有出血情况存在。

③ 伴随症状：有无头晕、耳鸣，有无心慌、胸闷，有无注意力下降、记忆力障碍。

④ 诊疗经过：发病后服用过的药，剂量、用法，取得的效果，做过的检查，有无确诊。

⑤ 一般情况：饮食、大小便、睡眠、体重有无改变。

⑥ 既往史、家族史：尤其是否有心血管病、神经系统病史，家中有无相同症状患者。

2. 讨论　分组讨论，指出询问和回答的成功之处和不足之处，每组推出 1 位同学作总结性发言。

3. 优化问病练习　在总结讨论结果的基础上另选 2 位同学再次进行问病练习。

4. 制订药物治疗方案

（1）分组讨论，如果将这例患者确定为缺铁性贫血，制订药物治疗方案。

（2）每组推出 1 位同学代表发言。

（3）教师总结，并带同学进行病例分析，详细说明给药依据。

5. 介绍上述治疗方案中的药品说明　药物名称、作用、用法、用量、不良反应及用药注意事项等。

药物治疗方案举例：

（1）硫酸亚铁片 0.3g，3 次 / 日 p.o. p.c.

（2）维生素 C 片 0.1g，2 次 / 日 p.o.

（3）右旋糖酐铁注射剂 100mg，深部 i.m. 1 次 / 日

应用铁剂治疗 5～7 天。应检查网织红细胞计数是否升高；2～4 周时应检查血红蛋白含量是否增高；2 个月左右应检查血红蛋白是否恢复正常。血红蛋白恢复正常后还应半量服药 3 个月，以补充铁的储备。

任务二　典型缺铁性贫血患者的药学服务

【展示案例】

患者，女，48 岁。因"心慌、乏力 3 年"，自己怀疑有心脏病，到当地医院心内科就诊，经检查心电图、血压等未发现有心血管疾病，血常规检查发现有贫血。请血液内科会诊，建议做骨髓穿刺，以明确诊断，患者拒绝。后因同样症状到上级医院就诊，血常规检查结果：Hb 75g/L，RBC 3.6×10^{12}/L，MCV 78fl。进一步追问病史，患者说出月经不规律 4 年。每次持续近 20 天。遂建议到妇科检查。妇科检查结果：宫颈息肉，子宫肥大症。建议手术治疗。后经手术及补充铁剂治疗痊愈。

许多贫血患者常因心慌、乏力、头晕、记忆减退，耳鸣、食欲缺乏等症状到心内科、神经内科、消化内科等科室就诊。尤其老年人、农村贫困人口，对自己病情不重视，女性患者不愿说出甚至故意隐瞒妇科病史，给诊断增加困难。因此，应仔细询问病史，找到病因，才能根治。这是缺铁性贫血诊疗的关键。

（1）如何帮助患者找到缺铁的原因？病因可能有哪些？

（2）患者拿到药物后，应嘱咐患者哪些用药注意事项（例如：不能与哪些药物同时服用、何时服药、注意复查等）？

【实训报告】

1. 根据问病练习中的实际病例，制订出缺铁性贫血患者的药物治疗方案，说明选药依据，写出应向患者交代的用药注意事项。

2. 回答实训思考中提出的问题。

3. 写出实训体会。

【工作评价】

参照附录四药学服务综合技能考核评分表完成过程性考核评价。

项目十二　糖尿病患者的药学服务

【工作目标】

1. 能正确解读临床常用糖尿病的药品使用说明书。

2. 能根据典型糖尿病患者的处方开展药学服务。

3. 能自觉运用药学服务礼仪和沟通技巧开展典型糖尿病患者的药学服务和健康教育。

【工作准备】

1. 环境　模拟门诊药房、住院病区、药店。

2. 物品　常用抗糖尿病药物的包装盒和药品使用说明书（或药品实物）。

3. 工作人员　着装规范，仪容仪表整洁，熟悉常用胰岛素、口服降糖药的药理作用、品种、适应证、剂型、用法用量及药物评价。

【工作任务】

任务一　认识常用糖尿病药

在模拟药房中，展示糖尿病药物的常用制剂：①磺脲类，如格列本脲、格列齐特、格列吡嗪、格列喹酮、格列美脲等；②双胍类，二甲双胍；③α- 葡萄糖苷酶抑制药，如阿卡波糖等；④非磺脲类促胰岛素分泌剂，如瑞格列奈等；⑤胰岛素增敏药（噻唑烷二酮类），如罗格列酮等。

1. 请小组学员说出药品的分类、商品名和通用名。

2. 请小组学员分别阅读药品使用说明书，并按药品名称、成分、性状、作用类别、适应证、规格、用法用量、不良反应、禁忌证、注意事项、有效期等向小组其他成员讲解药物使用说明。

任务二　典型糖尿病患者的药学服务

（一）展示案例

患者，男，56 岁。近 6 个月来出现口渴、喜饮水，每日饮水量约在 3000ml 以上，排尿次数及每次尿量明显增加，常有饥饿感，食量增加，体重下降 5kg。偶有心慌、头晕、乏力、出冷汗等表现，每次喝糖水或进食糕饼后症状消失。近半个月来双下肢水肿，睡前明显，晨起消退。3 个月前两次查血糖：空腹 8.6～9.0mmol/L，餐后 2 小时 14.6mmol/L、16.8mmol/L。诊断为 2 型糖尿病。医生嘱其控制饮食、体育锻炼，暂不用药。1 周前再次复查血糖，空腹及餐后血糖均未下降。医生处方如下。

```
                        ×××医院处方笺
门诊号 ×××            科室 ×××            处方号 ×××
姓名 ××               性别 男              年龄 56 岁
联系电话：×××
费别 √医保□ 非医保              医保 / 就诊卡号：××××
_____

临床诊断：2 型糖尿病              日期：××××年 ××月 ××日

R:

格列美脲片           2mg×12 片   1 盒
                     Sig. 1mg，1 次 / 日，p.o. a.c.
阿卡波糖片           50mg×30 片   1 盒
                     Sig. 25mg，3 次 / 日，p.o. 餐前
_____

该处方结束，以下为空白！
_____

医师：××                        金额（元）：_____
药师（审核、核对、发药）：_____  药师 / 士（调配）：_____
病情需要：_____
特别提示：按卫生部、国家中医药管理局卫医发（2002）24 号文件规定：
          为保证患者用药安全，药品一经发出，不得退换。
```

（二）分发处方，模拟训练

请各组学员参考展示案例或自行创设，准备案例进行训练。按患者接待—收方、审方—核价、付款—调配、核对、发药—用药教育与咨询—销售登记，进行角色扮演，模拟药学服务。

【工作评价】

参照附录四药学服务综合技能考核评分表完成过程性考核评价。

项目十三　失眠患者的药学服务

【工作目标】

1. 能正确解读临床常用镇静催眠药的使用说明书。

2. 能根据典型失眠患者的处方开展药学服务。

3. 能自觉运用药学服务礼仪和沟通技巧开展典型失眠患者的药学服务和健康教育。

【工作准备】

1. 环境　模拟门诊药房、住院病区。

2. 物品   常用抗失眠药物的包装盒和药品使用说明书（或药品实物）。

3. 工作人员   着装规范，仪容仪表整洁，有较强的特殊药品管理意识。

【工作任务】

任务一   认识常用失眠药

在模拟门诊药房中，展示抗失眠药物的常用制剂：地西泮、氯氮䓬、氯硝西泮、艾司唑仑、阿普唑仑、唑吡坦、柏子养心丸、加味逍遥丸等。

1. 请小组学员说出药品的分类、商品名和通用名。

2. 请小组学员分别阅读药品使用说明书，并按药品名称、成分、性状、作用类别、适应证、规格、用法用量、不良反应、禁忌证、注意事项、有效期等向小组其他成员讲解药物使用说明。

任务二   典型失眠患者的药学服务

（一）展示案例

患者，女，35岁。已婚，大学文化，外资企业主管。就职主管后工作压力增大，经常加班，很晚才能入睡，好不容易入睡，外界轻微响动就惊醒，次日醒来，浑身乏力，反应迟钝，工作效率明显降低。医师诊断为失眠。医师处方如下：

精二处方

×××医院处方笺

门诊号×××   科室×××   处方号×××

姓名××   性别 女   年龄 35岁

联系电话：×××

费别 √医保 非医保   医保/就诊卡号：××××

临床诊断：失眠   日期：××××年××月××日

R：

艾司唑仑片   1mg×20片 ×1盒
Sig. 2mg hs 口服

该处方结束，以下为空白！

医师：××   金额（元）：_____

药师（审核、核对、发药）：_____ 药师/士（调配）：_____

病情需要：_____

特别提示：按卫生部、国家中医药管理局卫医发（2002）24号文件规定：为保证患者用药安全，药品一经发出，不得退换。

（二）分发处方，模拟训练

请各组学员参考展示案例，也可创设或自行训练，按患者接待—收方、审方—核价、付款—调配、核对、发药—用药教育与咨询—销售登记、二类精神药品处方保管流程进行角色扮演，模拟药学服务。

【工作评价】

参照附件四药学服务综合技能考核评分表完成过程性考核评价。

项目十四　痛经患者的药学服务

【工作目标】

1. 能正确解读痛经药物的药品使用说明书。

2. 能根据痛经患者的处方开展药学服务。

3. 能自觉运用药学服务礼仪和沟通技巧开展典型痛经患者的药学服务和健康教育。

【工作准备】

1. 环境　模拟门诊药房，药店。

2. 物品　常用抗痛经药物的包装盒和药品使用说明书（或药品实物）。

3. 工作人员　着装规范，仪容仪表整洁，熟悉常用止痛药物的品种、药理作用、适应证、用法用量、药物评价。

【工作任务】

任务一　认识常用痛经药

在模拟药房中，展示痛经药物的常用制剂：解热镇痛药阿司匹林片、对乙酰氨基酚片、布洛芬缓释胶囊等；止痛片（氨基比林、非那西丁、咖啡因和苯巴比妥的复方制剂）等。

1. 请小组学员说出药品的分类、商品名和通用名。

2. 请小组学员分别阅读药品使用说明书，并按药品名称、成分、性状、作用类别、适应证、规格、用法用量、不良反应、禁忌证、注意事项、有效期等向小组其他成员讲解药物使用说明。

任务二　痛经患者的药学服务

（一）展示案例

患者，女，22岁，未婚。刚从大学毕业。患者自14岁初潮，偶尔出现小腹疼痛，时重时轻，月经持续5天左右，月经干净后，疼痛消失，做过相关检查，没有发现器质性问题。此次就诊时为经期第2天，小腹坠痛，情绪较紧张，医师诊断为轻度痛经。医师处方如下：

（二）分发处方，模拟训练

请各组学员按患者接待—收方、审方—核价、付款—调配、核对、发药—用药教育与咨询—销售登记进行角色扮演，模拟药学服务。

【工作评价】

参照附录四药学服务综合技能考核评分表完成过程性考核评价。

×××医院处方笺

门诊号×××　　　　　　科室×××　　　　处方号×××

姓名××　　　　　　　　性别 女　　　　　年龄 22 岁

联系电话：×××

费别 √医保□非医保　　　　　医保／就诊卡号：××××

临床诊断：轻度痛经　　　　　日期：××××年××月××日

R:

布洛芬缓释胶囊　　　0.3g×20 粒 ×1 盒

　　　　　　　　　　Sig.　0.3g　2 次／日　口服

谷维素片　　　　　　10mg×100 片 ×1 瓶

　　　　　　　　　　Sig.　30mg　3 次／日　口服

该处方结束，以下为空白！

医师：××　　　　　　　　金额（元）：＿＿＿＿＿＿

药师（审核、核对、发药）：＿＿＿＿＿＿　药师／士（调配）：＿＿＿＿＿＿

病情需要：＿＿＿＿＿＿

特别提示：按卫生部、国家中医药管理局卫医发（2002）24 号文件规定：
　　　　　为保证患者用药安全，药品一经发出，不得退换。

项目十五　荨麻疹患者的药学服务

【工作目标】

1. 能正确解读临床常用抗过敏药物的药品使用说明书。

2. 能根据典型荨麻疹患者的处方开展药学服务。

3. 能自觉运用药学服务礼仪和沟通技巧开展典型荨麻疹患者的药学服务和健康教育。

【工作准备】

1. 环境　模拟药房。

2. 物品　常用抗荨麻疹药物的包装盒和药品使用说明书（或药品实物）。

3. 工作人员　着装规范，仪容仪表整洁，熟悉抗过敏药物的品种、药理作用、适应证、用法用量、药物评价。

【工作任务】

任务一　认识常用荨麻疹药

在模拟药房中，展示荨麻疹药物的常用制剂：①内用药：a. H_1 受体拮抗药，如氯苯那敏、苯海拉明、阿司咪唑、西替利嗪、咪唑斯汀等；b. 降低血管壁通透性的药物，如维生素 C、钙剂；c. 糖皮质激素，如氢化可的松、泼尼松等，一般不宜长期应用。②局部用药：具有止痒和收敛作用的洗剂，如以薄荷酚洗剂、氧化锌洗剂或炉甘石洗剂涂敷。

1. 请小组学员说出药品的分类、商品名和通用名。

2. 请小组学员分别阅读药品使用说明书，并按药品名称、成分、性状、作用类别、适应证、规格、用法用量、不良反应、禁忌证、注意事项、有效期等向小组其他成员讲解药物使用说明。

任务二　典型荨麻疹患者的药学服务

（一）展示案例

患者，女，30 岁。全身皮肤反复起风团，瘙痒 5 年。每年冬春即发作，遇冷水、冷风后加重，得暖后减轻。1 周前接触冷水后，身体遍发风团、瘙痒难忍。查体：胸背、四肢散见大小不等的灰白色风团，稍隆起，部分皮疹连成片，可见抓痕、血痂。诊断为慢性荨麻疹急性发作。医师处方如下：

×××医院处方笺

门诊号 ×××　　　　　科室 ×××　　　　　处方号 ×××

姓名 ××　　　　　　　性别 女　　　　　　　年龄 30 岁

联系电话：××××

费别 √医保□ 非医保　　　　　医保/就诊卡号：××××

临床诊断：荨麻疹　　　　　　　日期：××××年××月××日

R:

氯苯那敏片　　　　4mg×100

　　　　　　　　　Sig. 4mg　　　3 次/日　p.o.

葡萄糖酸钙片　　　0.5g×100

　　　　　　　　　Sig. 1g　　　　3 次/日　p.o.

维生素 C 片　　　　100mg×100

　　　　　　　　　Sig. 100mg　　3 次/日　p.o

炉甘石洗剂　　　　100ml×1

　　　　　　　　　Sig.　　　　　3 次/日　涂敷

该处方结束，以下为空白！

医师：××　　　　　　　　　金额（元）：＿＿＿＿＿＿

药师（审核、核对、发药）：＿＿＿＿＿　药师/士（调配）：＿＿＿＿＿

病情需要：＿＿＿＿＿

特别提示：按卫生部、国家中医药管理局卫医发（2002）24 号文件规定：
　　　　　为保证患者用药安全，药品一经发出，不得退换。

（二）分发处方，模拟训练

请各组学员按患者接待—收方、审方—核价、付款—调配、核对、发药—用药教育与咨询—销售登记、处方保管流程进行角色扮演，模拟药学服务。

【工作评价】

参照附录四药学服务综合技能考核评分表完成过程性考核评价。

项目十六　类风湿关节炎患者的药学服务

【工作目标】

1. 能正确解读常用类风湿关节炎药物的使用说明书。

2. 能根据类风湿关节炎患者的处方开展药学服务。

3. 能自觉运用药学服务礼仪和沟通技巧对常见类风湿关节炎患者开展药学服务及健康教育。

【工作准备】

1. 环境　模拟药房。

2. 物品　常用抗类风湿性关节炎药物的包装盒和药品使用说明书（或药品实物），模拟处方。

3. 工作人员　着装规范，仪容仪表整洁，熟悉类风湿关节炎早期、达标、个体化方案治疗原则，以及常用药物的治疗目标。

【工作任务】

任务一　认识常用类风湿关节炎药物

在模拟药房中，展示类风湿关节炎药物的常用制剂：①非甾体抗炎药（NSAID），如布洛芬缓释胶囊、双氯芬酸钠缓释胶囊、塞来昔布胶囊、萘丁美酮胶囊、美洛昔康片、依托度酸片等。②改变病情抗风湿药（DMARDs），如甲氨蝶呤片（MTX）、雷公藤片、青霉胺片等。③糖皮质激素，如泼尼松片等。

1. 请小组学员说出药品的分类、商品名和通用名。

2. 请小组学员分别阅读药品使用说明书，并按药品名称、成分、性状、作用类别、适应证、规格、用法用量、不良反应、禁忌证、注意事项、有效期等向小组其他成员讲解药物使用说明。

任务二　类风湿关节炎患者的药学服务

（一）展示案例

患者，男，56岁，因反复关节疼痛2年伴活动受限6个月。2年前患者开始出现关节痛、仅累及双腕关节，经服用镇痛药后缓解。6个月前关节痛再次反复出现伴发热。体温37.6℃，且疼痛关节数增加，累及双手、双足小关节和膝、肘关节，疼痛程度加重伴肿胀，有晨僵现象，每日持续2小时，影响持物。查体：红细胞沉降率加快、类风湿因子阳性、抗双链DNA抗体阳性。初步诊断为类风湿关节炎，医师处方如下。

（二）分发处方，模拟训练

请各组学员按患者接待—收方、审方—核价、付款—调配、核对、发药—用药教育与咨询—销售登记进行角色扮演，模拟药学服务。

×××医院处方笺

门诊号 ×××   科室 ×××   处方号 ×××
姓名 ××   性别 男   年龄 56 岁
联系电话：×××
费别 √医保□ 非医保   医保 / 就诊卡号：××××

临床诊断：类风湿关节炎   日期：××××年××月××日

R:

双氯芬酸钠缓释片   75mg×10 片 ×1 盒
                      Sig. 75mg   q.d.   口服
美洛昔康片   7.5mg×10 片 ×1 盒
                      Sig. 7.5mg   q.d.   口服
泼尼松片   5mg×100 片 ×1 瓶
                      Sig. 20mg   b.i.d.   口服

该处方结束，以下为空白!

医师：××   金额（元）：_____
药师（审核、核对、发药）：_____ 药师 / 士（调配）：_____
病情需要：_____
特别提示：按卫生部、国家中医药管理局卫医发（2002）24 号文件规定：
          为保证患者用药安全，药品一经发出，不得退换。

【工作评价】
参照附录四药学服务综合技能考核评分表完成过程性考核评价。

参 考 文 献

国家食品药品监督管理总局执业药师资格认证中心，2018. 2018 国家执业药师考试指南 - 药学综合知识与技能. 7 版. 北京：中国医药科技出版社.

国家执业药师资格考试命题研究委员会，2017. 药学综合知识与技能（2017）. 北京：科学出版社.

基层高血压管理办公室，2017. 国家基层高血压防治管理指南（2017）. 北京. 科学技术文献出版社.

李俊. 临床药理学，2015. 5 版. 北京：人民卫生出版社.

刘钢，申昆玲. 2012. 抗菌药物应用与医疗质量控制. 中国合理用药探索，9（6）：30-36.

梅丹，刘晓红，2017. 药学综合知识与技能. 7 版. 北京：中国医药科技出版社.

尚红，王毓三，申子瑜，2015. 全国临床检验操作规程. 4 版. 北京：人民卫生出版社.

阳国平，郭成贤，2016. 药物基因组学与个体化治疗用药决策. 北京：人民卫生出版社.

杨宝峰. 2017，药理学. 8 版. 北京：人民卫生出版社.

杨世民. 2013. 药事管理与法规. 2 版. 北京：人民卫生出版社.

杨世民. 2015. 2015 国家执业药师考试习题与解析 - 药学综合知识与技能. 7 版. 北京：中国医药科技出版社.

曾平，刘晓红，2016. 老年人潜在不适当用药 Beers 标准 2015 新修订版介绍. 中国实用内科杂志，36（1）：34-36.

张友智、胡冰，2015. 内分泌及风湿常见疾病用药分册. 武汉：湖北科学技术出版社.

中国心血管病预防指南（2017）写作组，中华心血管病杂志编辑委员会，2018. 中国心血管病预防指南（2017）. 中华心血管病杂志，46（1）：10-25.

RoberTwycross-，2017. 引领姑息关怀 - 导航安宁疗护. 5 版. 李金祥，译. 北京：人民卫生出版社.

教学基本内容与要求

（供药学、药品经营与管理专业用）

一、课 程 任 务

《药学综合知识与技能》是药学、药品经营与管理专业的一门重要专业课程。通过本课程的学习可以让学生掌握处方调剂、处方审核、药学计算、开展用药咨询、特殊人群用药等药学实践工作所需的综合知识与技能，并熟悉药品临床评价方法与应用。

二、课 程 目 标

根据药学专业及社区药学方向人才培养目标，创新教学模式，运用多种教学方法和教学手段实施教学，集知识传授、能力培养与素质教育于一体，使理论教学和实践教学相结合，培养学生发现问题、分析问题和解决问题的能力，从而实现药学综合知识与技能教学工作在理论知识、实践技能和职业素质三方面的协调统一。

1. 知识目标 掌握处方调剂、处方审核、药学计算、开展用药咨询、特殊人群用药，常见疾病的判断、处置，药物治疗和合理用药方案优化、中毒解救的药学支持、疾病健康教育和宣传等药学实践工作所需的综合知识。

2. 技能目标 通过本课程的理论学习和技能实训，具有理论联系实际，综合运用所学的各项知识和技能，正确分析、处理和解决在开展药品质量管理和指导合理用药工作中所遇到各种实际问题，有效开展药学服务的能力。

3. 素质目标 培养学生掌握职业道德规范，具有高度的责任感，拥有良好的团队合作和协调能力。此外还注重学生职业素质和职业能力的培养，具体体现在知识迁移和自学能力的培养。

三、教学时间分配

教学内容	学时数		
	理论	实践	小计
一、药学服务和药师	2	0	2
二、药品调剂	4	2	6
三、用药咨询与用药安全	4	2	6
四、药品的管理	4	2	6
五、常用医学检验指标解读	4	2	6
六、临床疾病用药	29	11	40
七、临床常见中毒的急救用药	5	1	6
合计	52	20	72

四、课程教学内容与要求

章节单元	教学内容	教学要求	教学方法	总时数	理论时数	实践时数
一、药学服务和药师	（一）药学服务		讲授法	1	1	0
	1. 药学服务的概念	熟悉	任务驱动法			
	2. 药学服务的内涵和工作任务	熟悉				
	（二）药师					
	1. 药师的定义					
	2. 药师的分类					
	3. 药师的培训体系					
	（三）药学服务与药师的发展		讲授法	1	1	0
	1. 药师服务的发展	了解	讨论法			
	2. 药师的发展情况	了解				
	3. 高等职生教育的药学人才培养	了解				
二、药品调剂	（一）处方		讲授法			
	1. 处方的概念和种类	熟悉	任务驱动法	1	1	0
	2. 处方结构	掌握				
	（二）处方审核		讲授法	2	1	1
	1. 合法性审核	熟悉	任务驱动法			
	2. 用药适宜性审核	熟悉				
	3. 处方分析	掌握				
	（三）处方调配操作流程		讲授法	2	1	1
	1. 处方审核的操作流程	掌握	项目教学法			
	2. 处方调配的人员、方法和住院医嘱调配	掌握				
	3. 发药及用药指导的操作流程	掌握				
	4. 特殊药品的处方管理	掌握				
	5. 药学计算	熟悉				
	（四）处方调配差错的防范与处理		讲授法	1	1	0
	1. 处方调配差错的防范	了解	任务驱动法			
	2. 调配差错的应对与报告	了解	处方分析			
三、用药咨询与用药安全	（一）用药咨询		讲授法	1	1	1
	1. 用药咨询概述	熟悉	任务驱动法			
	2. 不同人群的用药咨询服务	熟悉	模拟教学法			
	3. 门诊、社区药店药物咨询	熟悉				
	4. 药品的正确使用及特殊提示	熟悉				
	（二）用药安全		讲授法	1	1	0
	1. 用药安全概述	熟悉	讨论法			
	2. 特殊人群用药指导	掌握				

章节单元	教学内容	教学要求	教学方法	总时数	理论时数	实践时数
三、用药咨询与用药安全	（三）抗菌药物的合理应用	掌握	讲授法	4	2	1
	1. 抗菌药物的管理体系	掌握	任务驱动法			
	2. 抗菌药物应用的基本原则	掌握	模拟教学法			
	3. 抗菌药物的应用与医疗质量	掌握				
	4. 抗菌药物预防性应用的基本原则					
	5. 医院感染管理在耐药细菌感染中的应用	掌握				
四、药品的管理	（一）一般药品管理		讲授法	3	2	1
	1. 影响药品质量的因素	了解	任务驱动法			
	2. 药品的质量验收	熟悉	模拟教学法			
	3. 药品的贮存与保管	熟悉				
	（二）需要特殊注意药品的管理		讲授法	3	2	1
	1. 高警示药品的管理	熟悉	任务驱动法			
	2. 麻醉药品和精神药品的管理	掌握	模拟教学法			
	3. 兴奋剂管理	掌握				
	4. 生物制品管理	掌握				
	5. 血液制品管理	熟悉				
	6. 医疗机构制剂管理	掌握				
五、常用医学检验指标解读	（一）三大常规的临床意义		讲授法	2	1	1
	1. 血液常规临床意义	掌握	任务驱动法			
	2. 尿液常规临床意义	掌握	模拟教学法			
	3. 粪便常规临床意义	掌握				
	（二）肝、肾功能及其他指标临床意义		讲授法	2	1	1
	1. 肝功能临床意义	掌握	任务驱动法			
	2. 肾功能临床意义	掌握	模拟教学法			
	3. 其他指标临床意义	掌握				
	（三）治疗药物监测与给药个体化的检验指标		讲授法	2	2	
	1. 血药浓度	熟悉	讨论法			
	2. 治疗药物监测	熟悉				
	3. 药物基因组学新进展	了解				
	4. 给药个体化的新进展	了解				
六、临床疾病用药	（一）药物治疗基础知识		讲授法	2	1	1
	1. 药物治疗方案制订的一般原则	熟悉	项目教学法			
	2. 药物治疗方案制订的基本过程	掌握				
	（二）常见病症的用药指导		讲授法	6	4	2
	1. 发热的用药	掌握	项目教学法			
	2. 头痛的用药	掌握	问题教学法			
	3. 咳嗽的用药	掌握				
	4. 上呼吸道感染与流行性感冒的用药	掌握				
	5. 鼻塞与过敏性鼻炎的用药	熟悉				
	6. 沙眼与急性结膜炎的用药	了解				
	7. 口腔溃疡的用药	熟悉				
	8. 肠道寄生虫病的用药	掌握				

章节单元	教学内容	教学要求	教学方法	总时数	理论时数	实践时数
六、临床疾病用药	（三）呼吸系统疾病的用药指导		讲授法	6	4	2
	1. 支气管哮喘的用药	掌握	项目教学法			
	2. 肺炎的用药	掌握	问题教学法			
	3. 慢性阻塞性肺疾病的用药	掌握				
	4. 肺结核的用药	掌握				
	（四）心血管系统疾病的用药指导		讲授法	6	4	2
	1. 高血压的用药	掌握	项目教学法			
	2. 高脂血症的用药	掌握	问题教学法			
	3. 冠状动脉粥样硬化性心脏病的用药	掌握				
	（五）消化系统疾病的用药指导		讲授法	4	3	1
	1. 消化不良的用药	掌握	项目教学法			
	2. 腹泻的用药	掌握	问题教学法			
	3. 便秘的用药	熟悉				
	4. 胃食管反流病的用药	熟悉				
	5. 消化性溃疡的用药	掌握				
	（六）血液系统疾病的用药指导		讲授法	2	2	0
	1. 缺铁性贫血的用药	掌握	项目教学法			
	2. 巨幼细胞贫血的用药	熟悉	问题教学法			
	（七）内分泌及代谢性疾病的用药指导		讲授法	4	2	2
	1. 甲状腺功能亢进症的用药	掌握	项目教学法			
	2. 甲状腺功能减退症的用药	了解	问题教学法			
	3. 糖尿病的用药	掌握				
	4. 高尿酸血症及痛风的用药	掌握				
	5. 骨质疏松症的用药	掌握				
	（八）神经系统疾病的用药指导		讲授法	2	1	1
	1. 失眠的用药	掌握	项目教学法			
	2. 焦虑的用药	掌握	问题教学法			
	3. 抑郁症的用药	掌握				
	4. 癫痫的用药	熟悉				
	（九）妇科疾病与计划生育的用药指导		讲授法	2	1	1
	1. 痛经的用药	掌握	项目教学法			
	2. 阴道炎的用药	掌握	问题教学法			
	3. 计划生育与避孕的用药	了解				
	（十）皮肤科疾病的用药指导		讲授法	2	2	0
	1. 手足浅表性感染（手、足癣）的用药	掌握	项目教学法			
	2. 荨麻疹的用药	掌握	问题教学法			
	3. 痤疮的用药	了解				
	4. 脂溢性皮炎的用药	了解				
	5. 冻伤（疮）的用药	了解				
	（十一）骨关节疾病的用药指导		讲授法	2	2	0
	1. 类风湿关节炎的用药	熟悉	项目教学法			
	2. 骨性关节炎的用药	掌握	问题教学法			

续表

章节单元	教学内容	教学要求	教学方法	总时数	理论时数	实践时数
六、临床疾病用药	（十二）病毒性疾病的用药指导		讲授法	4	3	1
	1. 病毒性肝炎的用药	掌握	项目教学法			
	2. 艾滋病的用药	熟悉	问题教学法			
	3. 带状疱疹的用药	掌握				
	4. 单纯疱疹的用药	熟悉				
七、临床常见中毒的急救用药	（一）中毒的一般处理及其用药指导		讲授法	2	1	1
	1. 毒物的清理与排泄的用药	掌握	讨论法			
	2. 中毒后药物的拮抗用药	掌握				
	3. 特殊解毒剂					
	（二）镇静催眠药、阿片类药物中毒的用药指导		讲授法	1	1	0
	1. 镇静催眠药中毒的用药	掌握	项目教学法			
	2. 阿片类药物中毒的用药	掌握	问题教学法			
	（三）乙醇（酒精）中毒的用药指导	熟悉	讲授法	1	1	0
			项目教学法			
			问题教学法			
	（四）有机磷中毒的用药指导	掌握	讲授法	1	1	0
			项目教学法			
			问题教学法			
	（五）重金属中毒的用药指导	熟悉	讲授法	1	1	0
			项目教学法			
			问题教学法			

五、大 纲 说 明

（一）适用对象与参考学时

本教学大纲供高等职业教育药学、药品经营与管理专业教学使用，建议总学时为 72 学时，其中理论教学 52 学时，实践教学 20 学时。

（二）教学要求

1. 本课程对理论教学要求分为掌握、熟悉、了解 3 个层次。掌握：指学生能深刻认识《药学综合知识与技能》中所学的知识和技能，并能灵活应用、综合分析并解决实际工作中问题；熟悉：指学生对所学的知识能够领会并学会应用所学的技能；了解：指对学过的知识点能够理解。

（三）教学建议

1. 以高级药学服务性人才为培养目标，以社区药师岗位为导向，培养应用型人才，体现"工学结合"，以服务为宗旨，以就业为导向的职业教育理念。基础理论以"实用为主、必需和够用、管用为度"为原则，引进新进展、新知识。实验实训教学重点培养药学职业岗位及通过职业药师职业技能考试所需的技能，具备社区药师的职业能力。合理安排验证性实验与综合性实验。

2. 课堂教学增加临床用药实例分析，"以例释理"，提高学生学习的积极性和主动参与性。在教学过程中引入临床用药的新进展、新技术，使学生适应未来就业岗位中的药品发展和技术更新的需要。同时依据职业岗位要求，实践教学内容要充分利用教学资源，与理论内容相衔接，强化学生常见病、多发病的临床思维和临床用药综合职业能力的培养。

附　录

附录一　认识处方及收方技能考核评分表

工作流程	工作要点			分值	得分	备注
区分 处方类别	正确说出各种处方颜色等特征	处方种类	特征			
		普通处方		5		
		急诊处方		5		
		儿科处方		5		
		麻醉药品和第一类精神药品处方		5		
		第二类精神药品处方		5		
认识 处方组成	前记内容描述完整			5		
	正文内容描述完整			10		
	后记内容描述完整			5		
说出 处方限量	处方种类		处方限量			
	普通处方			5		
	急诊处方			5		
	麻醉 药品	注射剂		5		
		控缓释制剂		5		
		其他剂型		5		
	第二类精神药品			5		
	住院病人的麻醉药品和第一类精神药品处方			5		
收方	区分开具方式		手写处方	5		
			计算机开具	5		
职业素养	规范、严谨、认真的工作态度			10		
总分				100		

附录二　处方审核结果记录及技能考核评分表

工作流程		工作要点		审核结果	分值	得分	备注
收方					3		
处方审核	形式审核	合法性审核			5		
		时效性审核			5		
		处方类型选择正确			5		
		处方报销方式			2		
		前记	内容完整 书写清晰		2		
			患者一般情况、临床诊断填写与病历记载相一致		5		
		正文	西药、中成药处方每张处方不得超过5种药品		3		
			药品名称、剂量、规格、用法、用量书写规范		5		
			处方限量符合规定要求		5		
			开具处方后的空白处划一斜线以示处方完毕		2		
		后记	处方医师有处方权		3		
			处方医师的签名式样和专用签章规范		2		
		字迹清楚，不得涂改；如有修改，修改处签名并注明修改日期			3		
	适宜性审核	对规定必须做皮试的药物，处方医师是否注明过敏试验及结果的判定			5		
		处方用量与临床诊断的相符性			5		
		剂量、用法的正确性			5		
		剂型与给药途径的合理性			5		
		是否有重复给药现象			5		
		是否有潜在临床意义的药物相互作用和配伍禁忌			5		
		其他用药不适宜情况			5		
处方审核结论及处理		合格			5		
		处理					
		不合格					
		处理					
职业素养		规范管理处方意识			10		
		促进合理用药意识					
		保障医疗安全意识					
合计					100		

附录三 处方调配、核对、发药技能考核评分表

工作流程	评价标准		分值	得分	备注
审核处方	审核签名规范		3		
	是否予以调剂		5		
调配处方	准确调配药品	按照药品顺序逐一调配	5		
		无漏发药物	5		
		无错发药物	10		
	正确书写药袋或粘贴标签	注明患者姓名	2		
		注明药品名称	2		
		注明用法	2		
		注明用量	2		
		包装，对需要特殊保存的药品加贴醒目的标签提示患者注意	2		
	调配签名规范		3		
	法律、法规、医保、制度等有关规定的执行情况		5		
核对	查处方，对科别、姓名、年龄		6		
	查查药品，对药名、剂型、规格、数量		8		
	查配伍禁忌，对药品性状、用法用量		6		
	查用药合理性，对临床诊断		6		
发药	核对患者		5		
	用药交待与指导内容正确、完善		10		
	核对、发药签名规范		3		
职业素养	责任心强，调配核对严谨、认真、规范		5		
	对患者热情、耐心，尊重患者隐私		5		
总分			100		

附录四 药学服务综合技能考核评分表

评价项目	评价标准	分值	实得分	备注
患者接待及询问	着装规范，仪容仪表整洁	10		
	主动迎送，礼貌待客			
	提问恰当，有效收集信息			
处方形式审核	确认处方合法性、时效性	10		
	完整性、清晰			

续表

评价项目	评价标准	分值	实得分	备注
处方适宜性审核	处方用药与疾病诊断的相符性	20		
	剂量、用法和疗程的正确性			
	选用剂型及给药途径的合理性			
	是否存在重复用药现象			
	规定须做皮试的药品，是否注明过敏试验及结果判定			
	药物相互作用和配伍禁忌			
	其他用药不适应情况			
审核结果	正确判读审核结果	5		
处方调配	调配迅速准确	10		
	包装及贮存要求恰当			
	用法用量标签及特殊提示的准备和粘贴			
	核查与发药			
提供用药咨询	耐心倾听，准确掌握信息	5		
	准确解答，通俗易懂			
开展用药指导	正确介绍药品成分、适应证	20		
	正确介绍用法、用量和用药时间			
	说明用药注意事项			
开展健康教育	正确开展健康生活指导	10		
销售管理	处方药凭处方销售	10		
	处方药销售登记			
总分		100		